12주
보디
디자인
혁명

+ 도움 주신 분들
제품 협찬 웅진식품 주식회사 www.wjfood.co.kr

에이팀 스타 트레이너 5인의 몸 만들기 절대 가이드
12주 보디 디자인 혁명

펴낸날 초판 1쇄 2011년 5월 5일 | 초판 7쇄 2016년 4월 25일

지은이 김지훈 & 에이팀

펴낸이 임호준
이사 홍헌표
편집장 김소중
편집 4팀 박현주 김보람 전설
디자인 왕윤경 김효숙 정윤경 | **마케팅** 강진수 임한호 김혜민
경영지원 나은혜 박석호 | **e-비즈** 표현원 이용직 김준홍 류현정 차상은

기획 나정애 | **사진** 조은선 황성제 필립
인쇄 (주)웰컴피앤피

펴낸곳 비타북스 | **발행처** (주)헬스조선 | **출판등록** 제2-4324호 2006년 1월 12일
주소 서울특별시 중구 세종대로 21길 30 | **전화** (02) 724-7635 | **팩스** (02) 722-9339
홈페이지 www.vita-books.co.kr | **블로그** blog.naver.com/vita_books | **페이스북** www.facebook.com/vitabooks

ⓒ 김지훈, 2011

이 책은 저작권법에 따라 보호를 받는 저작물이므로 무단 전재와 무단 복제를 금지하며,
이 책 내용의 전부 또는 일부를 이용하려면 반드시 저작권자와 (주)헬스조선의 서면 동의를 받아야 합니다.
책값은 뒤표지에 있습니다. 잘못된 책은 바꾸어 드립니다.

ISBN 978-89-93357-52-3 13690

- 비타북스는 독자 여러분의 책에 대한 아이디어와 원고 투고를 기다리고 있습니다.
  책 출간을 원하시는 분은 이메일 vbook@chosun.com으로 간단한 개요와 취지, 연락처 등을 보내주세요.

비타북스는 건강한 몸과 아름다운 삶을 생각하는 (주)헬스조선의 출판 브랜드입니다.

12주 보디 디자인 혁명

김지훈 & 에이팀 지음

비타북스

Prologue

운동은 양보다 질이다!
한 번을 하더라도 제대로 알고 하자

  2005년 봄, 영화 〈주먹이 운다〉를 통해 그저 동경의 대상으로만 바라보던 영화배우 최민식 씨와 테크니컬 디렉터로 처음 조우하게 되었다. 그저 트레이너와 배우로서의 상투적인 관계로 끝났을 수 있었던 만남은, 운동선수가 아닌 다른 꿈을 꿀 수 있도록 용기를 불어넣어 준 인생의 터닝 포인트가 되었다. 새로운 꿈을 갖게 된 나는 에이팀에 대한 밑그림을 그려나가기 시작했다. 비록 서툴지만 새로운 꿈을 위한 밑그림을 그리고 하나씩 색칠을 더해가며 마침내 이듬해 겨울, 에이팀을 탄생시켰다.

  지금의 에이팀은 4년이 넘는 시간 동안 많은 시행착오에도 불구하고 의기투합해서 함께 해준 에이팀의 동지들이 있었기에 가능했다. 에이팀을 찾는 모든 사람들을, 내 몸을 가꾸는 마음으로 진심을 다해 대하는 것, 우리는 이러한 초심을 잃지 않도록 서로를 끊임없이 격려하고 질책하며 노력해왔다. 이러한 노력들이 지금의 강하고 단단한 에이팀을 만든 원동력이자 에이팀의 가장 큰 경쟁력이라고 자부한다.

그런 연장선상에서 이 책 역시 언제나처럼 우리가 진심을 다해 노력한 에이팀의 자산이다. 수년 동안 트레이닝 경력을 쌓으며 진보시킨 에이팀의 트레이닝 방법론을 아주 명쾌하고도 구체적으로 소개했으며, 운동 경험이 없는 사람도 쉽게 따라할 수 있도록 운동법을 간략하게 정리해놓았다. 사실, 부위별 운동법은 책이나 인터넷을 통해 많이 알려져 있어 진부하거나 식상하게 느껴질 수 있다. 그러나 식상하다고 느낄 정도로 정보가 넘쳐난다는 것은, 반대로 그만큼 많은 사람들이 원한다는 뜻이기도 하다. 자주 언급되고 쉽게 얻을 수 있는 정보라는 이유만으로 식상하다고 폄하되었을 뿐, 운동을 하는 사람이라면 반드시 알고 실천해야 하는 것이 바로 정확한 부위별 운동법이다.

에이팀을 이끌어오면서 고객들을 만날 때마다 강조하는 말이 있다. '운동은 양보다 질이다.' 이 말은 푸시업 한 개를 하더라고 올바른 자세로 정확한 부위에 자극이 주는 것이 전투적인 속력으로 열 개를 하는 것보다 100배 좋은 효과를 얻을 수 있다는 뜻이다. 즉, '올바른 자세로 정확한 동작을 구사하라.' 참으로 단순하고 명료한 말이지만 절대 우습게 보거나 쉽게 지나칠 수 없는 나만의 운동철학이다.

이 책에서 소개하는 수십 가지 동작을 온전히 자기 것으로 만들 수는 없다 하더라도, 횟수에만 연연하는 것은 죄 없는 몸만 혹사시키는 어리석은 운동법이라는 것만은 반드시 알게 되었으면 한다. 이 책을 보고 있는 지금, 이 책과 함께 운동을 시작하고 싶다는 마음이 생겼다면, 우선 '한 번을 하더라고 제대로 알고 하자.'라는 말을 마음속으로 세 번 외쳐보자. 당신의 몸은 3개월 후, 반드시 당신에게 승리의 'V'를 안겨줄 것이다.

by A-TEAM 김지훈

이 책을 100% 활용하는 법

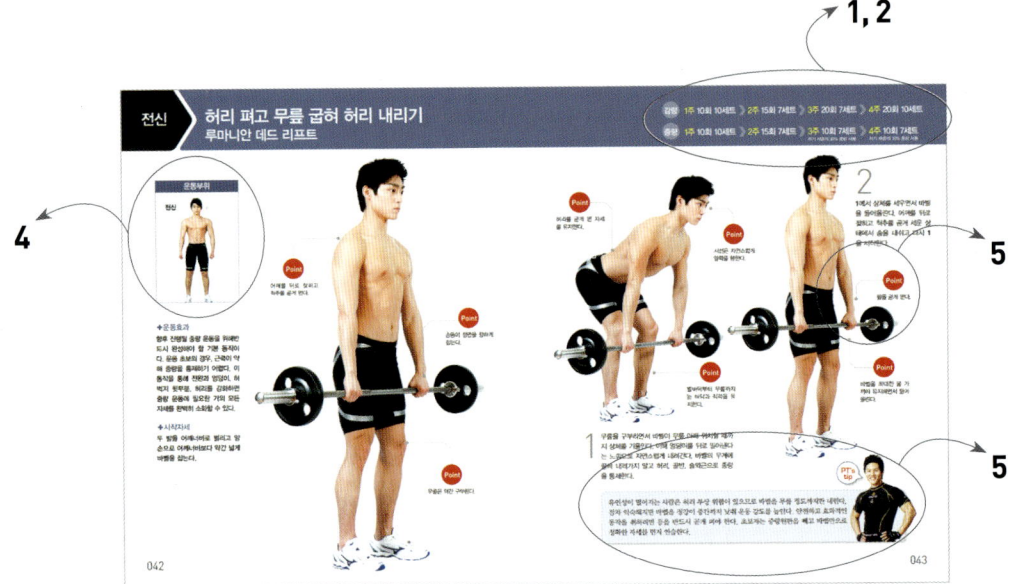

1. 체형이 비만이냐 약골이냐에 따라 프로그램의 구성 및 운동의 강도가 달라진다. 각 파트에 나와 있는 운동 프로그램 구성 방법 및 목표 횟수와 중량을 따른다.
2. 정해진 운동 횟수와 중량을 반드시 지킨다. 무조건 운동의 강도를 높인다고 해서 근육이 빨리 형성되거나 몸매가 좋아지는 것은 아니다.
3. 일주일 동안 6일은 운동을 하고 하루는 휴식을 취한다. 웨이트트레이닝 시 손상된 근육은 휴식을 취하는 동안 재생하고 성장한다.
4. 보다 큰 운동효과를 누리려면 정확히 운동 목표 부위에 자극을 느끼면서 운동을 해야 한다. 다른 부위에 힘이 들어가지 않도록 목표 부위에만 집중한다.
5. 운동 동작을 실시할 때 동작 설명과 **Point**에 주의해서 정확하고 바른 자세를 유지한다. 실제로 퍼스널 트레이너와 함께 운동을 한다는 마음으로 **PT's Tip**을 참고한다.
6. 046쪽에 있는 핸디캡 리셋 운동은 자세를 교정하는 효과가 있고 198쪽에 있는 코어 트레이닝은 운동 능력 향상 효과가 있으므로 웨이트트레이닝과 상관없이 수시로 실시한다.
7. 이 책의 운동 동작들을 충분히 익힌 후 부록으로 수록된 포스터를 벽에 붙여놓고 따라 한다.

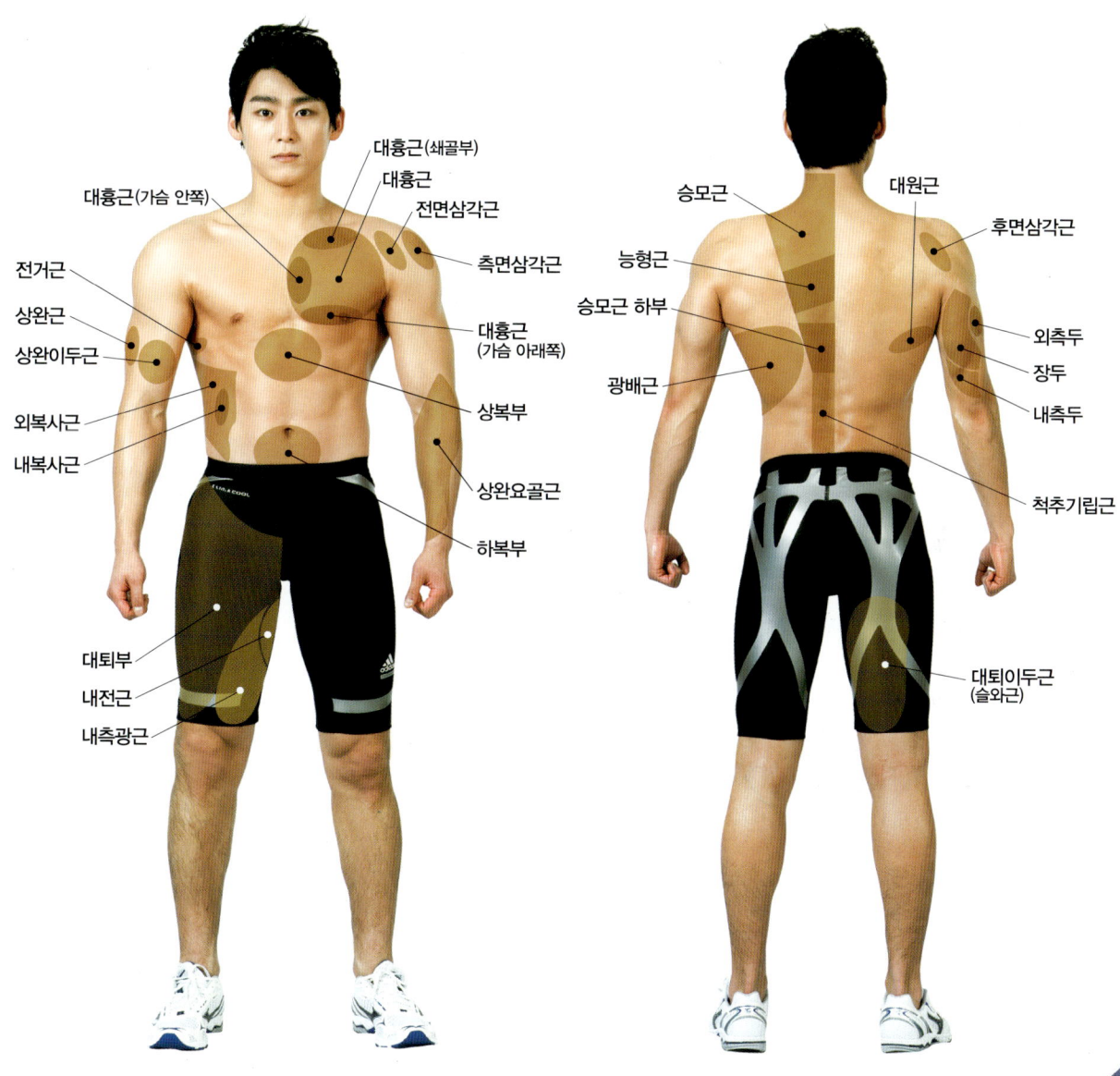

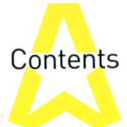

Contents

Prologue 004
이 책을 100% 활용하는 법 006
남자 몸의 근육 이해하기 007

멋진 몸을 원한다면 지금 당장 에이팀과 운동을 시작하라 012
당신에게는 퍼스널 트레이너가 있습니까? | 우리는 대한민국 최강 퍼스널 트레이너팀이다
원하는 모습으로 몸을 디자인한다

스타 트레이너 5인과 함께하는 리얼 12주 프로그램 018
이것이 에이팀의 리얼 프로그램이다! | 1개월, 2개월, 3개월 최적의 프로그램을 실시한다
일대일 수업에서 실제로 실시하는 프로그램이다 | 몸은 타고나는 것이 아니라 만들어지는 것이다

PART 1
첫 1개월, 몸과 체력을 리셋하라

근육이 자랄 수 있는 몸과 체력을 만드는 운동 026
3대 근력 운동을 집중적으로 실시한다 | 모든 운동의 기본은 유산소 운동이다
성실함과 정확한 자세가 가장 중요하다 | 핸디캡 리셋 프로그램으로 삐뚤어진 체형을 교정한다
체중 감량과 체중 증량, 모두 해결할 수 있다 | 1개월 후 몸은 이렇게 변화한다!
리셋 프로그램, 이렇게 실시한다

운동 전 워밍업 스트레칭 034
운동 후 릴렉스 스트레칭 036

기초 체력과 근력을 키우는 전신 리셋 프로그램
양팔 벌리고 상체 세워 앉기 스쿼트 040
허리 펴고 무릎 굽혀 상체 내리기 루마니안 데드 리프트 042
벤치에 누워 바벨 가슴 위로 내리기 바벨 벤치 프레스 044

삐뚤어진 몸을 바로잡는 핸디캡 리셋 프로그램
거북목 엎드려서 양팔 V자로 들어올리기 048
어좁이 테라밴드 대각선으로 당겨 올리기 050
튀어나온 날개뼈 측면으로 누워 뒤꿈치 터치하기 052
짝궁뎅이 엎드려서 한쪽 다리 들어올리기 054

스타 트레이너의 리얼 스토리 01_ 나에게는 멋진 몸을 유지하는 생활습관이 있다 056

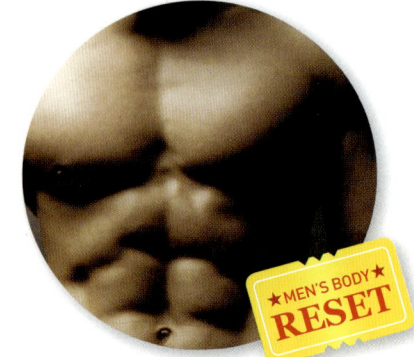

PART 2
2개월째, 부위별 집중 운동으로 근육을 키워라

근육 키우고 모양 잡는 부위별 집중 운동 062
이제부터 본격적인 근육 만들기다 | 요일별로 각 부위에 자극을 집중한다
중량을 이용해 근육을 발달시킨다 | 1개월 후, 확연히 달라진 근육질 몸매가 드러난다
여섯 부위를 집중적으로 공략한다 | 부위별 운동 프로그램, 이렇게 실시한다

탄탄한 근육질 몸의 시작, 가슴
기울인 벤치에 누워 덤벨 밀어올리기 인클라인 덤벨 벤치 프레스 072
덤벨로 가슴 모으기 덤벨 플라이 074
누워서 덤벨 밀어올리기 덤벨 벤치 프레스 076
상체 올린 푸시업 인클라인 푸시업 078
손을 넓게 벌린 푸시업 와이드-핸드 푸시업 080
머신으로 가슴 모으기 머신 플라이 082

뒷모습으로 말하는 자신감, 등
등 곧게 세워 바벨 들고 앉기 컨벤셔널 데드 리프트 088
바에 매달려 상체 끌어올리기 친업 090
45도 각도로 덤벨 당겨 들기 덤벨 로우 092
밴드 등 위로 당기기 밴드 시티드 로우 094
엎드려 등 곧게 세우기 백 익스텐션 096
손으로 머신 잡아당기기 랫 풀 다운 098

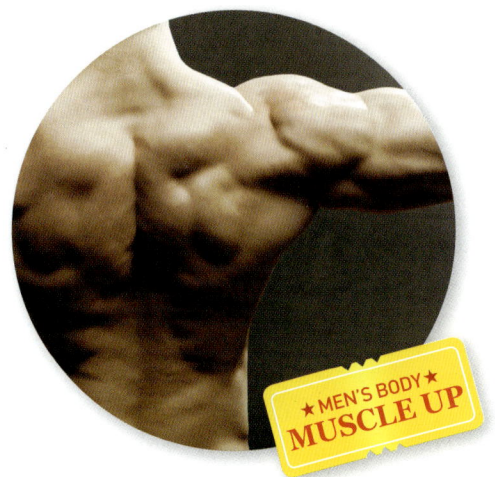

누구보다 강한 남자라는 증명, 하체
바벨 어깨에 매고 앉았다 일어나기 바벨 스쿼트 104
다리 넓게 벌려 앉았다 일어나기 와이드 스쿼트 106
덤벨 들고 한 발 앞으로 빼서 앉기 덤벨 런지 108
뛰면서 앉았다 일어나기 점프 스쿼트 110
옆으로 다리 벌려 한 발 앉고 일어나기 사이드 런지 스윙 112
머신에 앉아 다리 들어올리기 머신 레그 익스텐션 114

완벽한 남자의 필수 조건, 어깨
앉아서 머리 위로 덤벨 밀어올리기 덤벨 숄더 프레스 120
바벨 위로 들어올리기 밀리터리 바벨 프레스 122
머리 뒤로 바벨 밀어올리기 비하인드 넥 프레스 124
덤벨 옆으로 들어올리기 덤벨 사이드 레터럴 레이즈 126
바벨 앞으로 들기 프론트 바벨 레이즈 128
머신에 앉아서 옆으로 들어올리기 머신 레터럴 레이즈 130

Contents

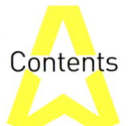

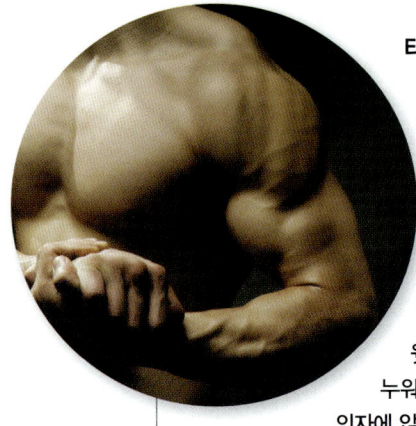

터질 듯 꽉 찬 강인한 매력, 팔
벤치에 누워 이마 위로 바벨 올리기 라잉 트라이셉스 익스텐션 **136**
한 손으로 덤벨 접고 펴기 원암 덤벨 익스텐션 **138**
덤벨 잡고 팔꿈치 뒤로 펴기 덤벨 킥 백 **140**
바벨 앞으로 말아 올리기 바벨 컬 **142**
덤벨 세로로 말아 올리기 해머 컬 **144**
머신에 앉아 팔 앞으로 접어 올리기 머신 바이셉 컬 **146**

언제나 준비되어 있는 남자의 자존심, 복부
윗몸 일으키기 싯업 **152**
누워서 다리 들어올리기 레그 레이즈 **154**
의자에 앉아 무릎 당기기 시티드 니업 **156**
누워서 상체 올리기 레그-업 크런치 **158**
상체 비틀기 트렁크 트위스트 **160**
머신에 앉아 상체 말기 애브도미날 머신 **162**

스타 트레이너의 리얼 스토리 02_ 운동하기 싫을 때, 이렇게 극복한다 **164**

PART 3
3개월째, 복합 운동으로 남은 체지방을 태워라

남은 체지방 제거해 선명한 근육 만드는 운동 **168**
근육 덮고 있는 체지방을 걷어낸다 | 강력한 유산소성 근력 운동이다
딱 1분만 휴식해야 운동 효과가 높아진다 | 1개월이면 선명한 근육질 몸매가 완성된다
이후, 주 3회 운동으로 몸매를 유지한다 | 복합 운동 프로그램, 이렇게 실시한다

Routine 1_ 볼륨 있는 가슴 라인을 디자인한다
버피 테스트 & 푸시업 **174** | 버피 테스트 **176**

Routine 2_ 목표는 넓고 선명한 역삼각형 등이다
스프린트 피치 **178** | 제자리 크로스 점프 **180**

Routine 3_ 힘의 원천인 하체와 복부를 단련한다
제자리 뛰기 **182** | 엎드려 사이클 **184**

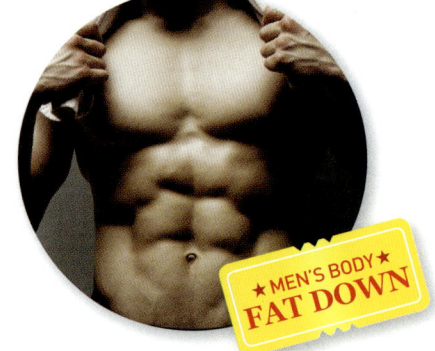

Routine 4_ 허리를 더욱 강하고 매력적으로 만든다
Y 스텝 뛰기 186 | 사이드 니업 188

Routine 5_ 딱 벌어진 어깨 라인을 완성한다
스텝 와이드 점프 190 | 사이드 뛰기 192

스타 트레이너의 리얼 스토리 03_ 볼품 없던 나, 이렇게 근육남이 되었다 194

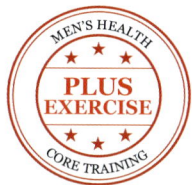

▶ 모든 힘이 발휘되는 중심부 코어 트레이닝

엎드려서 팔 들어 견갑골 모으기 200
팔꿈치 대고 엎드려 복부 말기 202
바닥에 양손 짚고 무릎 꿇어 다리 펴기 204
옆으로 누워 팔 대고 골반 들기 206
한 발 옆으로 벌려 균형 잡기 208
한 발 들어 골반 돌리기 210
한 발로 앉기 212
한 다리로 서서 십자 버티기 214
누워서 한 발 펴고 복부 말기 216

Q&A_ 에이팀 선생님, 고민을 해결해주세요! 218

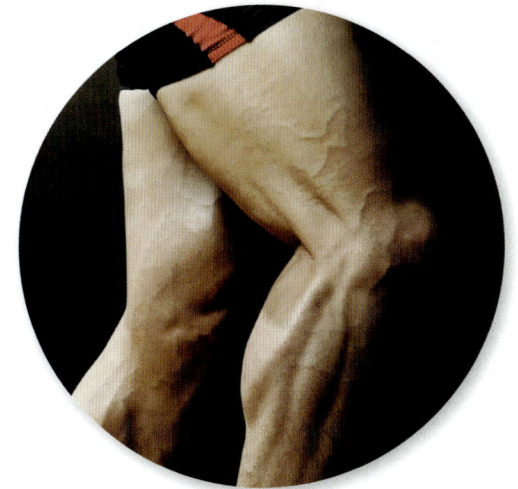

멋진 몸을 원한다면
지금 당장 에이팀과 운동을 시작하라

➡️ "당신에게는 퍼스널 트레이너가 있습니까?"

피트니스 센터에 와서 러닝머신 위에서 걷기만 하는 사람들을 보면 트레이너로서 안타깝다. 왜 TV만 보며 무작정 걷기만 하는지 알기 때문이다. 처음 운동을 하러 온 사람은 중량 기구 근처에 가는 것도 부담스러워한다. 어떻게 사용하는지 알 수 없는 수많은 낯선 기구들이 당황스럽고 무거운 덤벨이나 바벨을 들고 있는 몸 좋은 사람 곁에만 서도 주눅이 든다. 그래서 만만한 러닝머신 위에서 TV만 보며 줄곧 걷기만 하는 것이다. 걷기는 건강에 좋은 운동이지만 단기간에 몸매를 변화시키고 싶은 사람에게는 별 효과가 없다. 운동효과가 나타나지 않으니 피트니스 센터에 오는 횟수가 점점 줄어든다. 그러다 결국 운동은 재미없고 부담스럽다는 결론에 이르게 되어 아예 그만두고 만다.

인터넷이나 헬스 잡지를 보고 운동법에 대해 조금 알고 오

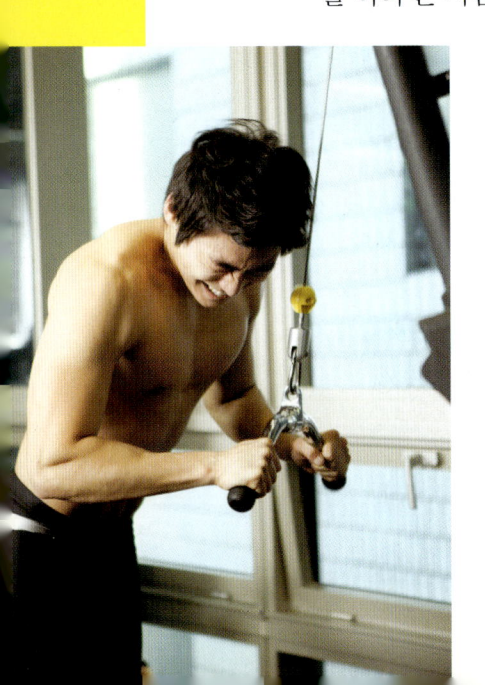

는 경우도 문제는 마찬가지다. 기본도 안 되어 있으면서 꽤 운동을 했던 사람인 양 중량만 무겁게 설정해서 끙끙대기 일쑤다. 러닝머신 위에서 걷기만 하는 것보다 이런 사람이 더 위험하다. 정확하지 않은 자세로 무거운 중량을 다루면 상해를 입을 수 있다. 그나마 그것도 몇 번 하다보면 생각만큼 쉽지 않고 주변 시선도 뜨겁게 느껴져서 슬그머니 기구를 내려놓게 된다. 트레이너가 쳐다보는 것도 창피하고 부담스러워 대충 운동을 마무리하고 집으로 향한다. 사실 트레이너는 잘못된 점이 있으면 도와주려고 쳐다보는 것인데도 말이다. 회원들이 부담스러워한다는 것을 알기 때문에 맘 놓고 쳐다보지도 못하는 트레이너의 마음을 알기나 하는지…. 이런 저런 이유로 결국 러닝머신 위로 옮겨가고 그러다가 흐지부지 운동을 그만두게 된다.

만약 퍼스널 트레이너가 있다면 어떨까? 동작마다 자세를 잡아주고 운동 강도를 조정해줄 것이다. 어떤 기구를 사용해야 하나, 어떻게 중량을 맞춰야 할까, 몇 번이나 반복할까, 고민할 필요가 없다. 퍼스널 트레이너가 자신에게 가장 효과적인 운동을 정확하게 알려주기 때문이다. 힘들어 그만두고 싶을 때도 계속 운동에 집중할 수 있도록 옆에서 격려한다. 그래서 사람들은 퍼스널 트레이너와 함께라면 원하는 멋진 몸을 단기간에 얻을 것 같다고 생각한다. 사실이다. 혼자서 했다면 1년이 걸렸을 결과를 우리와 함께하면 12주 안에 얻을 수 있다.

자, 우리는 이제 여러분의 퍼스널 트레이너가 되어주려고 한다. 우리는 이 책을 통해 실제로 우리가 일대일 수업 시간에 회원들에게 가르쳐주는 운동법과 주의점을 똑같이 말할 것이다. 조금만 열의를 갖고 우리가 하는 말을 하나도 놓치지 않으려고 노력한다면 12주 안에 똑같은 결과를 얻을 수 있다. 이 책을 읽는 여러분에게도 대한민국에서 최고의 몸값을 가진 전문 퍼스널 트레이너가 생긴 것이다.

🔸 우리는 대한민국 최강 퍼스널 트레이너팀이다

에이팀은 대한민국 최강의 퍼스널 트레이너팀이라고 자부한다. 우리는 많은 연예인의 몸을 멋지게 디자인해서 이슈화했고, 〈다이어트 워〉에서 고도 비만자를 기적처럼 변화시켜 주목받았다. 설경구, 최민식, 김강우, 정경호, 박시후, 이완, 최강창민, 김수현, 조여정, 신세경, 한지혜, 이혜영, 김소연, 엄지원 그리고 최근 가장 많은 화제를 낳았던 소녀시대 등 우리는 영화 배역에 맞게 짧은 시간에 몸을 만들어야 하는 배우들과 컴백을 앞두고 다이어트를 원하는 가수들에게 숱한 도움을 주었다. 또한 각종 TV 다이어트 프로그램을 통해 전 국민에게 운동과 식이요법으로 성공하는 다이어트 방법을 전파하고 있다. 서울과 경기도에 걸쳐 운영되고 있는 에이팀 여섯 개 지점뿐 아니라 온라인을 통해서도 많은 사람들과 소통하고 있다. 에이팀의 카페와 홈페이지, 블로그 등을 통해 다양한 연령과 성별의 사람들이 운동 고민을 상담하고 있으니, 언제든지 찾아와 물어봐주길 바란다. 일반인의 몸과 연예인의 몸이 다를 바 있겠나? 누구든 에이팀의 운동 프로그램이라면 똑같은 결과를 얻을 수 있다.

에이팀은 국가대표 운동선수 출신과 전문 보디빌더 경력의 트레이너들로 구성된 전문가 집단이다. 그래서 에이팀의 운동 프로그램은 좀 더 독하다. 트레이너들 자신이 강도 높은 운동을 통한 몸의 변화를 직접 경험했기 때문이다. 실제로 에이팀의 하드 트레이닝 효과는 타의 추종을 불허한다. 짧은 기간 동안 만들어진 배우들의 조각 같은 몸매와 '반토막 다이어트'라는 검색어가 생겨났을 정도로 화제가 되었던 〈다이어트 워〉 프로그램을 통해 이미 증명된 사실이다. 그렇다고 무조건 한계에 도전하는 운동은 위험천만하다. 에이팀은 기초 체력 검사와 운동 중 심박수 체크 등을 통해 안전하고도 운동효과를 극대화할 수 있는 과학적인 방법으로 프로그램을 운영하고 있다.

단, 혼자 운동 중 구토 증세나 어지럼증을 느낀다면 운동 강도가 너무 높은 것이므로 조금 강도를 낮추는 것이 좋다. 그러나 평소 운동을 전혀 하지 않던 사람이나 체력이 약한 사람은 운동 초기에 약간의 어지럼증을 느낄 수도 있으므로 지나치게 걱정할 필요는 없다. 운동을 통해 체력이 어느 정도 향상되었는데도 운동 후 구토나 어지럼증, 무기력감이 하루 이상 지속된다면 이 역시 운동 강도가 지나치게 높은 경우다. 자신의 몸 상태를 관찰하며 운동 강도를 적절히 조정해야 한다.

개개인의 체형과 원하는 목표에 맞춰 건강하고 안전하게 몸을 디자인 해주는 것, 그것이 에이팀이 도입한 '보디 디자인' 개념이다.

➡ 원하는 모습으로 몸을 디자인한다

퍼스널 트레이너는 회원과의 첫 만남에서 회원의 몸 상태와 식습관, 목표를 확인한다. 또한 체성분측정(동네 보건소에서도 쉽게 측정할 수 있다)을 통해 체중, 비만도, 체지방량, 근육량 등을 체크한다. 여러분도 운동을 시작하기 전에 체성분측정을 해보기 바란다. 결과표 읽는 방법도 매우 간단하다. 체중, 근육량, 체지방 등이 표준에서 얼마나 많은지, 혹은 부족한지가 막대로 나타나기 때문에 표준 범위를 벗어난 항목을 특히 주의해서 보면 된다. 이 결과와 함께 섭취 음식과 섭취 시간대를 적어보면 자신의 잘못된 식습관이 무엇인지 쉽게 알 수 있다. 몸에 좋은 음식, 몸에 나쁜 음식을 몰라서 몸을 망치는 사람은 없다. 단지 본인이 실천을 못하고 있을 뿐이다.(자세한 식이요법은 p.028를 참조하기 바란다)

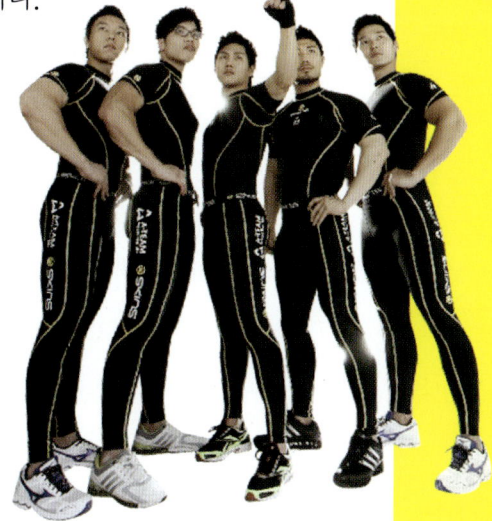

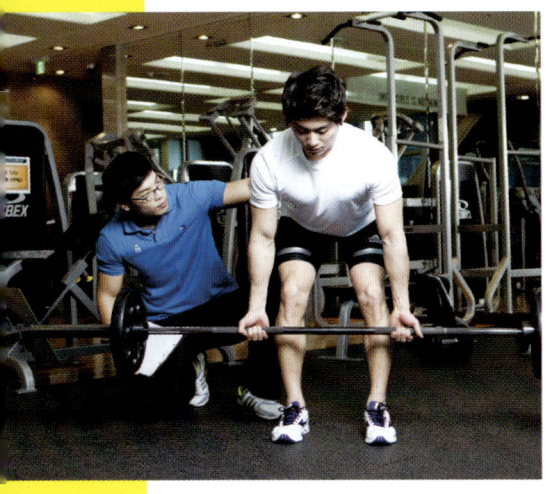

에이팀의 보디 디자인에는 원칙이 있다. **첫 번째 보디 디자인 원칙, 이상과 현실의 중간 지점을 찾는다.** 몸을 만들고 싶다고 오는 사람들의 경우, 대부분 자기 자신을 몰라도 너무 모른다. 어깨가 'ㅅ'를 그릴 만큼 좁고 처진 사람이 지나가다 옆 사람과 어깨를 부딪칠 정도로 넓고 우람한 어깨로 만들어달라고 한다. 또 가늘고 긴 전형적인 모델 체형의 남자가 추성훈처럼 우람하고 두터운 몸으로 바꿔달라고 말하기도 한다. 회원이 원하는 목표와 신체 장단점을 파악해서 합리적인 지점을 찾는 것이 중요하다. 예를 들어, 처진 어깨의 경우 어깨 자체가 넓어지기는 힘들다. 그래서 가슴 상부와 쇄골부, 어깨 측면 근육의 볼륨을 늘리는 방법으로 상대적으로 어깨가 넓어 보이게 만들어야 한다. 가늘고 긴 체형도 체질적으로 근육이 크게 자라지 않으므로 처음부터 무턱대고 많이 먹으면서 운동을 하기보다 시간을 들여 서서히 근육이 붙을 수 있는 기본적인 체력과 골격을 만드는 것이 중요하다. 이런 사람일수록 조급하게 생각하지 말고 천천히 몸을 만들어야 한다.

두 번째 보디 디자인 원칙, 만들고 싶은 부위에 집중한다. 자신의 골격과 체질을 생각하며 어떻게 해야 목표에 최대한 근접할 수 있을지 생각해본다. 다리를 길어 보이게 하고 싶다면 하체 운동을 통해 엉덩이를 업시키고 허벅지를 탄탄하게 만든다. 강해 보이는 근육질 남자가 되고 싶다면 가슴과 어깨, 등, 하체 등 큰 근육을 우선 발달시킨다. 또 선명한 식스팩을 만들고 싶다면 복근 운동뿐 아니라 유산소 운동을 통해서 체지방을 완벽히 걷어내야 한다. 비만한 사람이라면 전체적인 지방의 분포와 비만 유형, 비만 정도에 따라 근력 운동과 유산소 운동의 비율을 조절한다. 비만 유형에 따라 부위별 운동 비율도 다르게 설정해야 한다. 복부 비만인 사람은 유산소 운동에 비중을 두고 하체 비만인 사람은 엉덩이와 허벅지, 전신 비만인 사람은 전신 대근육 운동을 보다 많이 실시할 수 있도록 프로그램을 구성한다.

그렇다고 못난 부위에만 집착할 필요는 없다. **세 번째 보디 디자인 원칙, 자신의 장점을 부각시킨다.** 자신이 가장 내세우고 싶은 근육 부위를 돋보이게 만드는 것도 중요하다. 새가슴을 극복하려고 노력하기보다 팔과 어깨 부위를 발달시키는 것이 시각적으로 더 효과적이다. 새가슴은 꾸준히 운동을 해도 가슴 근육을 발달시키기 어렵다. 차라리 팔과 어깨 운동을 실시해 이 부위를 발달시키면 시선이 팔과 어깨로 향하기 때문에 남성적인 매력을 어필할 수 있다. 신체 비율 상 짧은 다리에 비해 상체가 발달한 체형이라면, 콤플렉스에만 집착해서 무조건 힙업 운동만 하기보다 장점을 부각시킬 수 있도록 상체 운동을 열심히 해야 한다. 이렇게 장점을 살리면서 단점을 보완하는 운동을 병행하면 전체적으로 훨씬 멋진 몸이 될 수 있다.

마지막 네 번째 보디 디자인 원칙, 삐뚤어진 체형을 교정한다. 근육을 발달시키고 싶다면 골격의 특징과 근육의 모양을 먼저 살펴봐야 한다. 어깨가 심하게 삐뚤어져 있거나 안쪽으로 말려 있는 등 신체 균형이 심각하게 깨져 있다면 교정 운동을 병행해야 한다. 체형이 불균형할 경우 바른 운동 자세를 유지하기 어렵고 잘못된 자세로 계속 운동을 실시하면 오히려 몸을 더 불균형하게 만든다. 그러나 체형 교정은 단기간에 이루어지지 않는다. 핸디캡 리셋 운동은 12주 프로그램이 끝난 후에도, 심하면 1년 이상 체형이 바로잡힐 때까지 계속 실시해야 한다.

에이팀이 지향하는 것은 건강을 해치지 않으면서 단기간에 원하는 목표에 도달하는 운동 프로그램이다. 운동은 단지 다이어트와의 전쟁이 아니다. 평생 건강관리 차원에서 바라보아야 한다. 이미 에이팀을 통해 많은 사람들이 건강해졌고, 짧은 시간 안에 보디 라인을 디자인해 개성 있는 라인을 만들었다. 이제 여러분도 보디 디자인을 통해 인생도 멋지게 디자인하기 바란다.

스타 트레이너 5인과 함께하는
리얼 12주 프로그램

➡ 이것이 에이팀의 리얼 프로그램이다!

이 책에 소개하는 12주 프로그램은 에이팀이 실제로 일대일 수업에서 진행하는 운동 프로그램이다. 오랜 트레이닝 경험을 통해 얻은 노하우가 집결된 프로그램으로 몸의 변화를 이끌어내는 데 있어 가장 효과적이라고 말할 수 있다. 12주여야 하는 데는 이유가 있다. 12주는 의지력을 갖고 집중할 수 있는 딱 적당한 기간이다. 이보다 짧으면 운동효과가 떨어지고, 이보다 길어지면 집중력이 떨어진다. 12주 동안 노력하면 몸이 눈에 띄게 변화하기 때문에 어느새 운동에 재미가 붙어 스스로 알아서 식단 조절을 하게 된다. 운동에 의한 효과와 변화를 느끼고 운동을 생활화하는 데 필요한 최소 기간이 바로 12주인 것이다.

지금부터 소개할 12주 프로그램은 책을 보며 혼자서도 쉽게 따라할 수 있게 정형화한 프로그램이다. 퍼스널 트레이너와 일대일 수업을 할 때는 개인의 몸의 변화와 운동 능력에 따라 프로그램의 기간이나 중량, 횟수 등을 조정한다.

사람에 따라서는 리셋 기간이 짧을 수도 있고, 3개월 차에 정체기가 왔다면 다시 리셋 프로그램으로 돌아가기도 한다. 그러나 개개인의 특성에 맞게 조금씩 조정된다는 점을 빼면 이 프로그램은 실제로 이루어지는 프로그램과 기본적으로 동일하다.

특히 에이팀 최고의 트레이너들이 각자 가장 자신 있는 부위의 운동 프로그램을 직접 구성했다는 점이 특별하다. 운동 프로그램의 기본적인 구성은 동일하지만, 운동 종목을 배합하는 것은 트레이너의 몫이다. 같은 재료를 갖고 요리사마다 다른 음식을 만드는 것과 비슷하다. 트레이너들은 전신에 걸쳐 고른 운동을 하지만 특히 발달이 잘 된 부위가 있고 그 부위에 대한 자신만의 노하우가 있다. 이 책에 소개된 프로그램은 각 부위에 대해 최고의 운동법을 가진 트레이너들의 노하우가 집대성된 결과물이다. 즉, 혼자 운동을 실시할 때 최대한의 효과를 이끌어낼 수 있는 운동 종목을 배합해서 만들어낸 프로그램이라고 할 수 있다.

➔ 1개월, 2개월, 3개월 최적의 프로그램을 실시한다

운동을 막 시작한 사람들은 당장이라도 알통을 만들고 싶고 가슴 근육을 키우고 싶다. 그러나 몸이 준비가 되지 않은 상태에서는 아무리 부위별 근육 운동을 해도 소용없다. 이것은 마치 수술하고 막 깨어난 환자에게 진수성찬을 차려주는 것과 같다. 수술 후 깨어난 환자가 음식을 제대로 먹지 못하는 것처럼 운동을 막 시작한 사람들은 제대로 운동 동작을 실시할 수 없을 뿐더러 억지로 따라 한다고 해도 근육을 발달시키지 못하고 피로 물질만 생성할 뿐이다.

몸을 만들고 싶다고 퍼스널 트레이너를 찾아오는 사람은 대부분 운동을 해본적이 없는 사람이다. 효과 좋은 운동을 알려줘도 실시할 체력도 기본기도 없다. 계단을 오르내리는 것도 힘들어 죽겠다는 사람에게 최고의 근육을 만들 수 있는 강력한 운동을 시켜봐야 무슨 소용이 있겠나?

첫 달에는 잠들어 있는 몸을 깨우는 동시에 정확한 자세를 익히는 데 중점을 둬야 한다. 근력 운동은 무거운 중량을 다루므로 기본기를 확실히 익히지 않으면 상해를 입을 수 있다. 사실 한 달이라는 기간은 정확한 자세를 잡기에도 빠듯하다. 그래서 첫 달에는 가장 중요한 3대 근력 운동과 유산소 운동만 실시한다. 이 세 가지 운동 동작만 제대로 익히면 앞으로 어떤 중량 운동이든 어렵지 않게 습득할 수 있다. 다시 말해 첫 달은 기본기를 확실히 닦는 과정으로, 이 리셋 프로그램이 바로 에이팀의 가장 특별한 운동법이다.

물론, 다른 기초 프로그램을 통해서도 체지방 감소와 근육량 증대 효과를 얻을 수 있다. 하지만 에이팀의 리셋 프로그램은 같은 기간 실시했을 때 훨씬 큰 효과를 얻을 수 있고 기본기까지 쌓을 수 있어 향후 다른 운동을 실시했을 때 도약의 폭이 커진다는 장점이 있다. 단, 퍼스널 트레이너와 함께 수업을 하면 앞에서 숫자를 세며 독려하는 트레이너 때문에 운동에 집중할 수 있지만 혼자 실시할 경우, 세 가지 동작만으로 많은 횟수를 진행하므로 지루하게 느껴질 수 있다. 하지만 이것도 훈련의 일부다. 성실함과 꾸준함은 그 어떤 운동보다도 효과가 좋은 비법이다.

두 번째 달에는 부위별 집중 운동을 실시한다. 리셋 프로그램을 통해 기초 체력이 몰라볼 정도로 향상되었고 근력 운동의 기본기도 쌓였을 것이다. 이제부터는 본격적으로 부위별 근육을 발달시켜 전체적으로 근육질 몸매로 변화시킨다. 이렇게 두 달 정도 운동을 하면 몸이 운동 강도에 익숙해지기 시작한다. 운동 강도에 익숙해진다는 말은 몸이 더 이상 변화하지 않는다는 뜻이다.

3개월 차에서는 좀 더 강력한 운동을 실시해서 운동에 적응하려는 몸을 다시 한 번 자극해야 한다. 따라서 이 기간에는 강력한 유산소 운동효과가 있는 전신 근력 운동을 실시한다. 이때는 숨이 턱까지 찰 정도로 힘들게 실시해야 원하는 결과를 얻을 수 있다. 근육을 섬세하기 다듬으면서 마지막 남은 체지방을 태우기 때문에 3개월이 끝나면 선명한 근육이 전신에 걸쳐 완성된다.

12주는 몸이 변화를 일으키기 시작하는 최소한의 기간이다. 눈에 띄는 변화를 이루었다고 해서 이것이 끝이 아니다. 운동을 그만두면 몸은 다시 원상 복귀된다. 12주 동안 만든 몸을 더욱 발전시키고 싶거나 유지하고 싶다면 이후에도 일주일에 최소 세 번 부위별 운동을 실시해야 한다. 이와 함께 2개월에 한 번씩 복합 운동을 실시한다면 몸을 계속 발전시킬 수 있다.

➡ 일대일 수업에서 실제로 실시하는 프로그램이다

우리는 분명히 말할 수 있다. 이 프로그램을 통해 여러분은 원하는 근육질의 몸을 얻을 수 있다. 그러나 어떤 사람은 우리가 소개하는 운동 동작들을 보고, 새로운 것이 없다고 생각할 수 있다. 혹은 너무 지루하게 프로그램이 짜여 있다고 느낄 수 있다. 사실이다. 이것은 책을 위해 억지로 짜 맞춘 프로그램이 아니라, 실제로 활용하는 프로그램이다. 책을 보는 사람들의 흥미를 끌기 위해 실제로는 별 효과도 없는 동작을 넣지 않았다. 중요한 몇 개의 동작만으로 원하는 효과를 얻을 수 있는데, 굳이 화려한 모양새를 위해 이것저것 끼워 넣어 구색을 맞출 필요가 있을까? 이것은 상업성을 배제한 에이팀의 정직한 운동법이다.

실제로 다양한 동작을 실시한다고 효과가 좋은 것은 아니다. 정말 필요한 운동을 집중적으로 실시하는 것이 더 큰 효과가 있다. 운동 경력이 많은 사람일수록 운동 시간에 비해 동작수가 많지 않고 오히려 세트수가 많다. 이런 운동법이 집중도가 높아 근육에 더 큰 자극을 준다. 에이팀의 프로그램을 통해 소개되는 동작들은 보디빌딩 역사상 가장 효과가 좋다고 증명된 운동들이고, 실제로 지금까지 선수들에 의해 가장 많이 행해지는 동작들이다.

에이팀의 트레이너들 역시 운동 초보 시절이 있었다. 우리도 처음에는 여러분과 마찬가지로 헬스 잡지나 책, 동영상 등을 통해 정보를 얻었다. 몇 년간의 시행착오를 거치면서 알게 된 것은 매체를 통해 제공되는 정보들은 전문가에 의해 작성되지 않은 것이 많고, 전문가에 의해 제공된 정보라 하더라도 보디빌더를 위한 내용이 대부분이라 일반인이 따라 하기에는 무리가 있다는 것이었다. 처음 수영을 배우는 사람이 박태환의 훈련법을 따라 한다고 해서 그와 같은 효과를 얻을 수 없다. 이와 같은 이치다.

운동 경험이 거의 없는 사람들에게는 복잡한 운동법이나 식사법은 필요 없다. 화보 촬영을 해야 하는 연예인이 아닌 이상, 닭가슴살 도시락을 싸가지고 다닐 필요도 없고, 고도 비만이 아닌 이상 극단적인 저칼로리 식단을 실시할 필요도 없다. 일반적으로 건강에 해롭다고 알려진 음식, 패스트푸드와 같은 고열량 고지방 음식, 짜고 매운 자극적인 음식, 설탕·과자처럼 단당류가 많이 함유된 식품 등을 피하면 된다. 삼시 세끼 제대로 된 식사를 통해 영양분을 골고루 섭취하고, 매일 1~1시간 30분씩 운동을 하면 원하는 목표를 얻을 수 있다. 단, 체중 증가가 필요한 경우는 규칙적인 식사와 간식을 통해 섭취량을 늘려주는 것이 매우 중요하다. 운동 초보인 여러분은 우리가 알려주는 기본적인 식사법과 운동법이면 충분하다. 기본을 열심히 지키는 것, 그것이 가장 중요하다.

➡ 몸은 타고나는 것이 아니라 만들어지는 것이다

많은 사람들이 묻는다. "저 배우는 어떻게 살을 뺏나요?" "저 가수는 어떻게 몸매를 유지하나요?" 대답은 간단하다. 그들 역시 똑같은 사람이다. 패스트푸드를 먹으면 살이 찌고 운동을 하지 않으면 복근이 사라진다. 일반인과 다른 점이 있다면 그것은 바로 정신력이다. 그들은 12주 프로그램이 끝나도 무너지지 않는다. 12주 동안 익힌 방법 그대로 몸을 유지한다. 그들에게 특별한 방법이 있는 것은 아니다. 여러분이 지금부터 이 책을 통해서 배우게 될 그 방법 그대로 그들도 운동을 한다. 다만 그들은 아주 열심히, 아주 성실히, 아주 독하게! 할 뿐이다.

조각 같은 근육질 몸매를 유지하기 위해 피트니스 센터에서 덤벨 등의 기구를 빌려가서 지방 촬영 동안 숙소에서 혼자 운동을 하기도 하고, 작품을 위해 체중을 감량하려고 매일 4시간씩 운동을 하기도 한다. 화보 촬영을 위해 12주 동안 무염, 무지방 식단을 완벽하게 지키는, 무서울 정도로 철저한 자기 관리는 또 어떤가? 여러분이 꿈꾸는 몸을 가진 연예인들에게는 그들만의 특별한 노하우가 숨어 있지 않다. 단지 독한 노력이 있을 뿐이다. 그들의 몸이 부럽다면 그들의 노력을 생각하며 게을러지려는 자신을 돌아봐라.

피트니스 센터에서 우리에게 일대일 수업을 받는 사람들은 일주일에 5~6번을 온다. 그중 세 번은 우리와 강도 높은 훈련을 실시하고, 나머지 세 번은 혼자서 트레이너가 지시한 운동 프로그램을 열심히 소화한다. 여러분도 그렇게 해야 한다. 그렇다면 여러분도 그 사람들과 똑같은 효과를 얻을 수 있다. 단지 퍼스널 트레이너와 함께 운동하기 때문에 그 사람들이 멋진 몸을 갖게 되는 것은 아니다. 퍼스널 트레이너는 조력자일 뿐이다. 그리고 여러분은 지금 에이팀이라는 퍼스널 트레이너를 갖게 되었다. 이제 멋진 몸은 누가 먼저 시작하느냐에 달려 있다. 지금 당장, 에이팀의 수업을 따라와라. 누구나 멋진 몸이 될 수 있다. 우리가 그렇게 만들어줄 것이다. 우리는 대한민국 최강의 퍼스널 트레이너팀이기 때문이다.

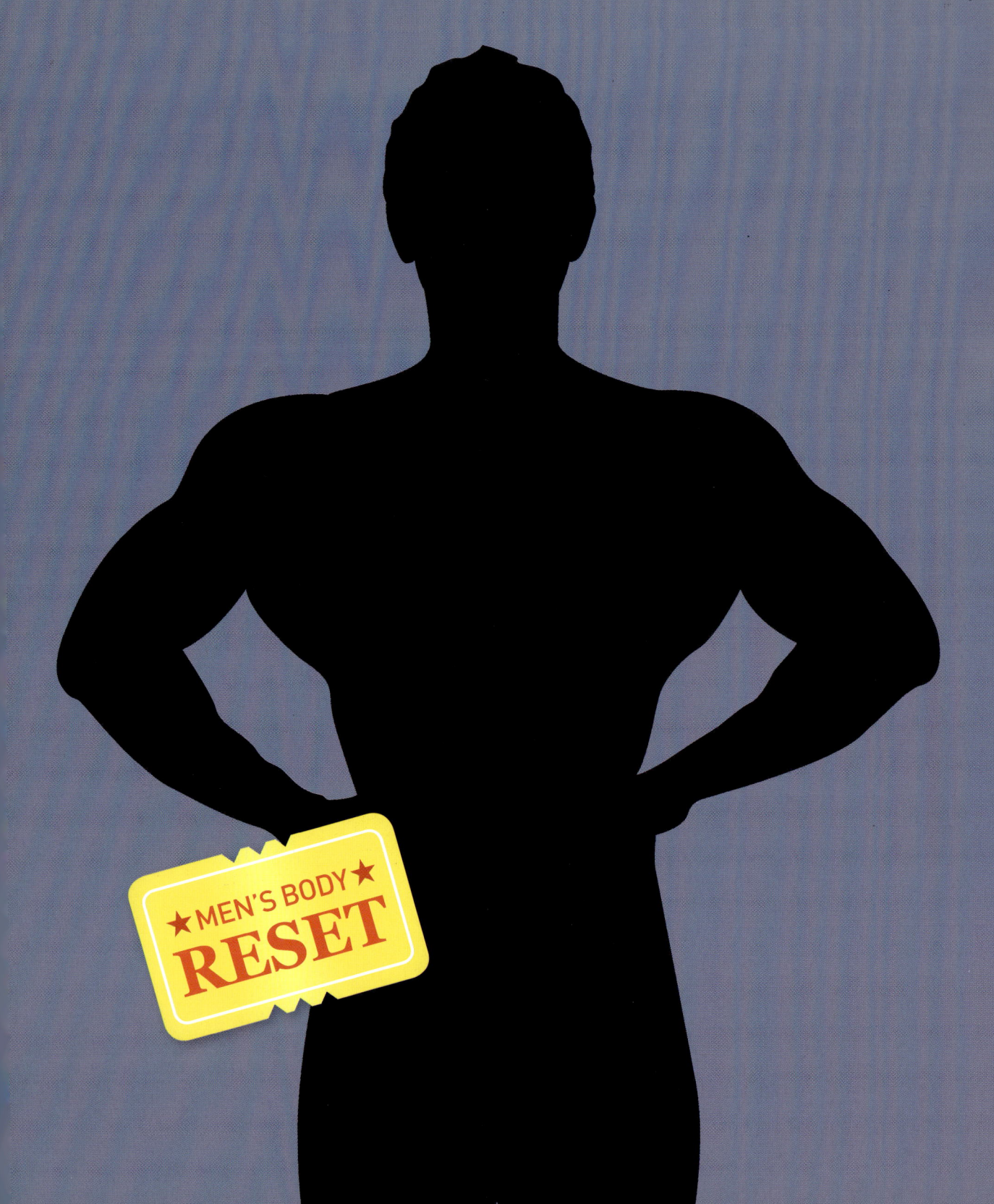

PART 1
첫 1개월, 몸과 체력을 리셋하라

근육을 만들기 전에 근육이 생길 수 있는 기본적인 몸과 체력을 만드는 과정이다.
걷지도 못하면서 뛸 수는 없다. 앞으로 한 달 동안 리셋 운동을 충실히 실시한다면
기초 체력과 함께 향후 진행할 중량 운동의 기본기를 잡을 수 있다.

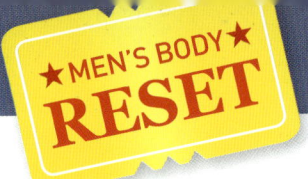

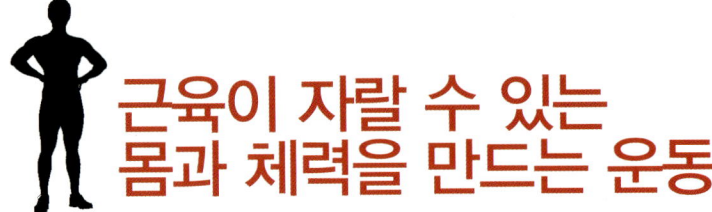

근육이 자랄 수 있는 몸과 체력을 만드는 운동

➡ 3대 근력 운동을 집중적으로 실시한다

리셋 프로그램에서 실시할 동작은 딱 세 가지다. 처음부터 다양한 동작을 익히는 것보다 체력 향상과 중량 운동의 기본기를 닦을 수 있는 중요 동작만 집중적으로 실시하는 것이 운동 효과 면에서 훨씬 뛰어나다. 스쿼트, 데드 리프트, 벤치 프레스는 우리 몸의 기본적인 근력, 유연성, 협응력 등 기초 체력을 형성하는 데 있어 반드시 필요한 운동일 뿐 아니라, 보디빌딩 역사상 가장 오래되고, 동시에 가장 효과가 뛰어난 운동으로 손꼽히는 운동이다. 이 세 가지 운동은 향후 진행할 근력 운동을 소화하기 위해 가장 기본이 되는 운동이므로 리셋 기간 동안 정확한 자세를 익히는 데 주력한다. 이 세 가지 동작을 정확한 자세로 실시할 수 있다면 어떤 중량 운동도 실시할 수 있는 근력과 체력이 준비된 것이다.

➡ 모든 운동의 기본은 유산소 운동이다

사람들은 걷기, 조깅, 수영, 줄넘기 등의 유산소 운동을 단순히 체지방을 태우는 운동이라고 알고 있다. 하지만 유산소 운동 본연의 목적은 심폐기능 향상이다. 가장 중요한 기초 체력 중 한 가지가 바로 심폐지구력이다. 심폐지구력이 일정 수준에 미치지 못하면 기본적인 근력 운동도 시행할 수 없다. 무거운 중량을 들어올리려면 강한 심폐기능은 필수다. 절대 근력을 발휘하려면 반드시 호흡을 참아야 하는데, 한 번에 많은 양의 산소를 들이마실 수 있어야 그만큼 큰 힘을 낼 수 있다. 심폐기능이 향상되면 우리 몸이 평상시 이용하는 산소의 양도 많아진다. 그렇게 되면 자연히 소비되는 열량이 높아져 체지방이 감소하므로 체중이 줄어든다. 운동을 하지 않던 사람은 심폐기능도 떨어져 있으므로 중량 운동의 효과를 높이기 위해서라도 반드시 유산소 운동을 병행해야 한다. 30분 동안 쉬지 않고 뛸 수 있는 체력을 만드는 것이 리셋 기간의 목표다.

➡ 성실함과 정확한 자세가 가장 중요하다

첫 1개월 리셋 기간 동안 가장 중점을 두어야 할 것은 목표량 완수와 정확한 자세다. 리셋 프로그램은 몸 자체의 변화보다 기초 체력 향상에 목적이 있다. 따라서 귀찮다고 운동을 거르고 힘들다고 대충 반복 횟수만 채우면 아무 의미가 없다. 사람들이 운동에 재미를 붙일 수 있도록 보다 다양한 동작으로 리셋 프로그램을 구성하지 않고, 3대 근력 운동만으로 단순하게 구성한 것은 단지 운동효과가 뛰어나기 때문만은 아니다. 꾸준함과 성실함만큼 운동효과를 극대화하는 것도 없다. 리셋 기간 동안 단순한 동작을 반복하면서 이런 꾸준함과 성실함도 길러야 한다. 또한, 근력 운동은 무거운 중량을 다루므로 정확한 자세가 매우 중요하다. 잘못된 자세로 운동을 실시하면 관절이나 인대에 손상을 입을 수 있고, 목표 근육이 아닌 다른 근육으로 자극이 분산되어 원하지 않는 부위가 발달할 수 있다.

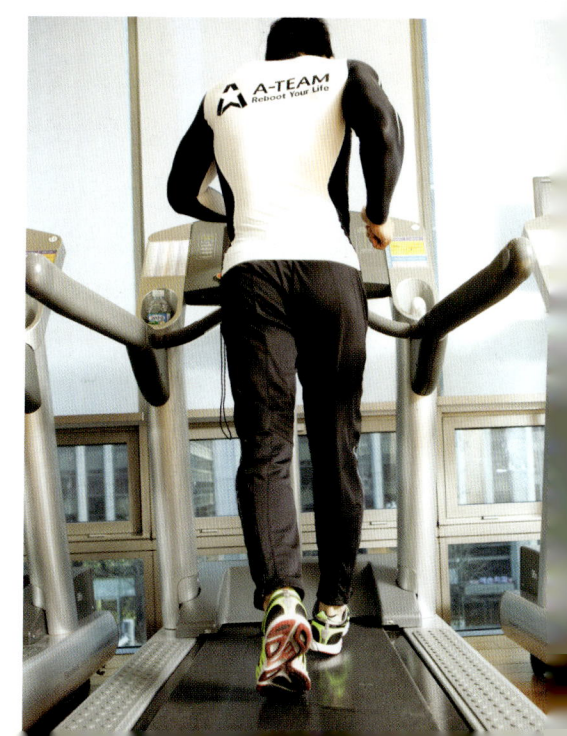

➡ 핸디캡 리셋 프로그램으로 삐뚤어진 체형을 교정한다

리셋 운동을 들어가기 전에 자신의 체형을 점검해보자. 3대 운동은 여러 가지 관절을 사용하는 동작이므로 체형이 불균형하면 바른 운동 자세를 유지하기 어렵고 효과도 떨어진다. 게다가 체형을 바로잡지 않고 잘못된 자세로 계속 운동을 실시하면 오히려 몸을 더 불균형하게 만들 수 있으므로 주의가 필요하다. 문제는 체형 교정이 상당히 어렵고 힘든 작업이라는 점에 있다. 오랜 시간 잘못된 자세와 생활습관으로 삐뚤어진 뼈들을 단기간에 바로잡을 수는 없다. 그러나 장기간 교정 운동과 바른 자세로 근력 운동을 지속하면 뼈를 감싸고 있는 근육의 힘을 키워 제자리로 돌려놓을 수 있다. 단, 몸이 삐뚤어진 사람은 너무 힘든 지점까지 운동을 반복하면 상태가 더 나빠질 수 있으므로 정확한 자세를 유지할 수 있는 범위 내에서만 동작을 반복해야 한다. 체형이 불균형한 사람은 뒤에 소개될 핸디캡 프로그램을 리셋 프로그램과 함께 실시한다.

➡ 체중 감량과 체중 증량, 모두 해결할 수 있다

1 체중 감량

기본적으로 3대 근력 운동은 큰 근육을 사용하므로 그만큼 에너지 소모가 많아 체중 감소에 효과적이다. 또한 체중이 많이 나가면 자신의 몸무게를 이용한 맨몸 운동만으로도 운동량이 상당하고 활동량이 늘어나기 때문에 자연히 체중이 줄어든다. 리셋 운동을 통해 체중 감량을 하면 기초 체력을 향상시킬 수 있을 뿐 아니라 다양한 운동을 소화할 수 있는 기본기까지 쌓을 수 있으므로 일석이조다. 즉, 체중 감량 이상의 효과를 얻을 수 있다는 뜻이다. 체중 감량에 성공하기 위해서는 리셋 운동과 함께 식이요법을 병행해야 한다. 삼시 세끼 잡곡밥 1/2공기에 담백한 한식 반찬으로 식사를 하는 것이 원칙이다. 평소 탄수화물 섭취를 줄이고 단백질 섭취를 늘리는 것도 중요하다. 닭가슴살을 비롯해 기름기가 적은 육류(돼지고기 안심, 소고기 우둔살)나 어류(흰살 생선), 달걀 흰자는 훌륭한 단백질 공급원이다. 식사 시간 전에 허기가 느껴지면 토마토, 채소, 견과류 한 줌 등으로 포만감을 주어 폭식을 막는다. 그러나 식단을 지나치게 엄격하게 구성하면 지속하기 어려우므로 중요한 원칙만 지키는 선에서 다양한 음식을 먹는 것이 바람직하다.

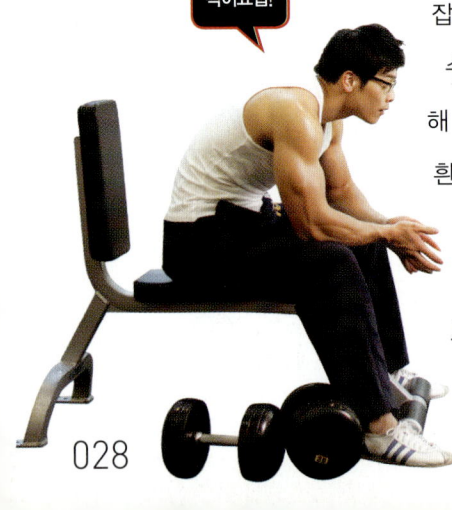

② 체중 증량

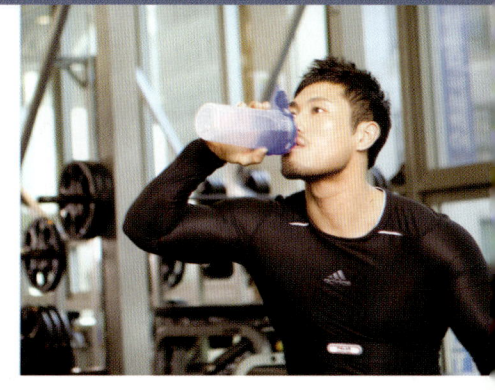

체중을 늘리려면 강도 높은 운동과 적절한 영양 섭취가 필수다. 특히, 먹는 양이 적지 않음에도 불구하고 살이 찌지 않는다면 영양분이 제대로 흡수되지 않는 것에서 원인을 찾을 수 있다. 이런 경우 무턱대고 먹는 양만 늘려봐야 소용이 없다. 먼저 몸이 영양분을 제대로 흡수할 수 있는 상태가 되어야 한다. 운동량이 많아지면 부족한 에너지를 보충하기 위해 자연히 소화 흡수율도 높아지므로, 체중 증량을 위해서는 반드시 운동을 실시해야 한다. 체중이 적게 나가는 사람은 기본적으로 체력이 약하고 활동량이 적은 경우가 많으므로 리셋 운동을 통해 이런 여러 가지 문제를 동시에 해결할 수 있다. 체중 증량 시에는 감량 시에 비해 음식에 제한이 거의 없다. 정크 푸드처럼 고칼로리 고지방 음식만 피하면 된다. 금지 식품이 많지 않은 대신, 더 자주 많은 양을 먹어야 한다. 하루 세 번 규칙적으로 식사를 하고 식사 사이에 간식을 먹어야 한다. 간식은 식사에 버금가는 칼로리와 고른 영양소를 섭취할 수 있는 식단으로 구성해야 하며 고구마, 떡, 기름지지 않은 빵과 같은 탄수화물 식품과 함께 우유에 보충제를 타서 먹거나 삶은 닭가슴살을 먹으면 좋다. 특히 운동 후에는 식사나 간식을 통해 운동으로 소모된 에너지를 반드시 보충해야 한다.

➡ 1개월 후 몸은 이렇게 변화한다!

성실하게 리셋 운동을 실시했다면 평균 5kg 정도 감량을 이룰 수 있다. 체중 증가의 경우도 2~3kg의 성과를 얻을 수 있다. 물론, 열심히 식사법을 병행했을 경우다. 리셋 운동은 근육을 만드는 운동이 아니라 근육이 생길 수 있는 몸을 만드는 운동이다. 따라서 리셋 기간이 끝나도 겉에서 보이는 몸의 변화는 크게 두드러지지 않는다. 그러나 체력은 일취월장하게 된다. 처음과는 확연하게 달라진 본인의 체력과 정신력에 힘입어 자신감도 더욱 커지게 될 것이다.

리셋 프로그램, 이렇게 실시한다

1Week 1주차 리셋 프로그램

3대 운동
워밍업 10분 | 천천히 걷기
워밍업 스트레칭 5분
3대 운동 60분 | 10회 7세트
정리 운동 10분 | 릴렉스 스트레칭 or 천천히 걷기

유산소 운동
워밍업 10분 | 천천히 걷기
워밍업 스트레칭 5분
유산소 운동 30분 | 걷기로 시작해서 빨리 걷기, 조깅, 러닝 순으로 강도를 높임
쿨다운 5분 | 천천히 걷기
릴렉스 스트레칭 5분

2Week 2주차 리셋 프로그램

3대 운동
워밍업 10분 | 천천히 걷기
워밍업 스트레칭 5분
3대 운동 60분 | 15회 7세트
정리 운동 10분 | 릴렉스 스트레칭 or 천천히 걷기

유산소 운동
워밍업 10분 | 천천히 걷기
워밍업 스트레칭 5분
유산소 운동 30분 | 1주차보다 속도나 경사를 올려 강도를 높임
쿨다운 5분 | 천천히 걷기
릴렉스 스트레칭 5분

일주일 동안 4일은 3대 운동, 2일은 유산소 운동, 하루는 휴식을 취한다. 3대 운동을 실시한 다음 날, 근육통이 심해서 연 이틀 3대 운동을 실시하기 어렵다면 유산소 운동을 실시하고, 3대 운동을 실시할 만하다면 다시 3대 운동을 실시한다. 자신의 컨디션에 따라 3대 운동과 유산소 운동을 격일로 실시하면 된다.

3Week 3주차 리셋 프로그램 ❶

 감량

3대 운동
- 워밍업 10분 | 천천히 걷기
- 워밍업 스트레칭 5분
- 3대 운동 60분 | 20회 7세트
- 정리 운동 10분 | 릴렉스 스트레칭 or 천천히 걷기

유산소 운동
- 워밍업 10분 | 천천히 걷기
- 워밍업 스트레칭 5분
- 유산소 운동 30분 | 걷는 시간보다 뛰는 시간이 훨씬 많음
- 쿨다운 5분 | 천천히 걷기
- 릴렉스 스트레칭 5분

3Week 3주차 리셋 프로그램 ❷

 증량

3대 운동
- 워밍업 10분 | 천천히 걷기
- 워밍업 스트레칭 5분
- 3대 운동 60분 | 10회 7세트, 자기 체중의 30% 중량
- 정리 운동 10분 | 릴렉스 스트레칭 or 걷기

유산소 운동
- 워밍업 10분 | 천천히 걷기
- 워밍업 스트레칭 5분
- 유산소 운동 30분 | 걷는 시간보다 뛰는 시간이 훨씬 많음
- 쿨다운 5분 | 천천히 걷기
- 릴렉스 스트레칭 5분

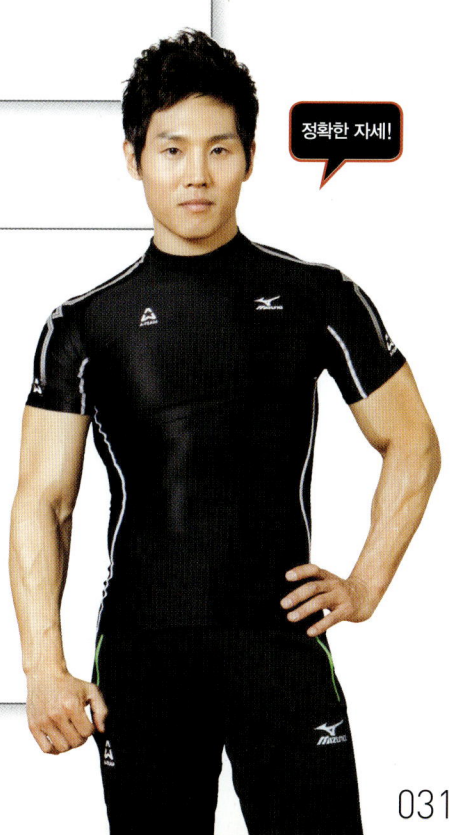

정확한 자세!

4Week 4주차 리셋 프로그램 ❶

 감량

3대 운동
워밍업 10분 | 천천히 걷기
워밍업 스트레칭 5분
3대 운동 60분 | 20회 10세트
정리 운동 10분 | 릴렉스 스트레칭 or 천천히 걷기

유산소 운동
워밍업 10분 천천히 걷기
워밍업 스트레칭 5분
유산소 운동 30분 | 뛰기 9분, 걷기 1분 = 1세트×3 = 3세트 or 30분 지속 뛰기
쿨다운 5분 | 천천히 걷기
릴렉스 스트레칭 5분

4Week 4주차 리셋 프로그램 ❷

 증량

3대 운동
워밍업 10분 | 천천히 걷기
워밍업 스트레칭 5분
3대 운동 60분 | 10회 7세트, 자기 체중의 50% 중량
정리 운동 10분 | 릴렉스 스트레칭 or 천천히 걷기

유산소 운동
워밍업 10분 | 천천히 걷기
워밍업 스트레칭 5분
유산소 운동 30분 | 뛰기 9분, 걷기 1분 = 1세트×3 = 3세트 or 30분 지속 뛰기
쿨다운 5분 | 천천히 걷기
릴렉스 스트레칭 5분

리셋 운동 실행 원칙

1   30분 동안 쉬지 않고 뛰는 것이 유산소 운동의 목표다

걷기부터 시작해서 빨리 걷기, 조깅, 러닝 순으로 점차 강도를 높여간다. 처음에는 30분을 쉬지 않고 빠르게 걷는다. 그 다음에는 10분 걷고 10분 뛰기, 5분 걷고 10분 뛰기, 5분 걷고 15분 뛰기, 1분 걷고 9분 뛰기 등 점점 강도를 높여 한 달 뒤에는 30분을 쉬지 않고 뛰는 것이 최종 목표다. 30분 동안 뛰기를 마쳤을 때, 숨이 턱 끝까지 차오르고, 한참 동안 체온과 땀이 식지 않을 정도가 적당한 운동 강도다.

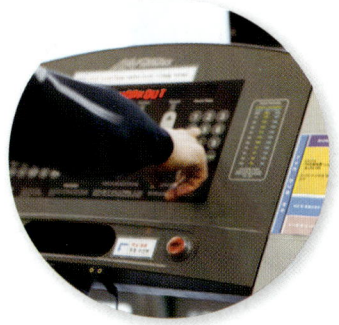

2   첫 일주일은 자세 연습에 매진한다

일주일은 완벽한 자세를 연습하는 기간이라고 생각하자. 정확한 자세가 나왔을 때만 횟수로 인정한다. 따라서 운동 시간이 목표 시간을 훨씬 초과할 수 있다. 정해진 시간 안에 정확한 자세로 목표 세트를 완료할 수 있게 되면 그때부터 1개월 동안이 리셋 기간이다. 정확한 자세가 나오지 않는다면 리셋 기간이 2~3개월까지 길어질 수 있으므로 반드시 정확한 자세를 정복하고 넘어가야 한다.

3   체중 감량이냐 증량이냐에 따라 중량이 다르다

체중 감량이 필요한 사람은 중량을 따로 설정하지 않고 3대 운동을 실시한다. 벤치 프레스와 데드 리프트도 빈 봉을 잡고 실시한다. 자신의 체중을 이용해 운동 반복 횟수와 세트만 증가시켜간다. 체중 증량이 필요한 사람은 2주까지는 중량 없이 실시하다가 3주째는 자기 체중의 30%, 4주째는 자기 체중의 50%를 들고 실시한다.

4   올바른 자세를 위해 중간 점검을 한다

처음 리셋 운동을 실시하면 근육통이 심하게 올 수 있다. 그런 경우에는 다음 날 무리해서 운동하지 말고 가볍게 유산소 운동만 실시한다. 동작에 어느 정도 익숙해지면 자신도 모르게 나쁜 습관이 생길 수 있으므로 자신이 운동하는 모습을 동영상으로 촬영해서 인터넷에 올라와 있는 전문가의 영상과 비교해본다.

5   반드시 스트레칭을 실시한다

운동 전에 충분히 워밍업과 스트레칭을 실시해야 한다. 비록 가벼운 무게로 기본기를 닦는 단계이지만 의욕이 앞서 동작을 지나치게 빨리 실시하거나 능력 이상으로 관절이나 근육을 사용하면 부상을 입을 수 있다. 특히 겨울철에 야외에서 운동을 할 때는 평소보다 더 오랜 시간 워밍업을 실시해야 한다.

Warming Up 운동 전 워밍업 스트레칭

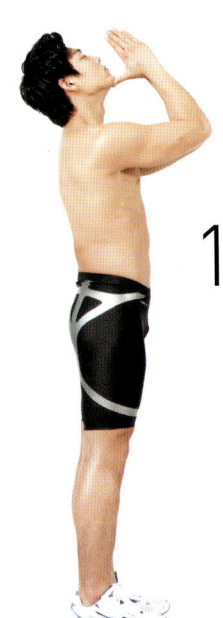

1 양손 엄지로 턱을 받쳐 목을 뒤로 젖힌다.

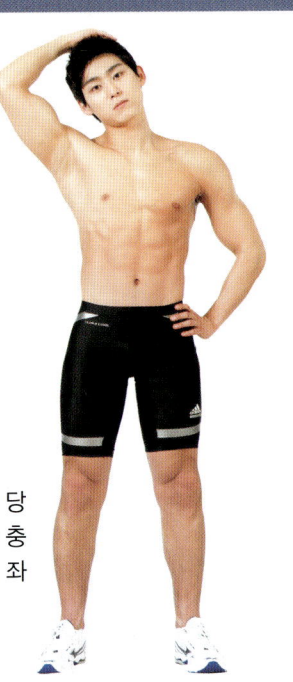

2 한 손으로 머리를 당겨주며 목 근육을 충분히 이완시킨다. 좌우 실시한다.

3 양손을 머리 뒤에서 깍지 낀 뒤 팔꿈치를 앞에서 모으며 고개를 숙인다.

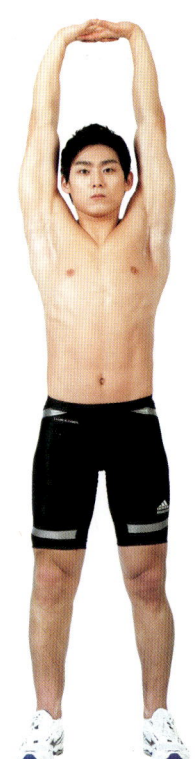

4 양손을 깍지 끼어 위로 뻗고 숨을 내쉬며 최대한 늘린다.

5 4에서 숨을 내쉬며 상체를 옆으로 기울인다. 좌우 실시한다.

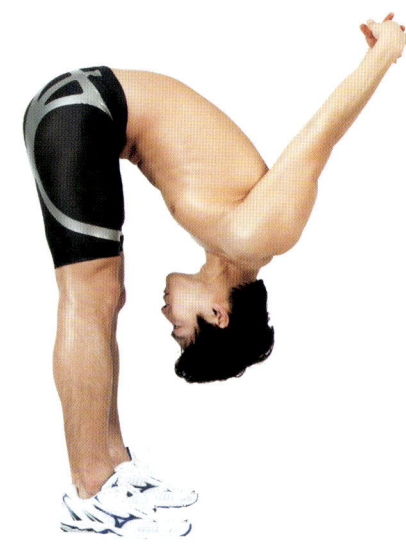

6 양손을 등 뒤에서 깍지 끼고 팔과 함께 상체를 숙인다.

각 동작은 5~10초씩 유지한다. 동작을 유지할 때 호흡은 자연스럽게 실시한다.

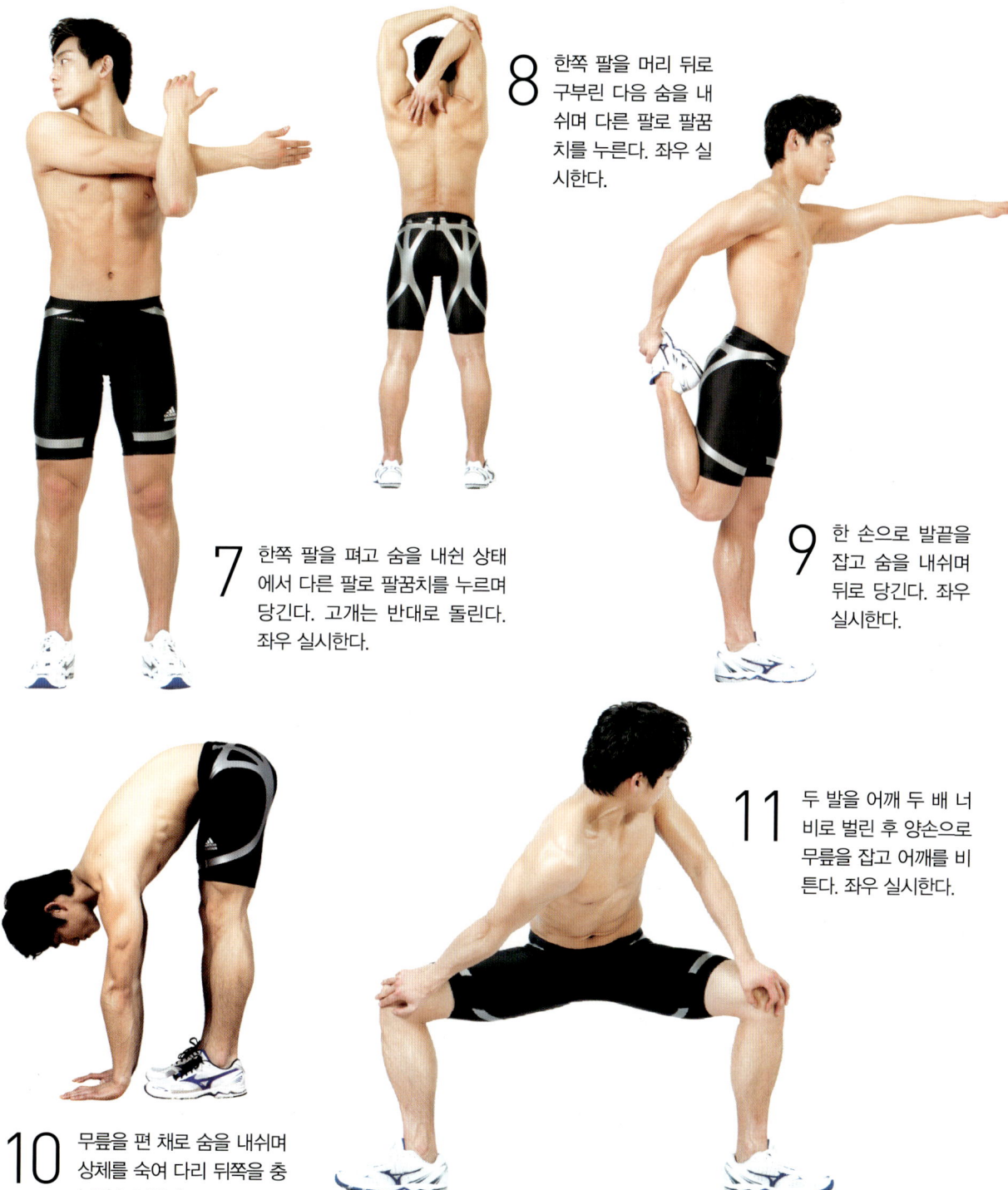

7 한쪽 팔을 펴고 숨을 내쉰 상태에서 다른 팔로 팔꿈치를 누르며 당긴다. 고개는 반대로 돌린다. 좌우 실시한다.

8 한쪽 팔을 머리 뒤로 구부린 다음 숨을 내쉬며 다른 팔로 팔꿈치를 누른다. 좌우 실시한다.

9 한 손으로 발끝을 잡고 숨을 내쉬며 뒤로 당긴다. 좌우 실시한다.

10 무릎을 편 채로 숨을 내쉬며 상체를 숙여 다리 뒤쪽을 충분히 늘려준다.

11 두 발을 어깨 두 배 너비로 벌린 후 양손으로 무릎을 잡고 어깨를 비튼다. 좌우 실시한다.

Cooling Down 운동 후 릴렉스 스트레칭

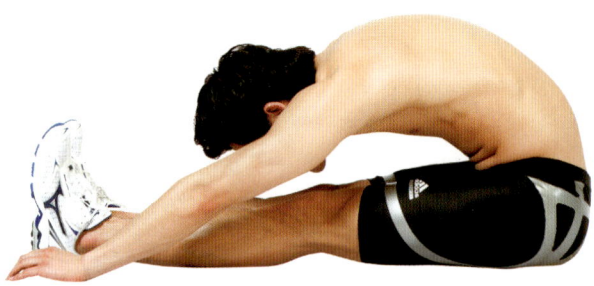

1 앉아서 두 다리를 앞으로 뻗고 숨을 내쉬며 상체를 숙인다. 무릎이 바닥에서 많이 뜨지 않는다.

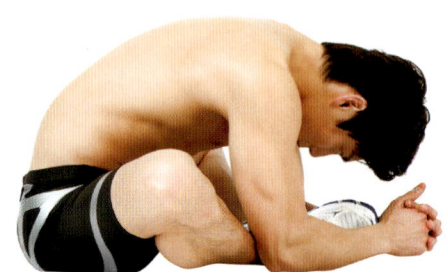

2 발바닥을 서로 붙이고 양손으로 잡아 몸통 쪽으로 끌어당겨 앉는다. 숨을 내쉬며 상체를 숙인다. 이때 무릎을 바닥 쪽으로 눌러준다.

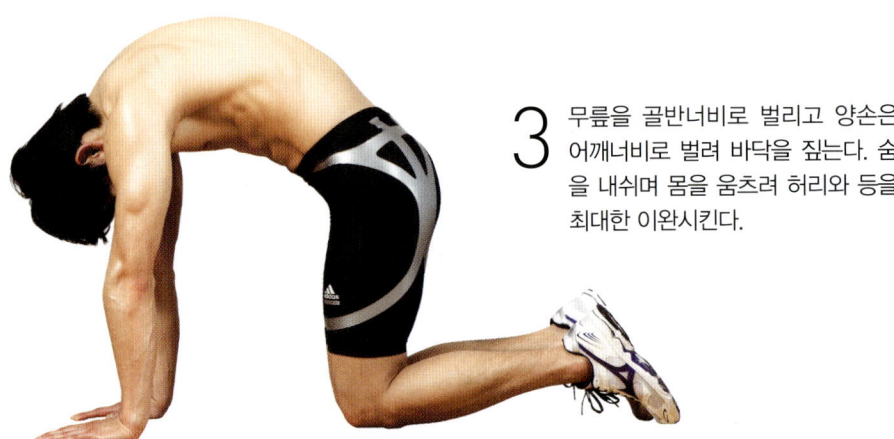

3 무릎을 골반너비로 벌리고 양손은 어깨너비로 벌려 바닥을 짚는다. 숨을 내쉬며 몸을 움츠려 허리와 등을 최대한 이완시킨다.

4 무릎을 꿇고 앉아 상체를 숙인다. 엉덩이가 들리지 않도록 하고 숨을 내쉬며 어깨를 바닥 쪽으로 충분히 누른다.

각 동작은 5~10초씩 유지한다. 동작을 유지할 때 호흡은 자연스럽게 실시한다.

5 무릎을 바닥에 지탱하고 엉덩이를 들어올려 상체를 숙인다. 어깨로 바닥을 누른다는 느낌으로 실시한다.

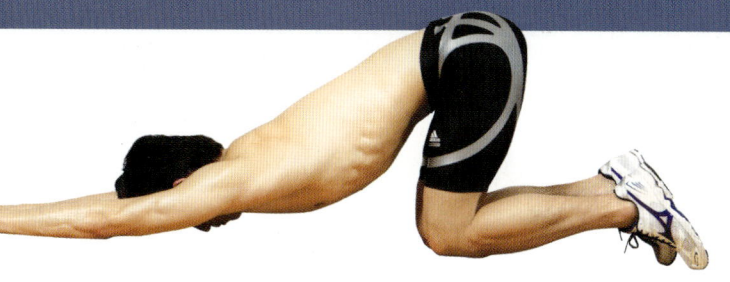

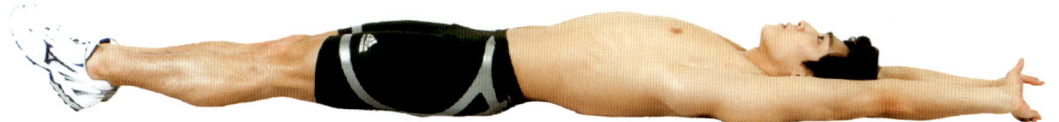

6 똑바로 누워 숨을 내쉬며 손끝부터 발끝까지 길게 늘린다.

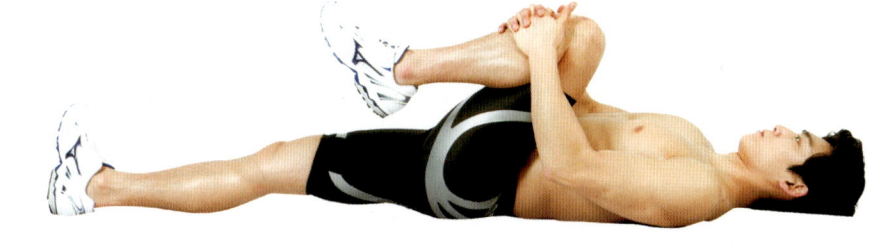

7 한쪽 무릎을 접어 가슴 쪽으로 당긴다. 좌우 실시한다.

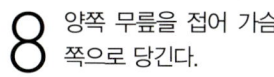

8 양쪽 무릎을 접어 가슴 쪽으로 당긴다.

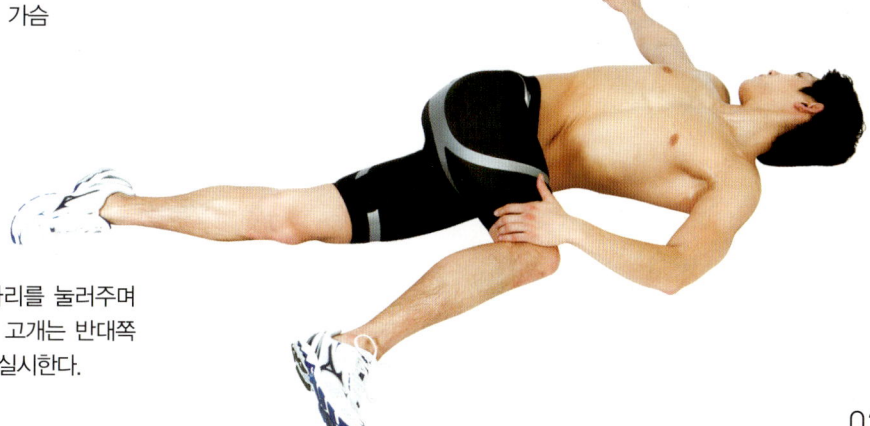

9 한 손으로 반대 다리를 눌러주며 몸을 비튼다. 이때 고개는 반대쪽으로 돌린다. 좌우 실시한다.

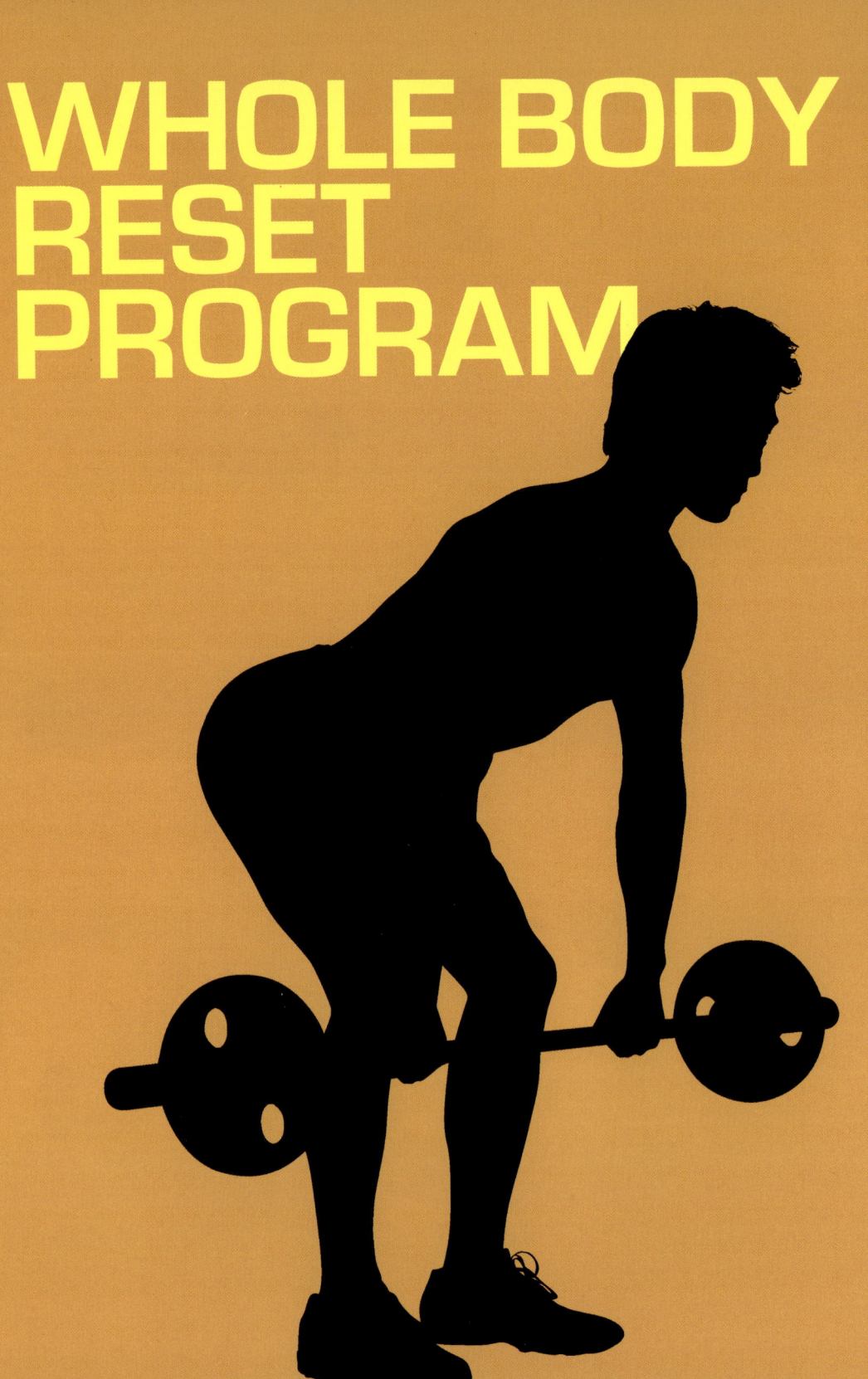

WHOLE BODY RESET PROGRAM

기초 체력과 근력을 키우는
전신 리셋 프로그램

앞으로 1개월 동안 3대 근력 운동을 집중적으로 실시하여 향후 실행할 근력 운동의 기본기를 닦는다. 유산소 운동을 병행해서 기초 체력을 향상시키면 체중 조절 효과도 얻을 수 있다.

실행 수칙

1. 일주일에 6일 실시하고 일요일은 휴식을 취한다.
2. 6일 중 4일은 3대 운동, 2일은 유산소 운동을 실시한다.
3. 3대 운동은 종목당 20분 내에 목표 세트를 마친다.
4. 세트 간 휴식은 1~2분, 종목 간 휴식은 3~5분이다. 단, 초보의 경우 휴식 시간을 더 짧게 가져야 목표 시간 내에 목표 세트수를 완료할 수 있다.
5. 휴식은 앉지 않고 서서 취한다.
6. 초보의 경우, 숨을 내쉬라고 설명된 부분만 주의하고 나머지 호흡은 자연스럽게 한다.
7. 감량하는 사람은 중량 없이 빈 봉으로 동작을 실시한다.
8. 증량하는 사람은 2주까지는 빈 봉으로, 3주부터는 중량을 높여간다.

전신 | 양팔 벌리고 상체 세워 앉기
스쿼트

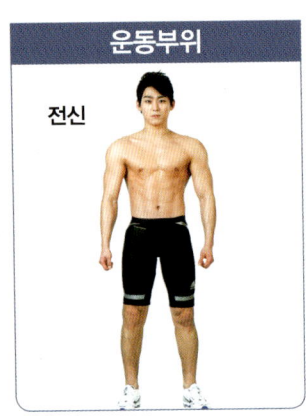

운동부위
전신

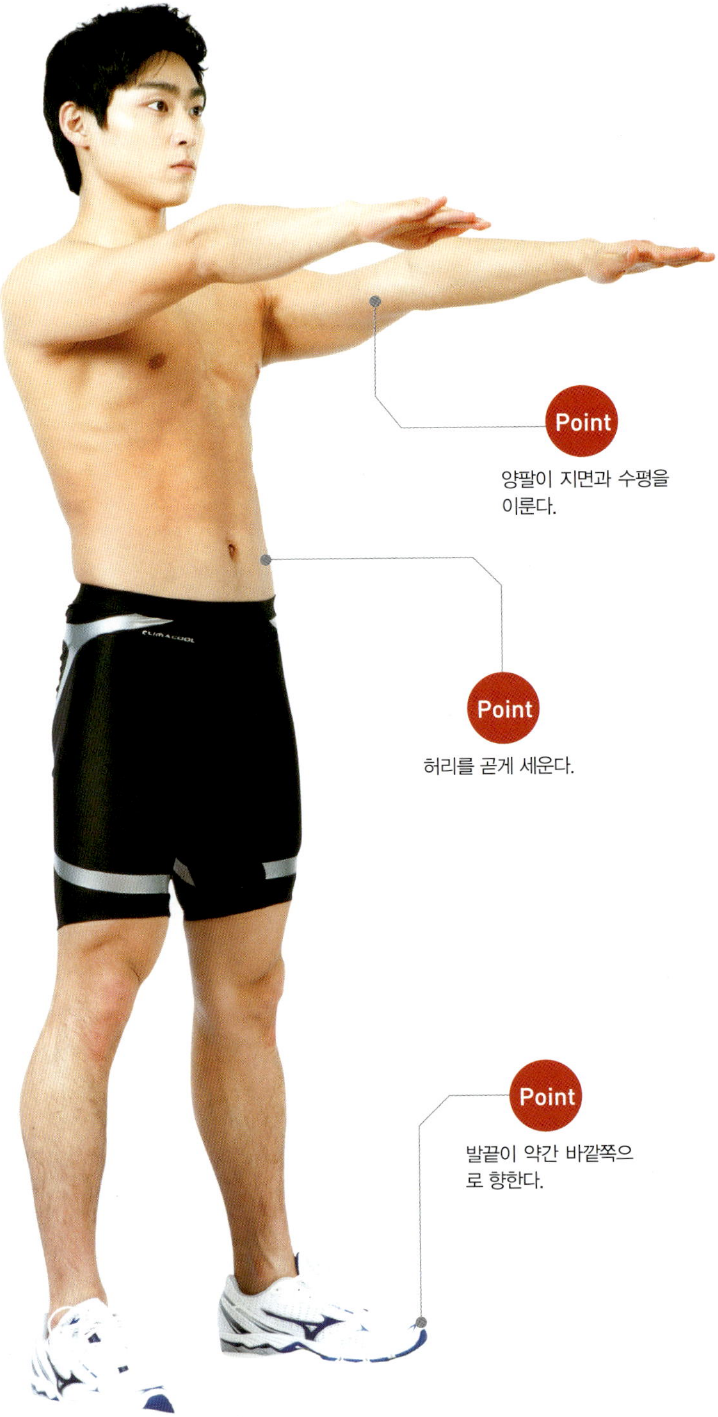

＋운동효과
운동 초보에게 스쿼트는 전신 근력을 향상시킬 수 있는 매우 효과적인 운동으로, 향후 진행할 중량 운동을 소화하기 위해서도 반드시 필요한 운동이다. 연습을 통해 엉덩이가 무릎보다 낮게 내려오는 풀스쿼트를 최종 목표로 삼는다.

＋시작자세
두 발을 어깨너비로 벌리고 똑바로 선다. 양팔을 어깨 높이로 올려 앞으로 곧게 편다.

Point 양팔이 지면과 수평을 이룬다.

Point 허리를 곧게 세운다.

Point 발끝이 약간 바깥쪽으로 향한다.

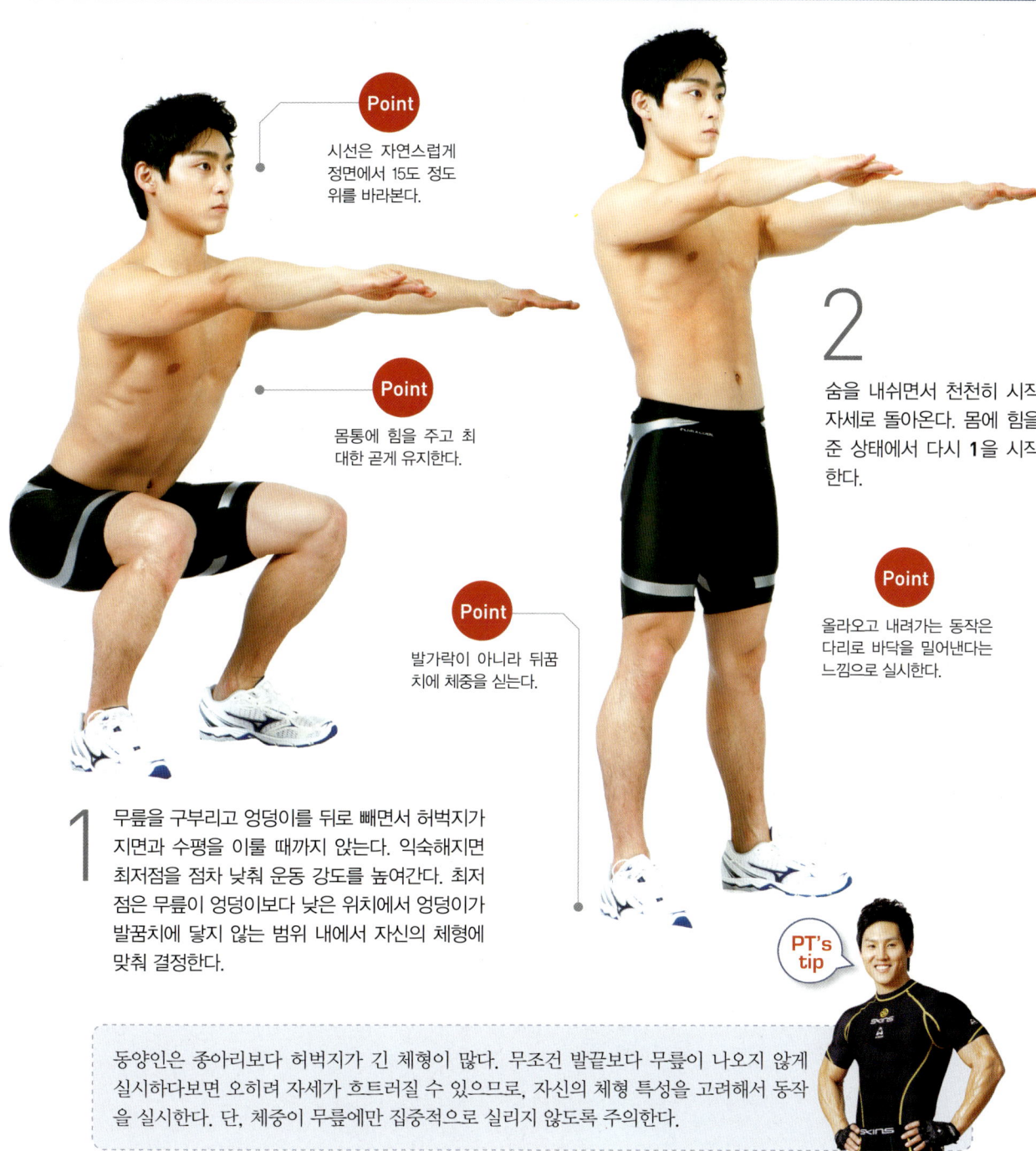

허리 펴고 무릎 굽혀 상체 내리기
루마니안 데드 리프트

전신

운동부위
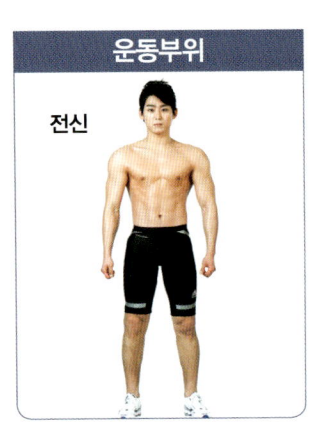
전신

+ 운동효과
향후 진행될 중량 운동을 위해 반드시 완성해야 할 기본 동작이다. 운동 초보의 경우, 근력이 약해 중량을 통제하기 어렵다. 이 동작을 통해 아래팔과 엉덩이, 허벅지 뒷부분, 허리를 강화하면 중량 운동에 필요한 거의 모든 자세를 완벽히 소화할 수 있다.

+ 시작자세
두 발을 어깨너비로 벌리고 어깨너비보다 약간 넓게 바벨을 잡는다.

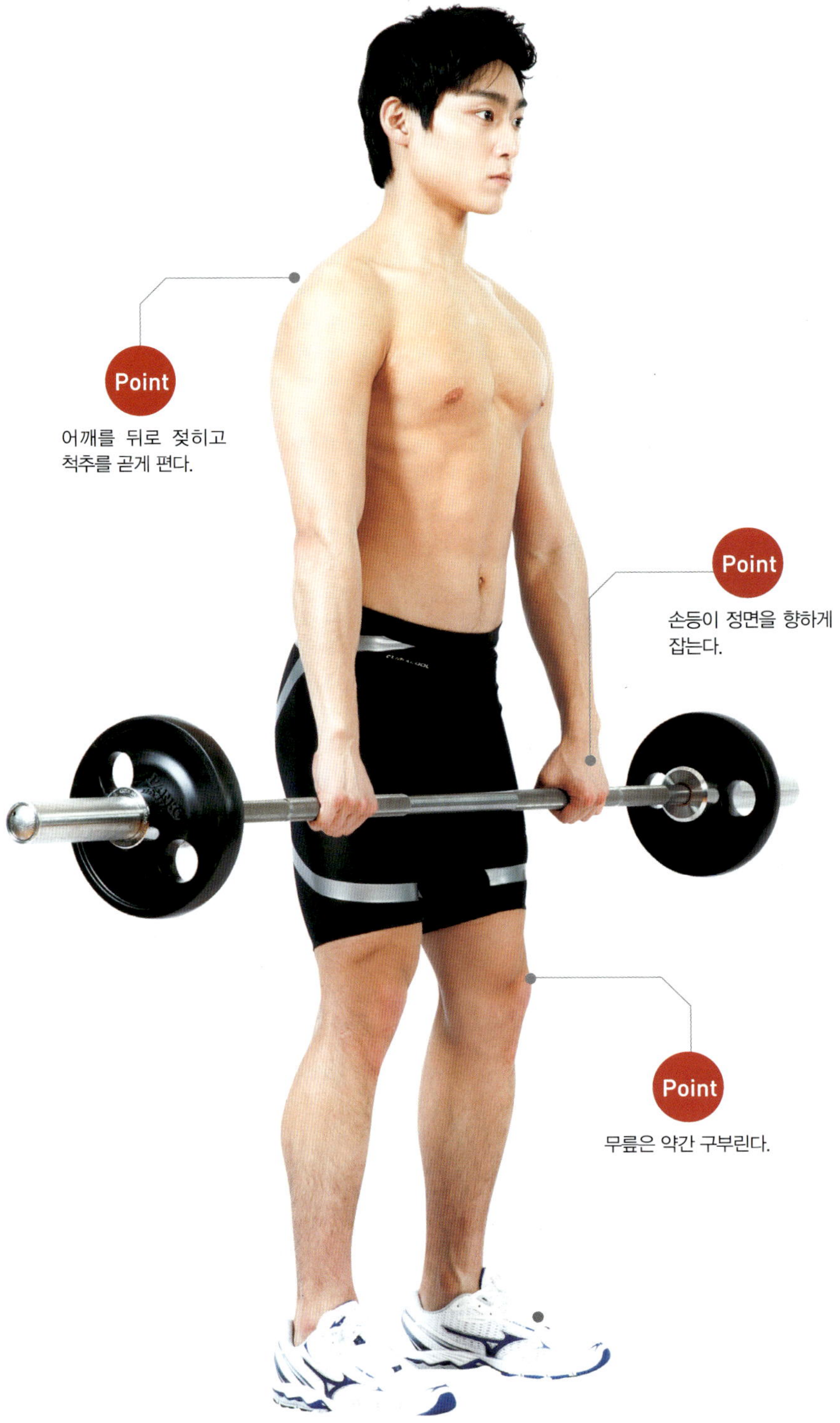

Point 어깨를 뒤로 젖히고 척추를 곧게 편다.

Point 손등이 정면을 향하게 잡는다.

Point 무릎은 약간 구부린다.

	1주	2주	3주	4주
감량	10회 10세트	15회 7세트	20회 7세트	20회 10세트
증량	10회 10세트	15회 7세트	10회 7세트 자기 체중의 30% 중량 사용	10회 7세트 자기 체중의 50% 중량 사용

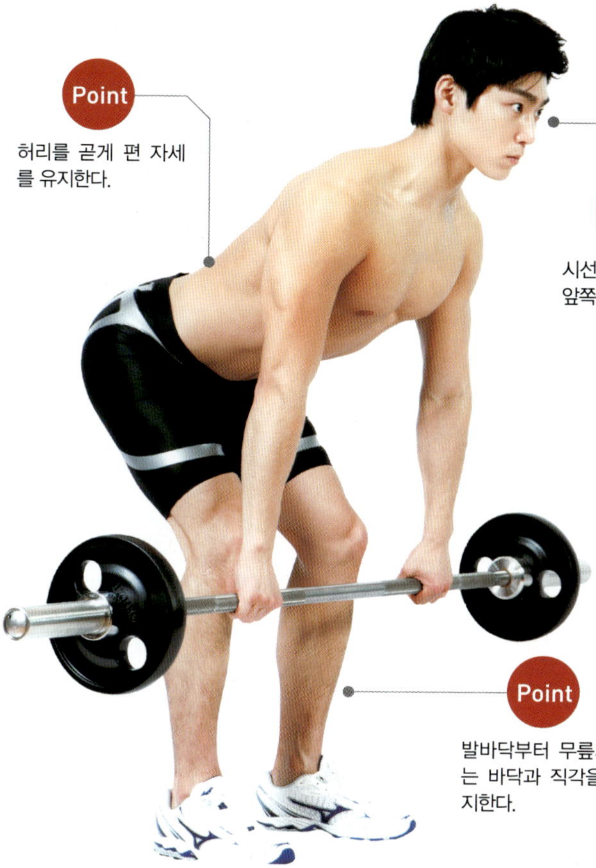

Point 허리를 곧게 편 자세를 유지한다.

Point 시선은 자연스럽게 앞쪽을 향한다.

Point 발바닥부터 무릎까지는 바닥과 직각을 유지한다.

1 무릎을 구부리면서 바벨이 무릎 아래 위치할 때까지 상체를 기울인다. 이때 엉덩이를 뒤로 밀어낸다는 느낌으로 자연스럽게 내려간다. 바벨의 무게에 끌려 내려가지 말고 허리, 골반, 대퇴이두근(슬와근)으로 중량을 통제한다.

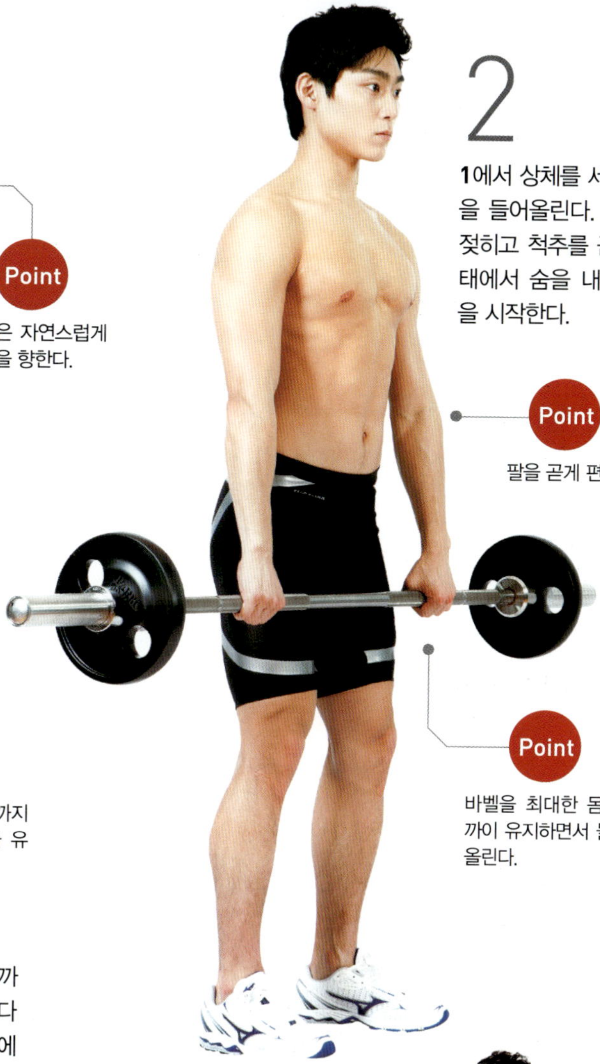

2 1에서 상체를 세우면서 바벨을 들어올린다. 어깨를 뒤로 젖히고 척추를 곧게 세운 상태에서 숨을 내쉬며 다시 1을 시작한다.

Point 팔을 곧게 편다.

Point 바벨을 최대한 몸 가까이 유지하면서 들어올린다.

PT's tip 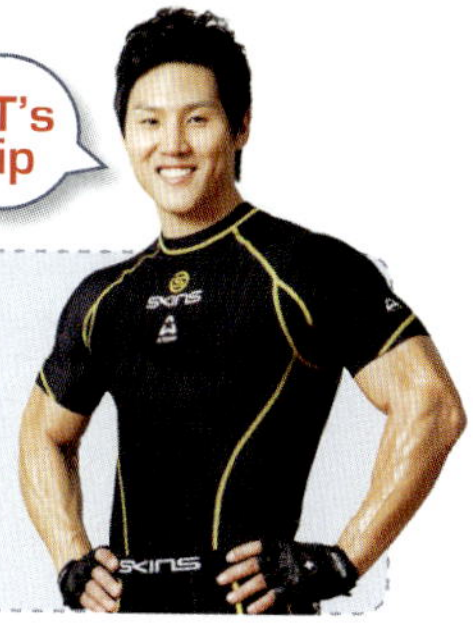
유연성이 떨어지는 사람은 허리 부상 위험이 있으므로 바벨을 무릎 정도까지만 내린다. 점차 익숙해지면 바벨을 정강이 중간까지 낮춰 운동 강도를 높인다. 안전하고 효과적인 동작을 취하려면 등을 반드시 곧게 펴야 한다. 초보자는 중량원판을 빼고 바벨만으로 정확한 자세를 먼저 연습한다.

상체

벤치에 누워 바벨 가슴 위로 내리기
바벨 벤치 프레스

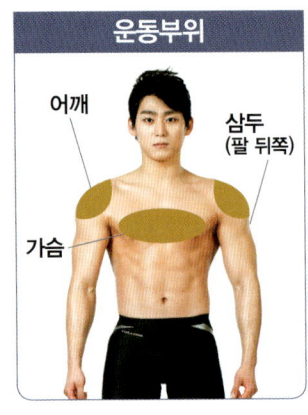
운동부위: 어깨, 가슴, 삼두(팔 뒤쪽)

+ 운동효과

가슴, 어깨, 삼두를 포함해 상체 전면을 자극하는 운동으로 기초 근력 향상을 위해 반드시 필요하다. 데드 리프트가 우리 몸의 근육 중 전반적으로 당기는 근육을 사용한다면, 벤치 프레스는 전반적으로 밀어내는 근육을 사용한다.

+ 시작자세

바벨을 어깨너비보다 약간 넓게 잡고 그 상태에서 팔을 완전히 편다.

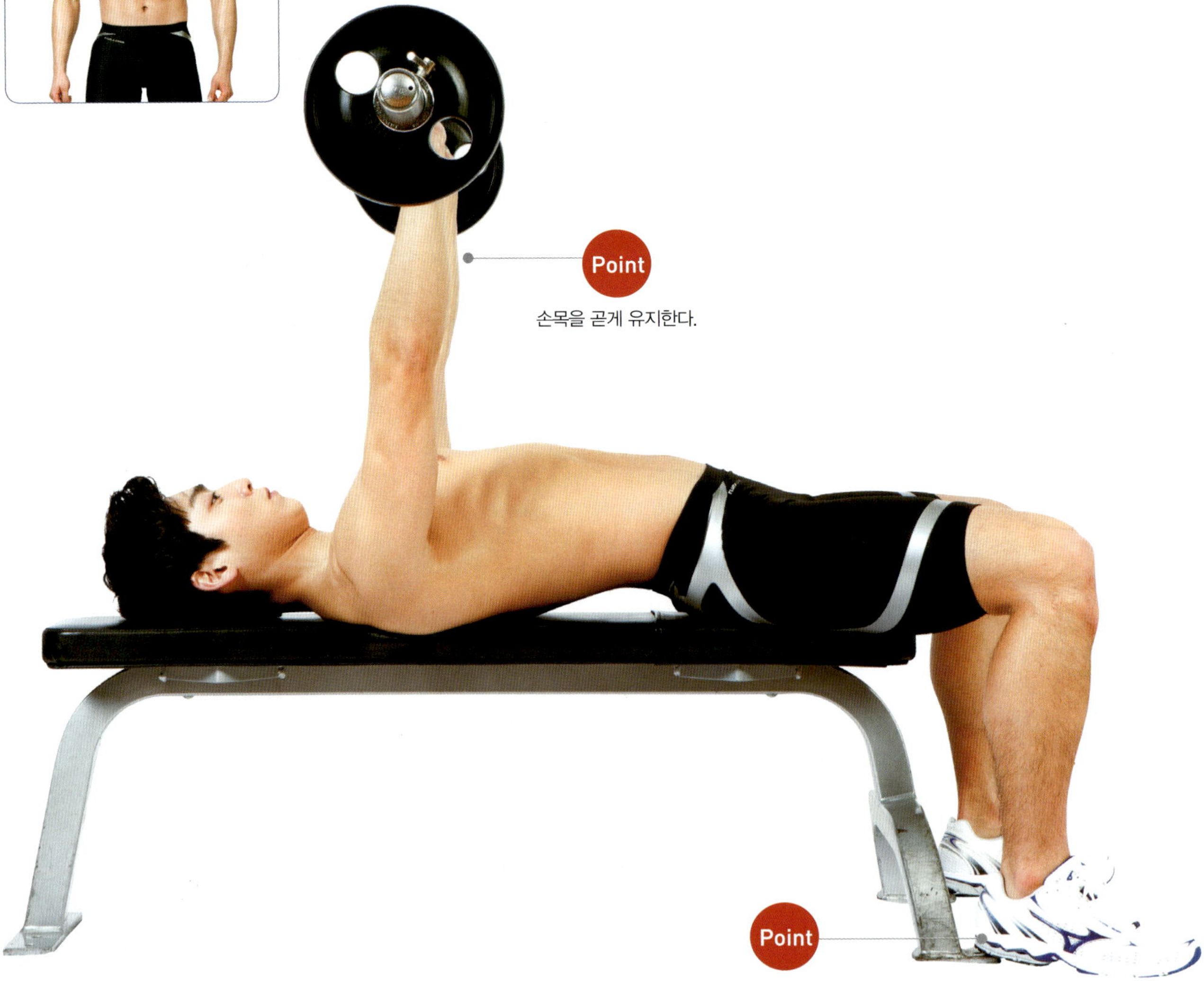

Point 손목을 곧게 유지한다.

Point 발바닥을 지면에 밀착시킨다.

감량	1주 10회 10세트	2주 15회 7세트	3주 20회 7세트	4주 20회 10세트
증량	1주 10회 10세트	2주 15회 7세트	3주 10회 7세트 자기 체중의 30% 중량 사용	4주 10회 7세트 자기 체중의 50% 중량 사용

1 바벨을 수직으로 가슴 1~2cm 위 높이까지 내린다. 최저점에 이르면 바로 **2**로 넘어간다.

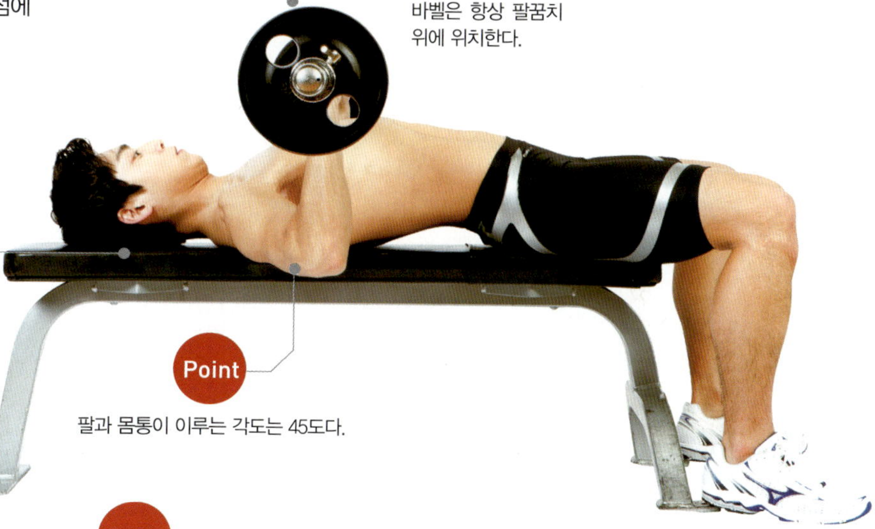

Point 바벨은 항상 팔꿈치 위에 위치한다.

Point 머리, 어깨, 등 상부, 엉덩이, 골반을 벤치에 밀착시킨다.

Point 팔과 몸통이 이루는 각도는 45도다.

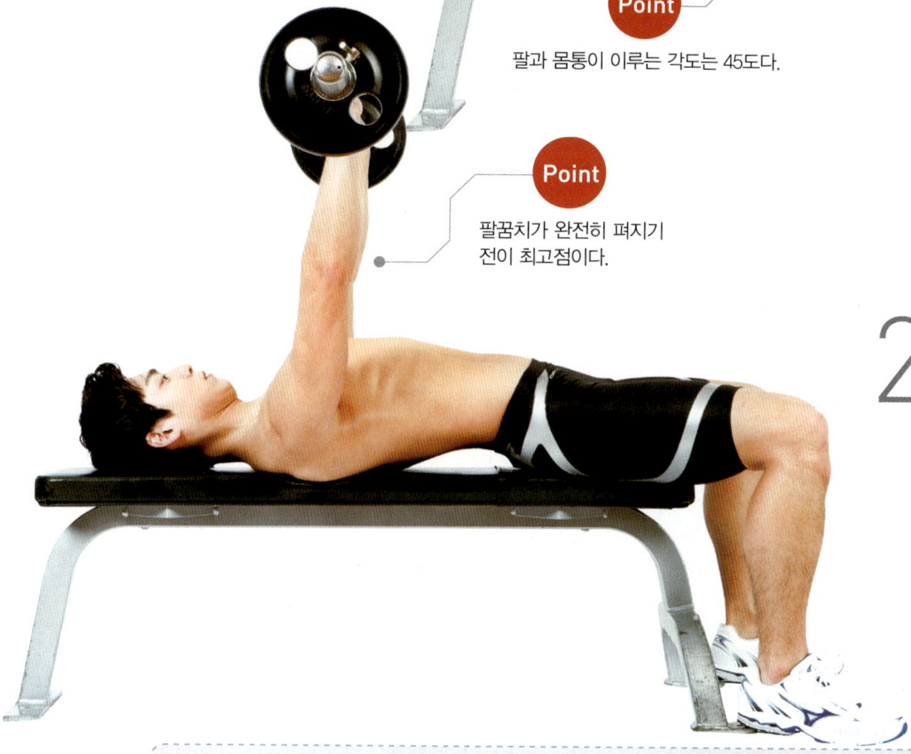

Point 팔꿈치가 완전히 펴지기 전이 최고점이다.

2 숨을 내쉬며 몸에서 바벨을 밀어낸다는 느낌으로 수직으로 들어올린다. 최고점에 이르면 바로 **1**을 시작한다.

PT's tip 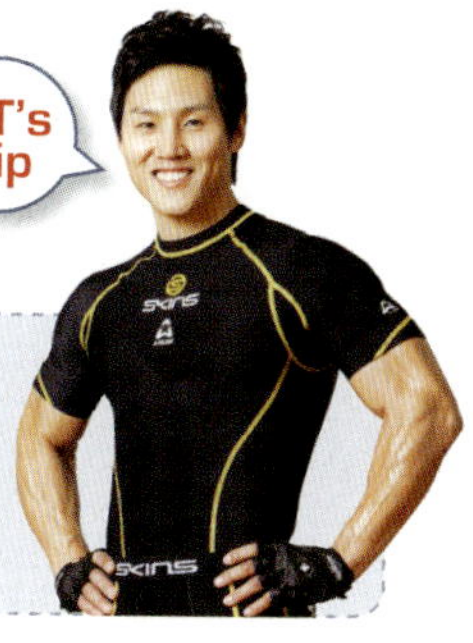
중량을 선택하기에 앞서 자신이 들어올릴 수 있는 무게인지 파악한다. 양손 간격을 조절하면 다양한 각도에서 가슴 근육에 자극을 줄 수 있다. 바를 가깝게 잡으면 가슴 안쪽과 삼두근, 길게 잡으면 가슴 바깥쪽을 더 집중적으로 자극할 수 있다.

HANDICAP RESET PROGRAM

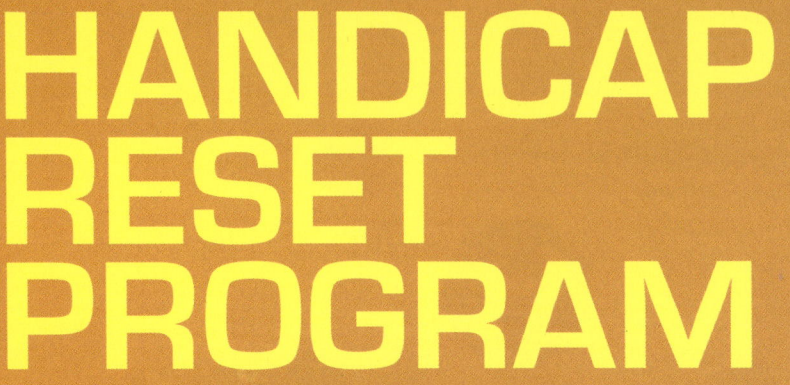

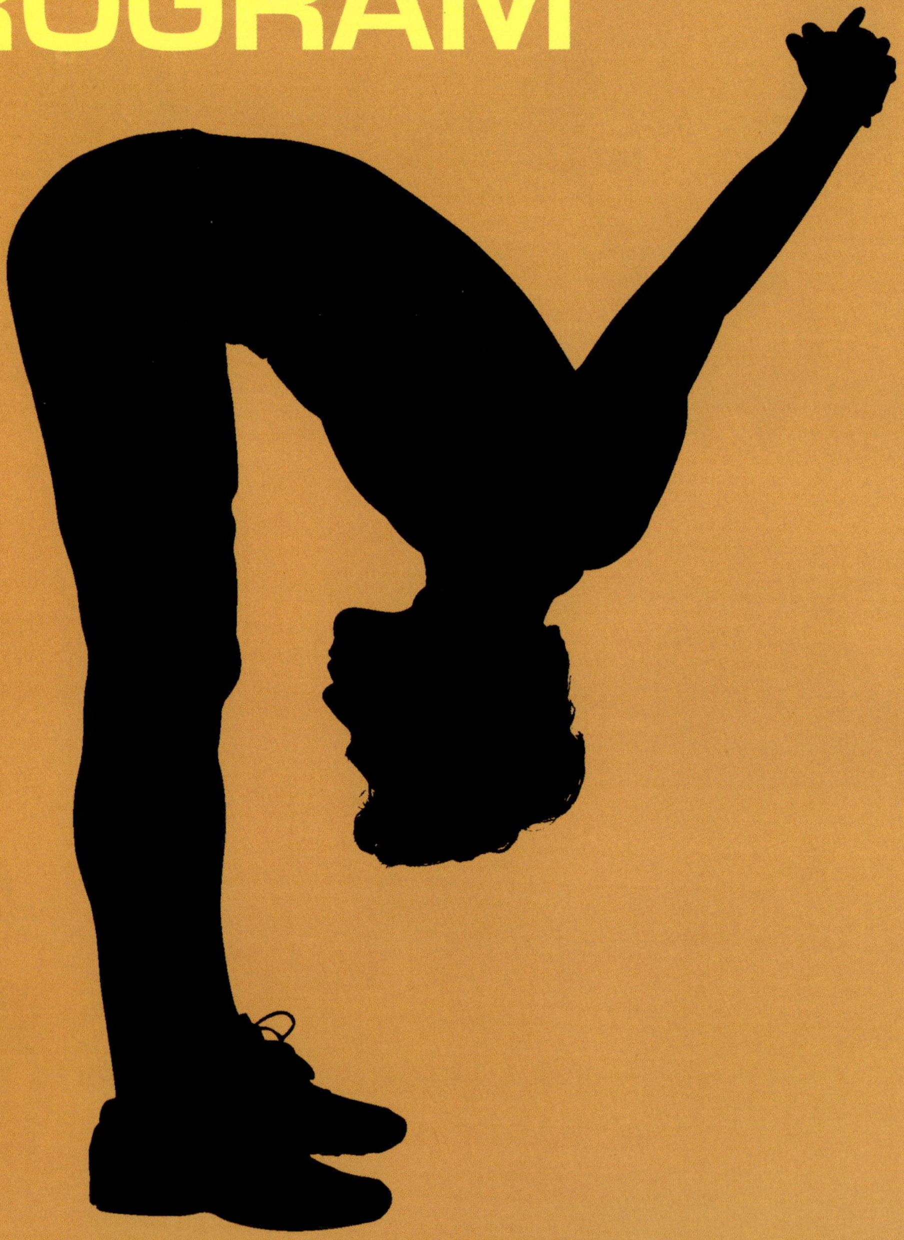

삐뚤어진 몸을 바로잡는
핸디캡 리셋 프로그램

뼈대가 똑발라야 구조적으로 균형 잡힌 몸을 만들 수 있다. 삐뚤어진 체형을 바로잡으려면 오랜 시간이 걸리므로 조급하게 생각하지 말고 매일 꾸준히 노력한다.

실행 수칙
1 매일 5회씩 2~3세트 실시한다.
2 숙달되면 강도와 횟수를 늘린다.
3 통증을 느낄 정도로 과도하게 실시하지 않는다.
4 동작 전에 호흡을 들이마시고 천천히 숨을 내쉬면서 동작을 실시한다.
5 증상이 심하면 보조자가 올리고 내리는 동작을 도와준다.

거북목

엎드려서 양팔 V자로 들어올리기
>> 5회씩 2~3세트

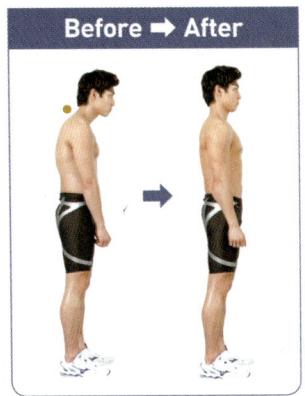

＋운동효과
경추와 흉추가 바르게 자리를 찾아가고 구부정한 몸이 펴지면서 키도 조금 커진다. 이와 함께 내부 장기 운동도 촉진되는 효과가 있다.

＋시작자세
바닥에 엎드려서 두 팔을 어깨너비 두 배로 벌린다. 수건을 말아 이마에 받친다.

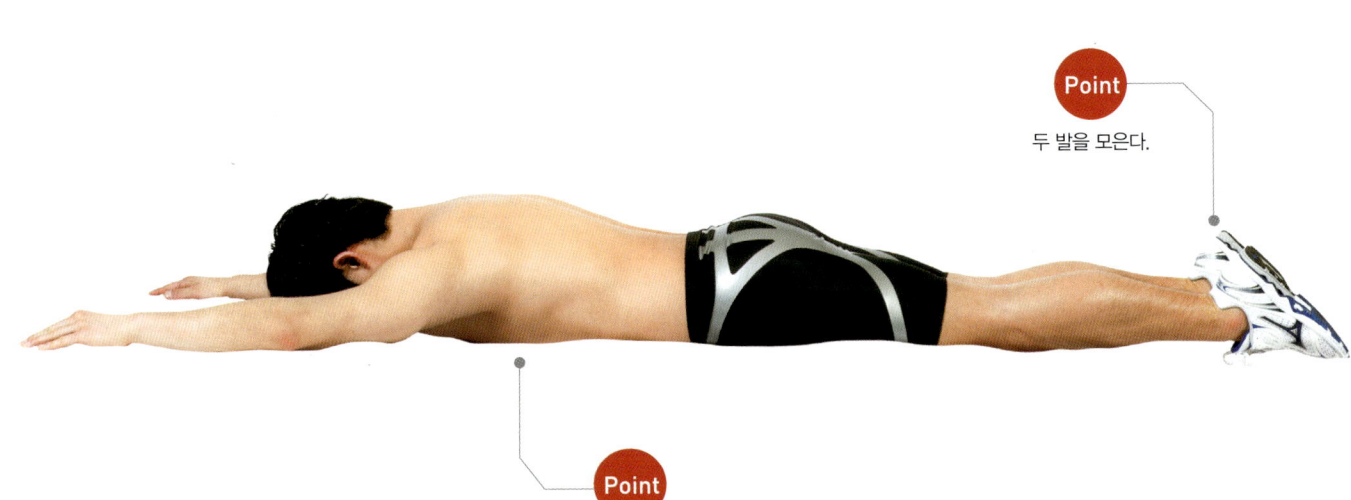

Point 두 발을 모은다.

Point 몸의 힘을 최대한 뺀다.

거북목 >> 컴퓨터 작업이나 게임을 오래 하는 사람에게 많이 나타나는 증상이다. 목이 앞으로 기울어져 있고 어깨는 앞으로 말려 있다. 자세가 항상 구부정하므로 자신감이 부족하고 의욕 없는 사람으로 비치기 쉽다. 경추와 척추 질환에 걸리기 쉽고 어깨와 가슴 통증까지 생길 수 있으므로 반드시 고쳐야 할 증상이다.

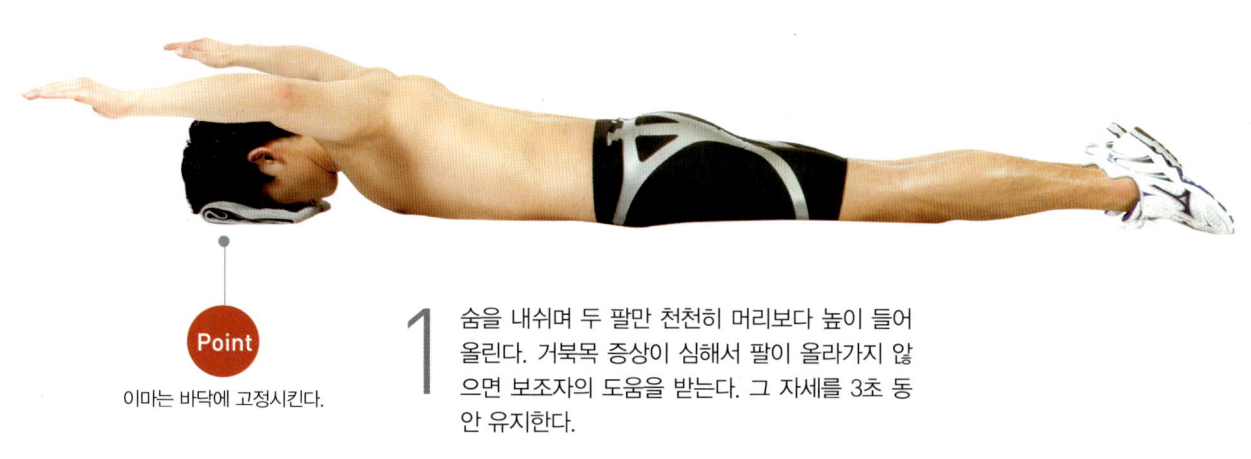

Point 이마는 바닥에 고정시킨다.

1 숨을 내쉬며 두 팔만 천천히 머리보다 높이 들어 올린다. 거북목 증상이 심해서 팔이 올라가지 않으면 보조자의 도움을 받는다. 그 자세를 3초 동안 유지한다.

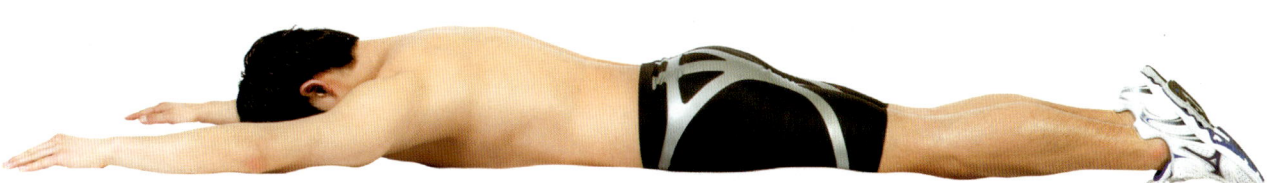

2 숨을 들이마시면서 천천히 시작자세로 돌아간다. 이 동작을 멈추지 않고 연결해서 다시 **1**을 시작한다.

어좁이

테라밴드 대각선으로 당겨 올리기
>> 5회씩 2~3세트

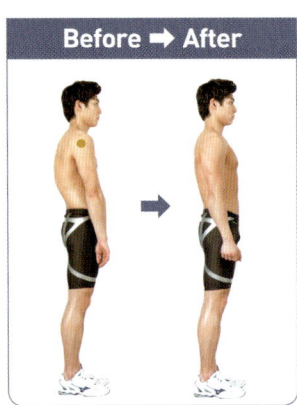
Before ➡ After

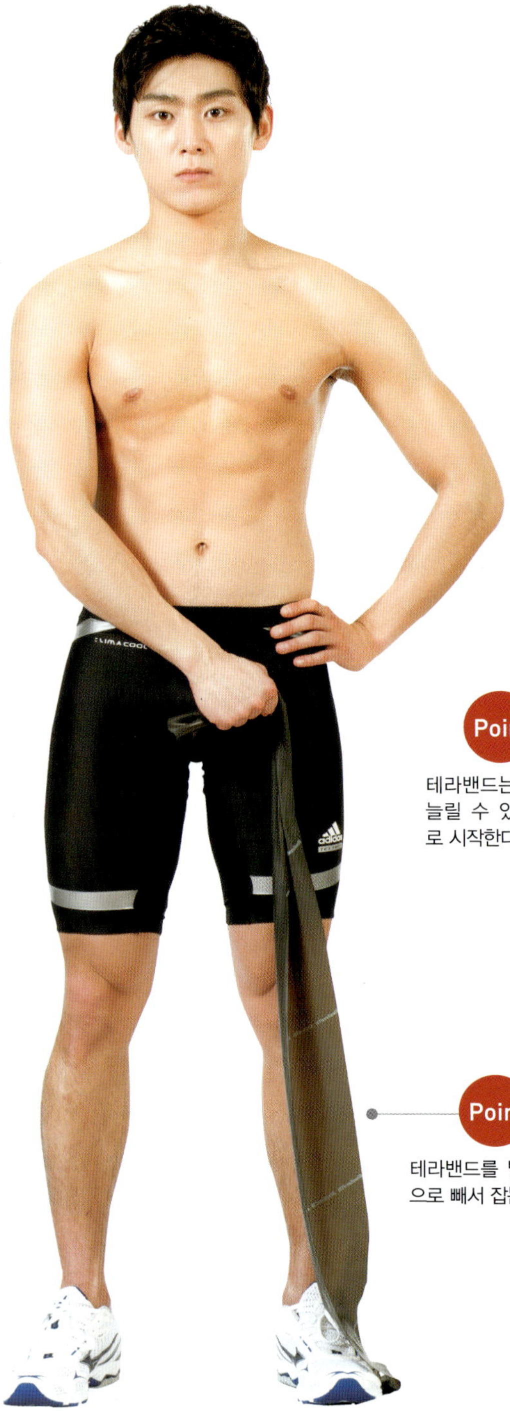

✚ 운동효과
가슴 속 근육이 수축되면 어깨가 말려들어 어좁이가 되는데, 이 동작을 실시하면 수축된 근육을 이완시켜 가슴과 어깨가 넓어진다. 자신감이 넘쳐 보이는 인상으로 바뀐다.

✚ 시작자세
두 발을 어깨너비로 벌리고 한쪽 다리에 테라밴드를 고정한다. 반대 손으로 고정한 테라밴드 끝을 잡는다.

Point
테라밴드는 편하게 늘릴 수 있는 강도로 시작한다.

Point
테라밴드를 발 바깥쪽으로 빼서 잡는다.

어좁이 〉〉 어깨가 아래로 처져 있고 앞으로 말려 있어 전체적으로 체격이 왜소해 보인다. 여러 가지 원인이 있지만 거북목과 비슷한 생활습관이 이유인 것으로 알려져 있다. 어깨가 좁기 때문에 항상 위축되어 보이고 소심해 보일 뿐만 아니라 목과 어깨, 팔 부위에 통증이 유발될 수 있어 문제가 된다.

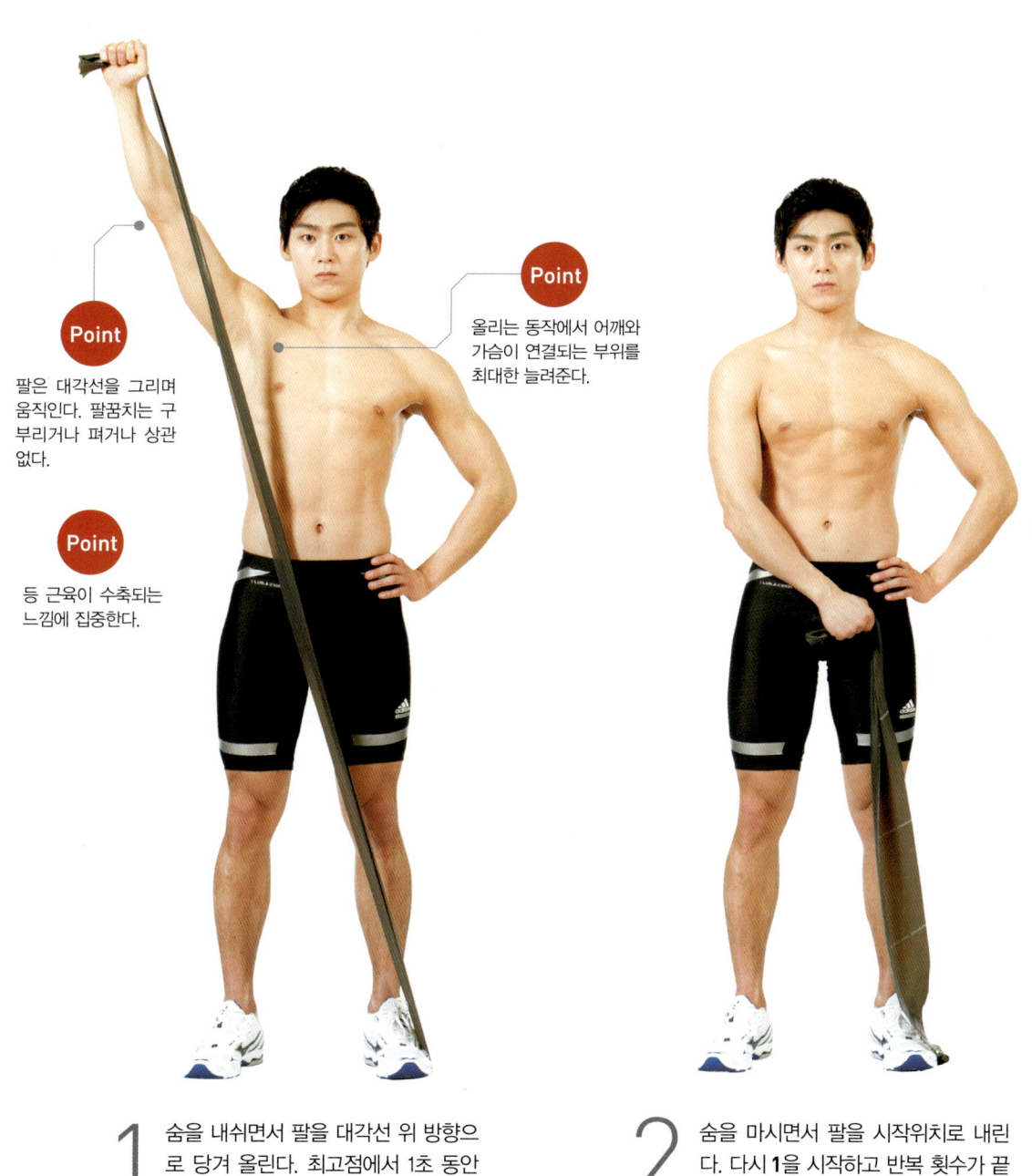

Point 팔은 대각선을 그리며 움직인다. 팔꿈치는 구부리거나 펴거나 상관없다.

Point 등 근육이 수축되는 느낌에 집중한다.

Point 올리는 동작에서 어깨와 가슴이 연결되는 부위를 최대한 늘려준다.

1 숨을 내쉬면서 팔을 대각선 위 방향으로 당겨 올린다. 최고점에서 1초 동안 정지한다.

2 숨을 마시면서 팔을 시작위치로 내린다. 다시 1을 시작하고 반복 횟수가 끝나면 반대쪽을 실시한다.

날개뼈 | 측면으로 누워 뒤꿈치 터치하기
>> 5회씩 2~3세트

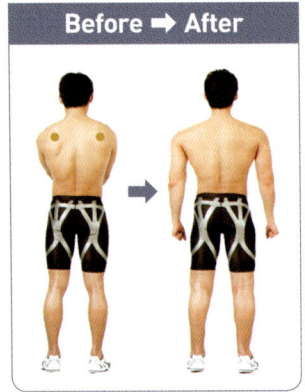

＋운동효과
견갑골의 안쪽 가장자리에 붙어 있는 전거근이 이완되면 날개뼈가 튀어나오므로, 전거근을 수축시켜 견갑골을 잡아주는 동작을 실시한다. 등 근육 강화 운동도 함께 해주면 효과를 배가할 수 있다.

＋시작자세
몸의 측면을 대고 바닥에 누워 한쪽 팔을 몸통과 수직이 되도록 앞으로 뻗는다. 반대쪽 팔은 위로 뻗는다.

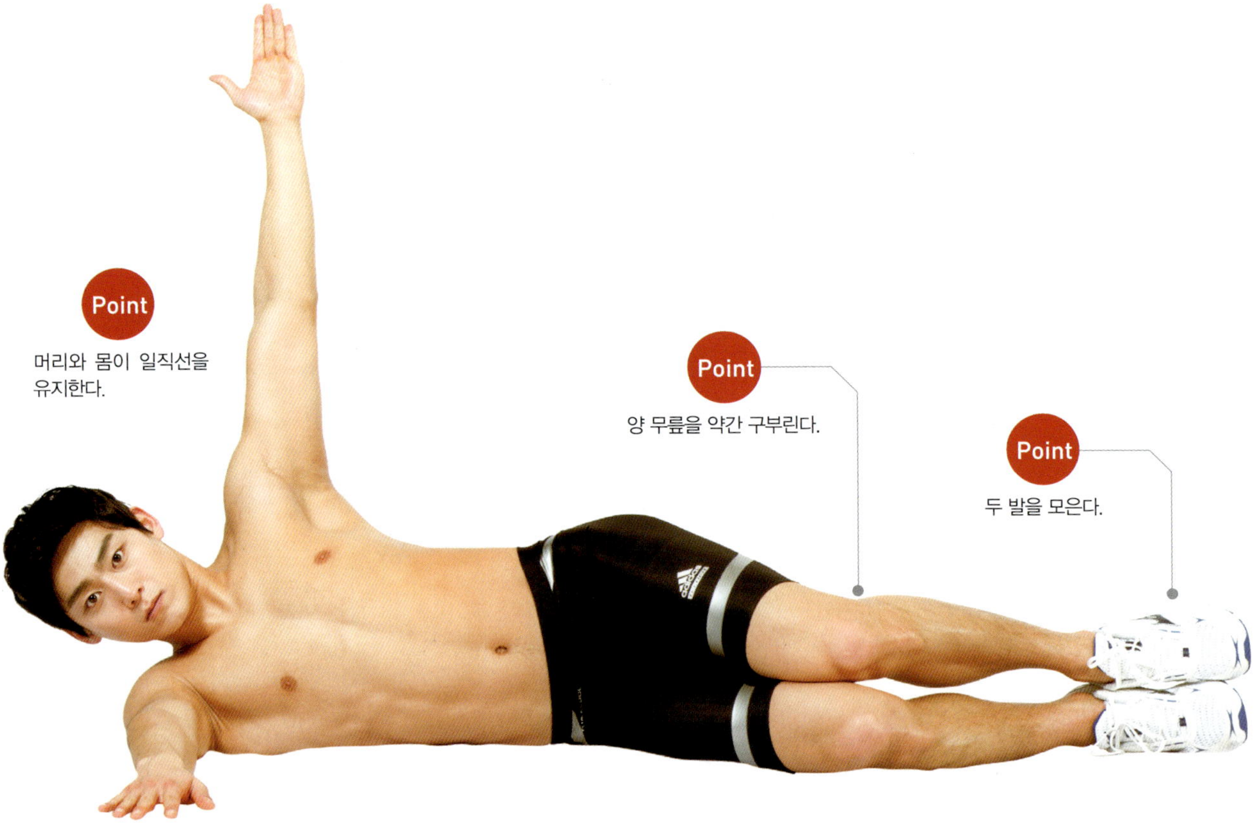

Point 머리와 몸이 일직선을 유지한다.

Point 양 무릎을 약간 구부린다.

Point 두 발을 모은다.

튀어나온 날개뼈 〉〉 뒷모습을 보면 견갑골, 일명 날개뼈가 튀어나와 있다. 육안으로도 식별 가능하지만 등 부위를 만져보면 유독 양쪽에 날개가 있는 것처럼 톡 튀어나와 있는 뼈를 느낄 수 있다. 옷을 입었을 때 뒷모습이 매끄럽지 않아 보기 흉할 뿐 아니라 등과 목 부위에 근육통을 유발할 수 있으므로 교정이 필요하다.

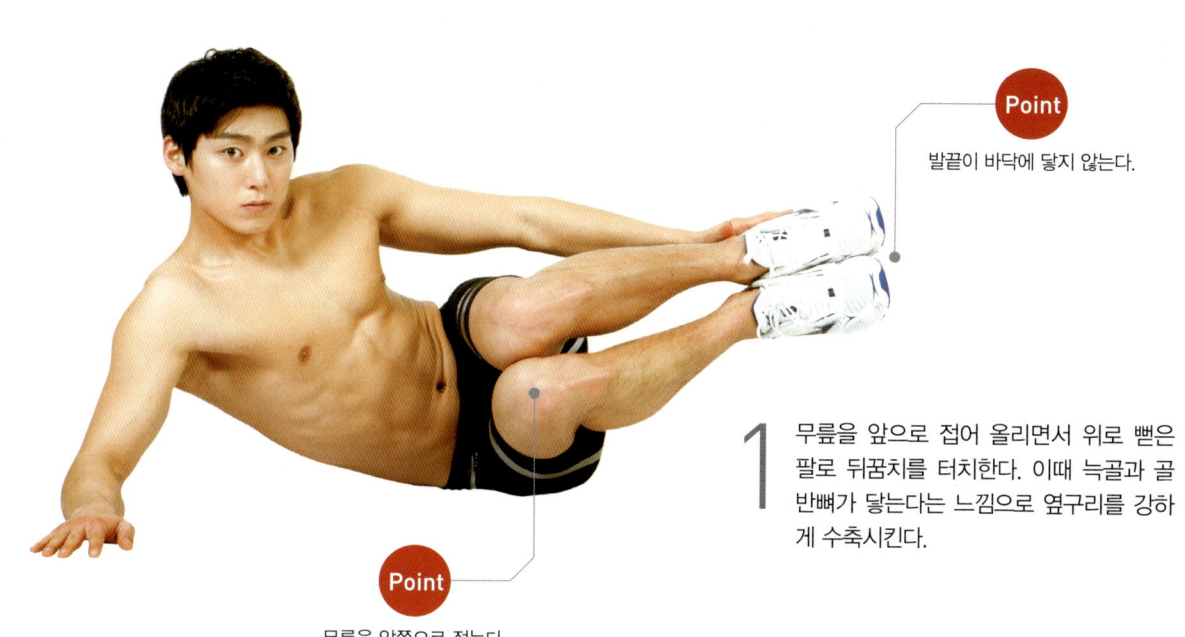

Point 발끝이 바닥에 닿지 않는다.

Point 무릎을 앞쪽으로 접는다.

1 무릎을 앞으로 접어 올리면서 위로 뻗은 팔로 뒤꿈치를 터치한다. 이때 늑골과 골반뼈가 닿는다는 느낌으로 옆구리를 강하게 수축시킨다.

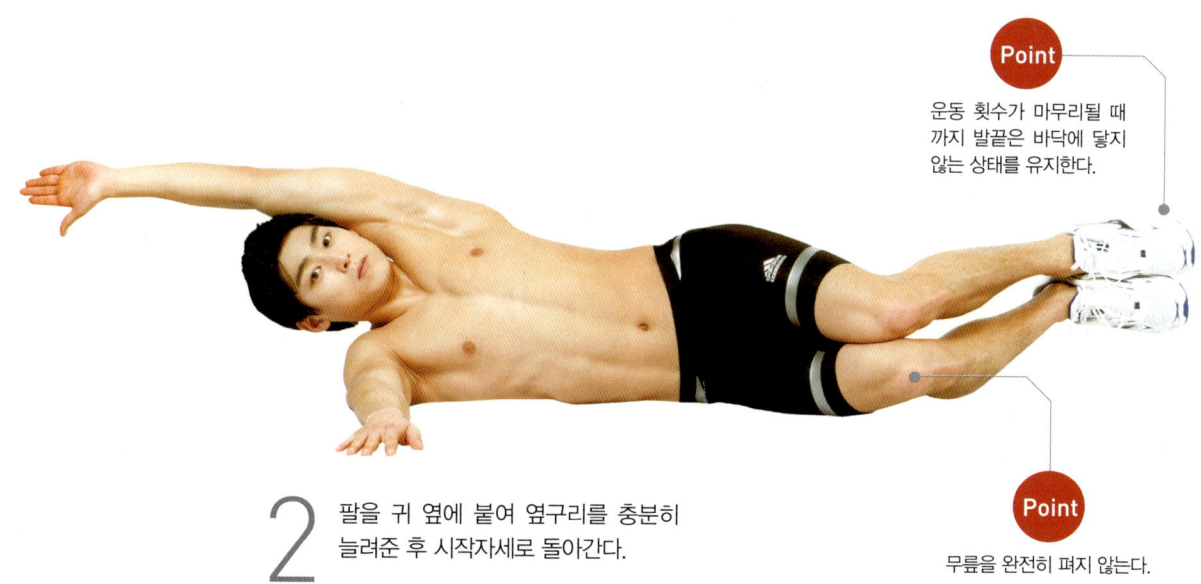

Point 운동 횟수가 마무리될 때까지 발끝은 바닥에 닿지 않는 상태를 유지한다.

Point 무릎을 완전히 펴지 않는다.

2 팔을 귀 옆에 붙여 옆구리를 충분히 늘려준 후 시작자세로 돌아간다.

짝궁뎅이

엎드려서 한쪽 다리 들어올리기
>> 5회씩 2~3세트

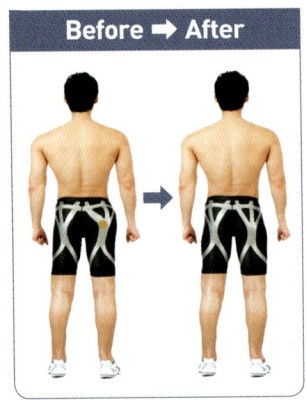

＋운동효과
잘못된 자세나 습관 때문에 한쪽 둔근이 다른 쪽보다 더 이완되면 탄력이 없고 늘어져서 커 보인다. 잘못된 습관을 고치려고 노력하면서 이완된 둔근에 자극을 주는 운동을 실시하면 양쪽 엉덩이의 균형을 맞출 수 있다.

＋시작자세
바닥에 엎드리고 두 발은 주먹 하나 사이로 벌린다. 두 손을 모으고 손등 위에 이마를 고정한다.

Point
동작 중 고개를 옆으로 돌리지 않는다.

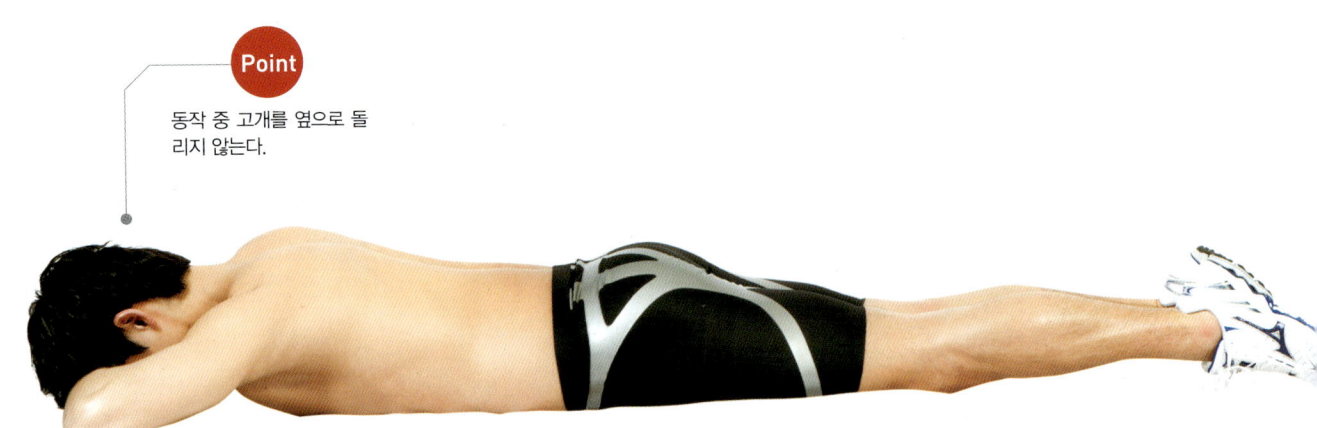

짝궁뎅이 >> 말 그대로 양쪽 엉덩이가 비대칭한 경우로, 바지를 입었을 때는 별 문제가 없는데 트레이닝 팬츠만 입으면 중심선이 한쪽으로 돌아간다. 선천적인 이유도 있지만 평소 다리를 꼬고 앉거나 짝다리를 짚는 등 한쪽 다리를 더 많이 사용하는 습관이 있으면 양쪽 엉덩이가 비대칭이 될 수 있다. 옷맵시도 문제지만 골반 통증도 생길 수 있다.

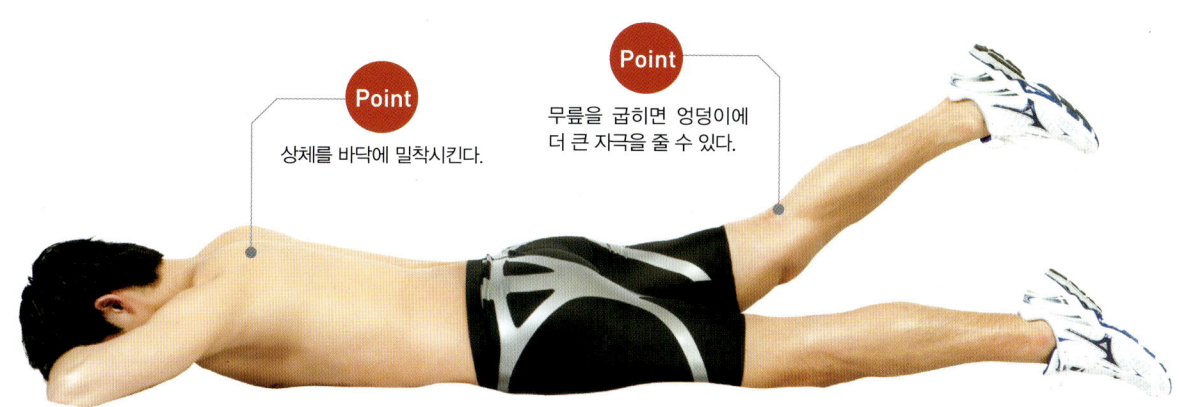

Point 상체를 바닥에 밀착시킨다.

Point 무릎을 굽히면 엉덩이에 더 큰 자극을 줄 수 있다.

1 숨을 내쉬면서 처진 엉덩이쪽 다리를 천천히 가능한 높이 올린다. 다리를 과도하게 올리면 허리 통증을 유발할 수 있으므로 주의한다. 최고점에서 1초 동안 멈춘 후 **2**로 넘어간다.

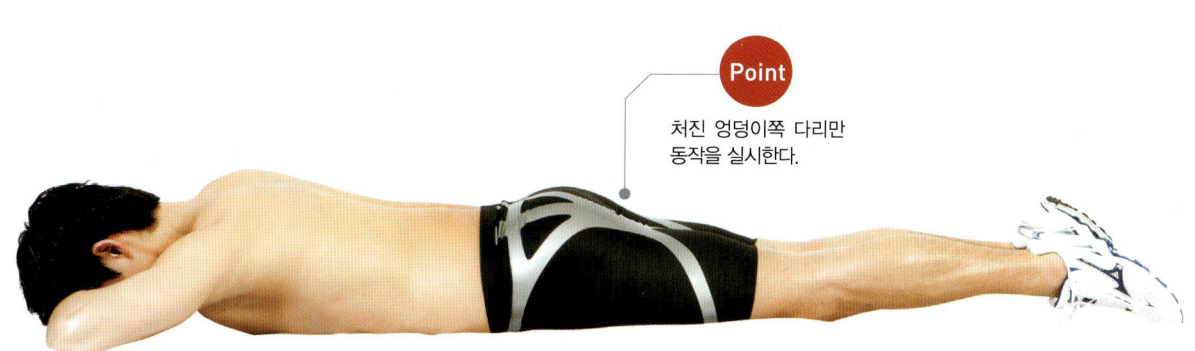

Point 처진 엉덩이쪽 다리만 동작을 실시한다.

2 숨을 마시면서 다리를 천천히 바닥까지 내린다. 바로 **1**을 시작한다.

스타 트레이너의 리얼 스토리 01
나에게는 멋진 몸을 유지하는 생활습관이 있다

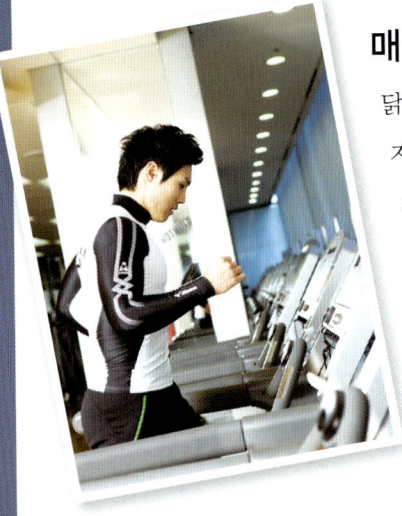

매일 닭가슴살 셰이크 1리터를 마신다

닭가슴살은 근육 성장을 위한 최고의 단백질 식품으로 꼽히지만 양념도 하지 않은 퍽퍽한 닭가슴살을 매일 먹는 것은 곤욕스러운 일이다. 나 역시 닭가슴살을 먹는 게 여간 힘든 일이 아니었다. 단백질 보충제로 대체해봤지만 자연식품의 영양과 흡수율을 따라올 수는 없었다. 그래서 맛있게 먹을 수 있는 다양한 닭가슴살 요리를 만들기 시작했다. 그중에서 으뜸인 것이 바로 내가 개발한 닭가슴살 셰이크다. 삶은 닭가슴살 300g, 바나나 2개, 꿀 2큰술, 검은콩 미숫가루 1큰술, 우유 1리터를 믹서에 함께 갈면 간단하게 완성된다. 나는 매일 이렇게 만든 닭가슴살 셰이크를 페트병에 담아 출근한다. 그리고 일하는 중간 출출할 때, 혹은 바빠서 식사를 제때 하지 못할 때, 한 컵씩 따라 마신다. 1일 권장 단백질량을 섭취할 수 있고, 폭식도 예방할 수 있어 일석이조의 효과가 있다. 단백질 섭취를 위해 닭가슴살을 먹고 싶지만 도저히 입맛에 맞지 않는다는 사람에게 적극 추천한다. _ 김지훈 트레이너

규칙적인 생활로 절제력을 기른다

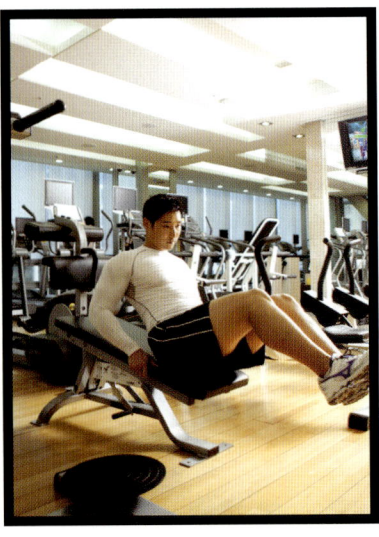

'건강을 위해서 규칙적인 생활을 하라.' 하도 들어서 전혀 새롭지 않은 말이다. 그러나 이것은 그만큼 중요하다는 뜻이기도 하다. 남자들은 이 격언의 진가를 군대에서 직접 경험한다. 체력이 약하거나 체중에 문제가 있는 사람이 군대에 가면 건강해지고 정상 체중을 찾는 경우가 흔하다. 바로 규칙적인 생활 때문이다. 규칙적인 취침시간, 규칙적인 기상시간, 규칙적인 식사시간, 규칙적인 운동시간… 말 그대로 정해진 시간표대로 자신의 생활을 통제하는 것, 멋진 몸을 유지하기 위해서는 반드시 필요하다. 실제로 회원

들을 지도하다보면, 규칙적인 생활을 하는 사람이 불규칙적인 생활을 하는 사람보다 2~3배 정도 빨리 몸을 만든다. 물론, 쉽지 않은 일이다. 나도 하루 10시간씩 수업이 있는 날에는 정해진 시간에 식사와 운동을 하는 것이 거의 불가능하다. 그래도 최대한 식사 간격을 일정하게 유지하려고 노력하고, 미리 알람을 맞춰두어 바쁜 일과 속에서도 정해진 시간표에 맞춰 생활한다. 그리고 일단 습관을 들이면 먼저 몸이 그 시간에 그 행동을 하게 된다. 마치 몽유병처럼! 멋진 몸을 만들고 유지하기 위해서는 자신의 생활을 절제하고 통제할 수 있어야 한다. 그런 의미에서 자신과의 시간 약속을 지키는 것, 역으로 절제력과 통제력을 기를 수 있는 방법이기도 하다. _ K 트레이너

폭주하는 식욕을 다스린다

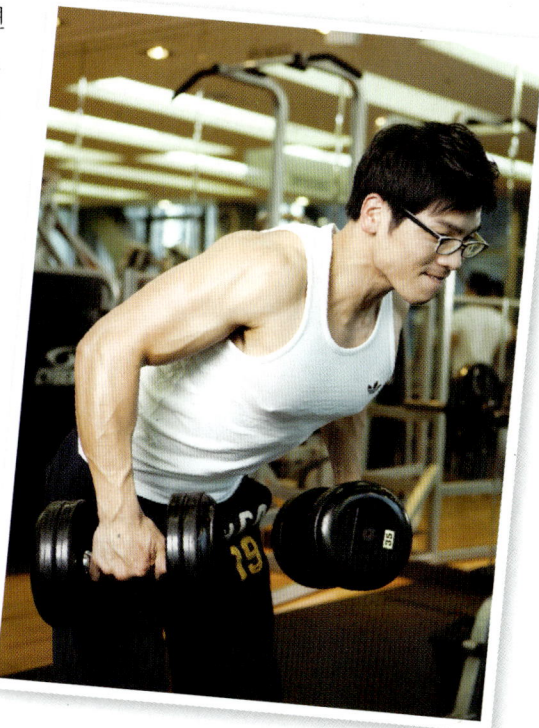

워낙에 먹성이 좋고 식탐이 있어 마음 놓고 먹다보면 어마어마한 양을 먹어 치우게 된다. 그래서 음식 종류는 가리지 않고 먹고 싶은 대로 먹는 편이지만 양 조절에는 항상 신경 쓴다. 음식을 앞에 두고 앉으면 항상 머릿속에 '맛만 보면 되는 거야.'라는 생각을 할 정도다. 심하게 허기가 질 때 식사를 하면 폭식을 하게 되므로 견과류를 반 줌 정도 먹고, 15~20분 후에 식사를 한다. 견과류의 지방과 섬유질이 포만감을 주어 식사량을 조절하기 쉬워진다.

술을 자주 마시는 편은 아니지만 한 번 마시면 꽤 많은 양의 술을 먹는다. 그럴 때는 안주는 거의 먹지 않고 물을 많이 마신다. 빈속에 술과 물만 먹으면 속 버리지 않냐고 묻는 사람이 많은데 경험상 술만 마시면 안주와 함께 마실 때보

다 술도 적게 마시고, 자극적인 안주를 먹지 않아서 다음 날 속이 오히려 더 편하다. 물론 물을 충분히 섭취하기 때문에 그만큼 알코올이 빨리 희석되어 숙취도 적다. 술보다 술과 함께 먹는 자극적이고 열량 높은 안주가 몸에 더 해롭게 한다는 것을 알아야 한다. _ 김수창 트레이너

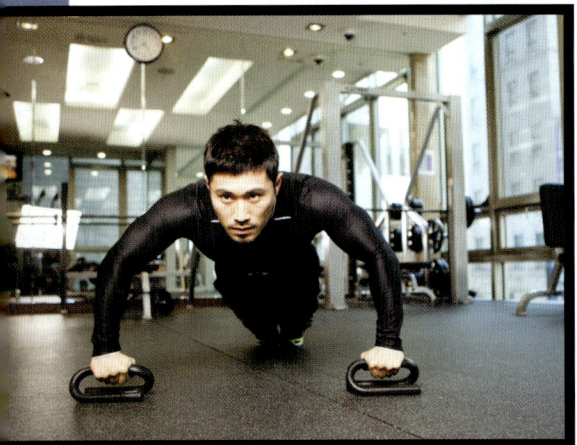

다른 사람의 담배 연기도 맡지 않는다

담배를 피우면서도 근육을 만들고 유지하는 사람들이 주변에 분명 있다. 그러나 나는 근육에 1%의 영향이라도 미친다면 그것을 하지 않도록, 혹은 그것을 하도록 노력해야 한다고 생각하는 사람이다. 그래서 사람들에게 멋진 근육을 갖고 싶다면 금연을 하라고 조언한다. 흡연을 하면 운동 시 최대 산소섭취량이 감소하기 때문에 운동효과도 감소되고 근육통도 상대적으로 심해진다. 또한 니코틴의 영향으로 근손실도 많아지고 근합성 효과도 크게 저해된다. 금연을 해야 하는 이유는 흡연이 근육의 성장과 유지를 방해하기 때문이기도 하지만 운동 초보자에게 절제력과 통제력을 길러주기 때문이다. 멋진 몸을 만들기 위해 가장 노력해야 할 것은 근력 향상이 아니라, 무절제했던 자신을 다잡는 것이다. 그래도 꼭 피우고 싶다면 평소 물을 많이 마셔서 수용성인 니코틴을 최대한 배출한다. 특히 운동 중, 운동 직후에는 담배를 피워서는 안 된다. 이때 피우는 담배 한 개비는 5~6개비의 효과를 몸에 가져온다. 혹시 누가 옆에서 담배를 핀다면 연기도 맡지 말고 자리를 피하는 것이 상책이다. _ 이시진 트레이너

★ 매일 세 가지 식습관을 지킨다

첫 번째는 저염식 식습관이다. 소금은 근육으로 가는 수분을 빼앗아 근육발달을 저하하므로 불필요한 염분 섭취를 줄여야 한다. 저염식 식습관을 몸에 배게 하기 위해서는 음식 고유의 맛과 향을 충분히 느끼는 것이 중요하다. 회를 먹을 때 보통 초장이나 간장 맛으로 먹는데 생선 고유의 식감과 향을 찾도록 노력해보는 것도 방법이다. 양념맛이 아닌 식품 본연의 맛을 느끼는 데 집중하다보면 저염식의 매력을 알게 될 것이다. 두 번째는 충분한 수분 섭취다. 나는 무슨 일이 있어도 항상 가방 안에 물이 가득 채워진 물병을 가지고 다닌다. 근육은 70%가 수분이기 때문에 근육을 유지하려면 충분한 수분 섭취가 필수다. 물을 많이 마시면 신진대사율도 높아지고 혈액 순환도 잘 되어 몸매 유지에 도움이 된다. 세 번째는 충분한 단백질 섭취다. 단백질은 근육을 만드는 재료가 되기 때문에 다른 어떤 영양소보다 중요하다. 나는 매일 500g의 닭가슴살을 챙겨 먹는다. 요즘은 간편한 훈제 닭가슴살 제품을 시중에서 쉽게 구할 수 있어, 예전 같은 번거로움도 없다.

_ 알버트진 트레이너

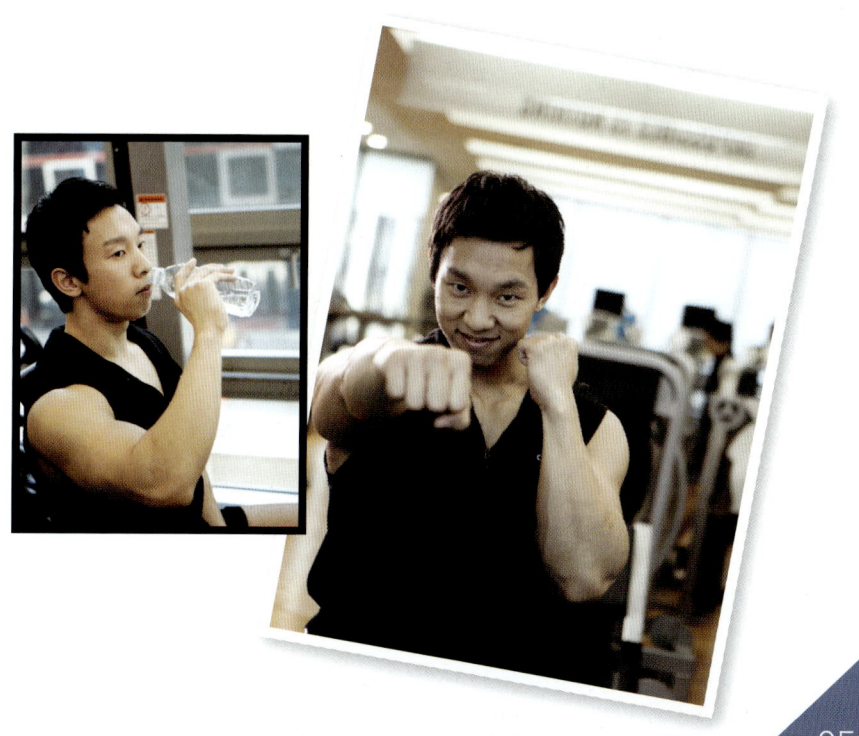

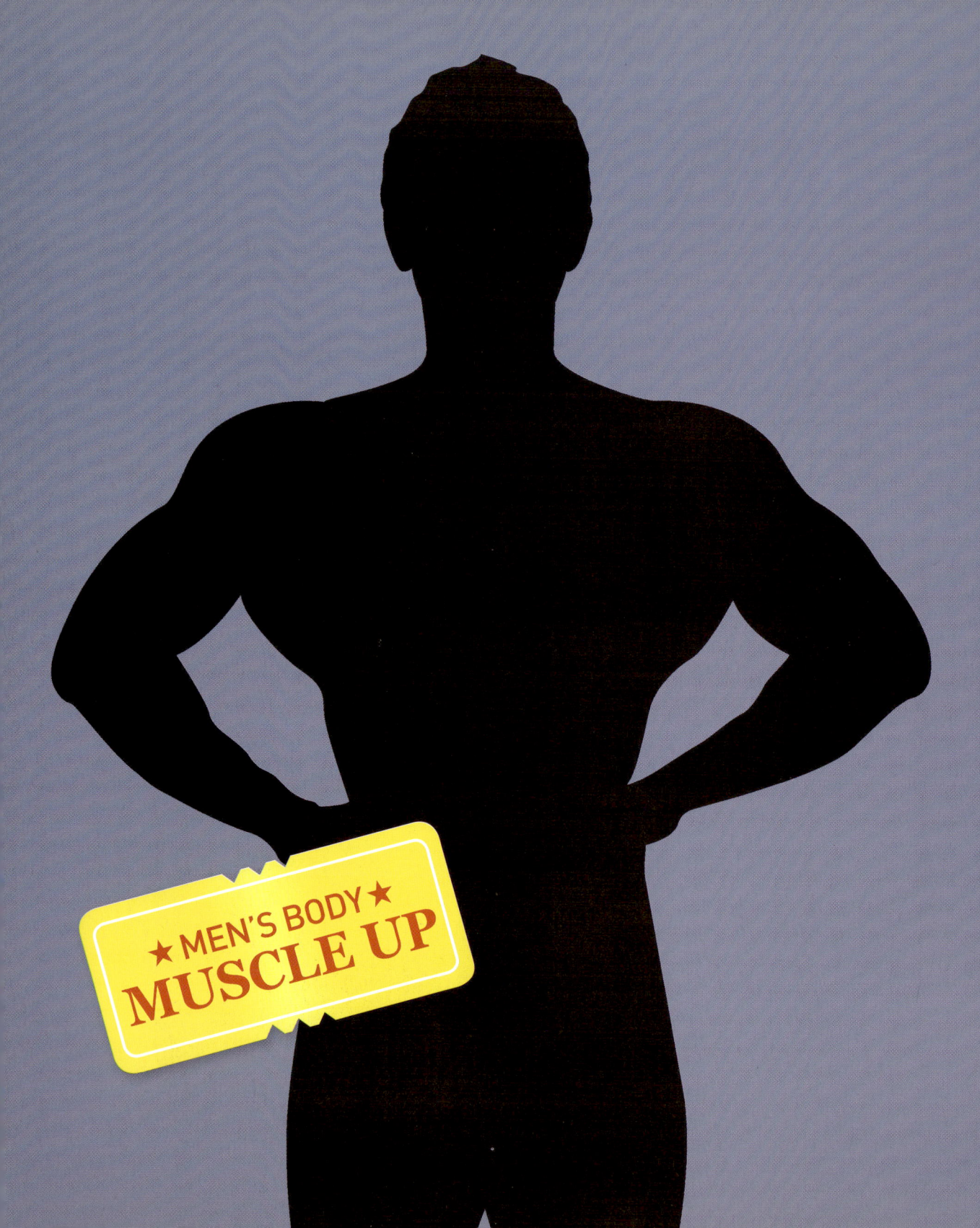

PART 2

2개월째, 부위별 집중 운동으로 근육을 키워라

지난 1개월 동안의 리셋 운동으로 전신의 근육이 깨어났다면 본격적으로 근육의 크기를 키워야 한다.
이제부터는 전신을 큰 근육 무리로 나누어 부위별 운동을 실시한다.
목표 부위에만 자극을 집중해 근육을 확실하게 발달시킬 수 있다.

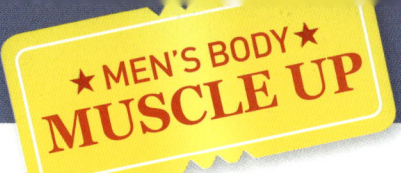

근육 키우고 모양 잡는 부위별 집중 운동

➡ 이제부터 본격적인 근육 만들기다

지난 1개월 동안 기본적인 체력과 유연성을 키웠으며 잠자고 있던 근신경과 근섬유를 깨워 놓았다. 이제부터는 본격적인 근육 만들기에 돌입한다. 리셋 프로그램 동안에는 전신을 하루 동안 모두 훈련한 반면 이제부터는 하루에 2~3부위만 집중적으로 훈련한다. 이렇게 부위를 정해서 따로 훈련하면 목표 부위에만 자극을 집중할 수 있어 근육 발달에 매우 효과적이다. 리셋 기간에는 하루에 세 개의 동작만 실시했지만, 이제부터는 하루에 2~3부위씩 모두 7~9동작을 실시한다. 동작 개수도 많고, 강도도 높기 때문에 자칫 집중력이 떨어질 수 있다. 더 이상 동작을 반복하는 것이 불가능하게 느껴지더라도 집중력을 잃지 말고 마지막까지 목표량을 채워야 한다. 부위별 운동효과를 극대화하려면 정해진 시간 내에 완료하는 것보다 목표량을 완수하는 것이 더 중요하다. 지난 1개월 동안 실시한 리셋 운동은 이제부터 실시할 부위별 운동을 위한 준비 단계였다. 지금 더 열심히 하지 않으면 지난 1개월의 노력이 수포로 돌아가게 된다. 더욱 집중력을 갖고 운동을 실시하자.

➡ 요일별로 각 부위에 자극을 집중한다

가슴과 삼두(팔), 등과 이두(팔), 하체와 어깨, 세 무리로 나누어 운동한다. 예를 들어, 월요일에는 가슴과 삼두, 화요일에는 등과 이두, 수요일에는 하체와 어깨 운동을 실시하고, 이

것을 한 번 더 반복한 다음, 일요일에 휴식을 취한다. 근육이 성장하려면 휴식이 필요한데, 이렇게 하면 운동 부위가 이틀 동안 휴식을 취할 수 있어 근육 성장에 매우 효과적이다. 어떤 부위를 같은 날 훈련할지도 중요하다. 가슴과 삼두, 등과 이두는 동작을 실시할 때 서로 연관되는 부위다. 예를 들어, 벤치 프레스는 가슴 운동이지만 밀어내는 동작에서 팔의 삼두도 사용된다. 이렇게 연관 부위를 함께 훈련하면 운동 효율을 높일 수 있다. 이런 이유로 밀어내는 근육군의 조합인 가슴과 삼두, 당기는 근육군의 조합인 등과 이두를 같은 날 훈련한다. 하체와 어깨는 서로 연관이 없으므로 각 부위에 집중할 수 있어 함께 실시해도 좋다. 그러나 연관 부위를 같은 날 훈련하기 때문에 힘든 점도 있다. 처음에는 가슴 운동이 끝나면 삼두근도 지쳐 삼두 운동을 제대로 실행하기 어렵다. 하지만 두 운동을 소화해낼 수 있는 체력을 만드는 것도 훈련의 일부이므로 극복하도록 노력한다. 마지막으로 복부 운동은 다른 부위 운동과 상관없이 격일로 실시한다.

➡ 중량을 이용해 근육을 발달시킨다

중량은 자신의 체력 수준과 신체 조건에 따라 달라지기 때문에 명확한 기준을 정하기가 어렵다. 자신이 정말 힘들게 들어올려 마지막 반복 횟수를 완료할 수 있는 중량이 정답이다. 반복 횟수가 20회라고 할 때, 20회를 들어올린 후 다시 한 번 더 들어올릴 수 있다면 그 중량은 가벼운 것이다. 21회에 자세가 무너지거나 속도가 급격히 떨어진다면 그 중량이 제대로 된 선택이다. 초보자라 해도 금방 익숙해질 수 있으므로 어떤 중량을 선택해야 할지 고민하지 말고 일단 중량을 들어본다. 만약 선택한 중량이 너무 무겁거나 너무 가볍다면 다음 세트에서 조절한다. 몸이 운동 강도에 적응되면 운동효과가 떨어지므로 운동 능력이 향상될수록 중량도 이에 맞춰 높여간다.

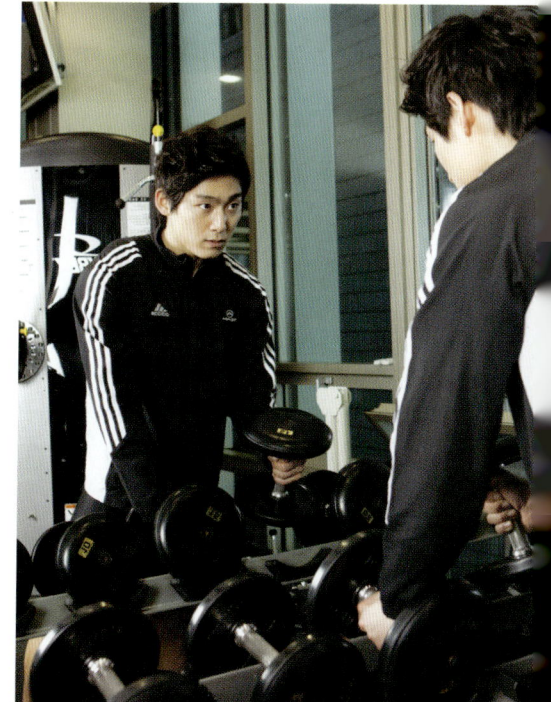

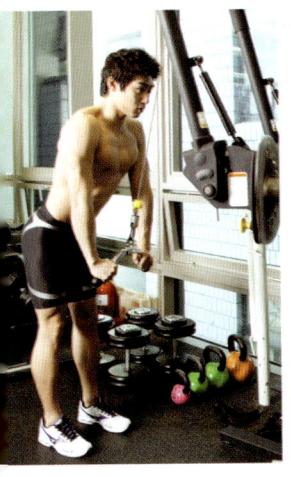

➡ 1개월 후, 확연히 달라진 근육질 몸매가 드러난다

처음에는 반복 횟수대로 목표 세트를 실시하기 어려울 것이다. 힘들게 마지막 반복 횟수를 채울 정도의 중량으로 1세트를 완료하면 2세트에서는 같은 반복 횟수를 실시하는 데 실패할 수 있다. 부위별 운동에서는 시간에 상관없이 무조건 목표 횟수를 채우는 것이 목표다. 20회 3세트가 목표량일 경우, 1세트에 20회, 2세트에 18회, 3세트에 14회밖에 실시하지 못했다면, 부족한 8회를 추가해 4세트에 걸쳐 총 60회를 완료한다. 세트수나 휴식 시간을 늘려서라도 반드시 목표량을 완수하는 습관이 중요하다. 최선을 다해 반복 횟수와 세트수를 완수하다보면 점차 운동 능력이 향상될 것이다. 목표를 상향해서 설정하는 것이 몸 만들기의 가장 중요한 포인트다. 모든 운동은 익숙해지고 편하게 느껴지는 순간, 그만큼 효과가 떨어진다. 이를 악물고 마지막 힘을 쏟아 중량을 들어올린 후 휴식을 취할 때 근육이 성장한다는 사실을 잊지 말자. 1개월 후에는 전체적으로 근육이 자리를 잡아 몸의 실루엣이 확연히 달라진다.

➡ 여섯 부위를 집중적으로 공략한다

① 가슴 ▶

헬스클럽이 가슴 운동을 하는 사람들로 가득 찰 정도로 가슴은 남자들이 공략하고 싶어 하는 1순위 부위다. 그러나 제대로 된 정보 없이 무조건 가슴 운동에만 집착하면 불균형한 체형이 되기 쉽다. 가슴을 부위별로 자극할 수 있는 운동 프로그램으로 균형 잡히고 볼륨 있는 가슴 근육을 만들어야 한다.

② 등 ▶

등은 근육질의 몸을 만들기 위해 가장 기본이 되는 부위다. 넓은 가슴을 가지려면 넓은 등이 필요하고, 넓은 어깨를 갖기 위해서도 역시 넓은 등이 필요하다. 그만큼 상체 근육에 기초가 되는 부위이므로 완벽한 역삼각형 등 근육을 목표로 운동을 실시한다.

③ 하체

흔히 다리가 굵은 사람은 하체가 튼튼하다고 착각하지만 체성분 측정을 해보면 근육보다 체지방이 많은 경우가 흔하다. 하체 운동을 많이 하면 일시적으로 하체가 굵어지지만 근육이 계속 자라지는 않으므로 걱정할 필요 없다. 하체 운동을 해야 엉덩이가 올라붙어 다리가 길어 보인다는 사실도 잊지 말자.

④ 어깨

골격은 타고나는 것이라며 포기할 필요는 없다. 어깨 근육을 발달시키면 어깨가 충분히 넓어 보인다. 그러나 잘 커지지 않는 어깨 근육의 특성상, 높은 강도로 운동을 실시하는 경우가 많아서 부상의 위험이 높은 부위이기도 하다. 앞으로 소개될 운동 프로그램을 실시하면 코코넛처럼 크고 멋진 어깨 근육을 만들 수 있으므로 자신감을 갖고 도전하자.

⑤ 팔

단단하고 우람한 팔은 남자들의 로망이지만, 작은 근육들로 구성된 팔 근육은 쉽게 커지지 않는다. 제대로 된 방법을 몰라 한 근육만 집중적으로 발달시키면 두껍기만 하고 볼품없는 팔이 되기 쉽다. 부위별 근육들을 골고루 자극해 근육이 선명하게 나눠지는 팔을 만든다.

⑥ 복근

복근은 가장 나중에 모습을 드러내는 근육이다. 복근이 없어서가 아니다. 체지방이 그 위를 덮고 있기 때문이다. 체지방을 감소시키는 유산소 운동을 병행하지 않으면 아무리 복근 운동을 해도 소용없다. 복근이 드러날 정도로 체지방을 제거하려면 3개월 정도 걸리므로 지금부터 부지런히 복근을 만들어야 한다.

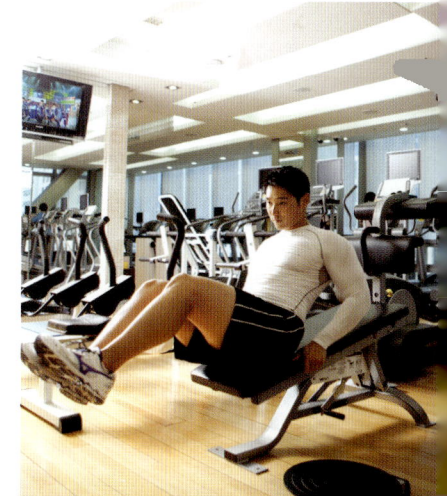

부위별 운동 프로그램, 이렇게 실시한다

프로그램 구성 방법

1 가슴과 삼두(팔), 등과 이두(팔), 어깨와 하체 운동을 주 2회씩 6일 실시한다.
2 대근육(가슴, 등, 하체) 4동작, 소근육(어깨, 팔) 3동작에 유산소 운동이나 복부 운동을 추가한다.
3 부위별 6동작이 골고루 실시될 수 있도록 구성하고, 제일 못하는 동작을 중복한다.
4 유산소 운동을 주 2~3회 실시한다.
5 복부 운동을 격일로 실시한다.

프로그램 예)

월요일 | 가슴(4동작) → 삼두(3동작) → 복부(3동작)
화요일 | 등(4동작) → 이두(3동작) → 유산소 운동
수요일 | 하체(4동작) → 어깨(3동작) → 복부(3동작)
목요일 | 가슴(4동작) → 삼두(3동작) → 유산소 운동
금요일 | 등(4동작) → 이두(3동작) → 복부(3동작)
토요일 | 하체(4동작) → 어깨(3동작) → 유산소 운동
일요일 | 휴식

분할 운동 + 복부 운동 실시

워밍업 10분 | 천천히 걷는 것으로 시작해 빨리 걷기나 조깅으로 끝냄
워밍업 스트레칭 5분
부위별 운동 50분 | 1세트가 완료되면 서서 1분간 휴식
복부 운동 30분
정리 운동 10분 | 릴렉스 스트레칭 or 걷기

분할 운동 + 유산소 운동 실시

워밍업 10분 | 천천히 걷는 것으로 시작해 빨리 걷기나 조깅으로 끝냄
워밍업 스트레칭 5분
부위별 운동 50분
유산소 운동 30분 | 최소 9~10km/h로 실시. 컨디션에 따라 걷기로 대체
정리 운동 10분 | 릴렉스 스트레칭 or 걷기

> 부위별 운동
> 실행 원칙

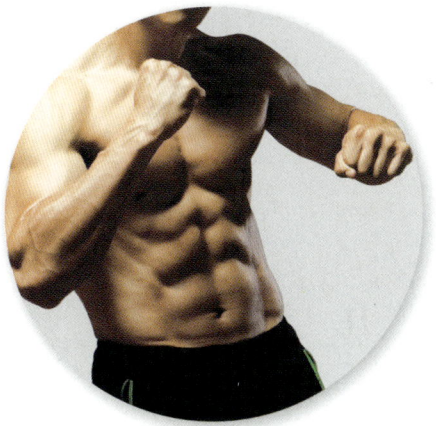

1 대근육(가슴, 등, 하체) ➡ 소근육(어깨, 팔, 복부) 순서로 운동한다
소근육 운동을 먼저 하면 정작 힘을 써야 하는 대근육 운동 때 힘이 들어 제대로 운동을 할 수 없다.

2 휴식 시간을 철저히 지킨다
휴식 시간은 1~2분을 넘기지 않는다. 초반에는 세트를 진행할수록 체력이 떨어져 힘들게 느껴질 것이다. 하지만 휴식 시간을 철저히 지켜야 한다. 휴식 시간이 길어질수록 근육 성장 효과가 떨어진다.

3 과도한 중량을 설정하지 않는다
주변 분위기에 휩쓸리거나 컨디션이 좋게 느껴진다고 갑자기 중량을 과도하게 올리지 않는다. 처음 중량을 올릴 때는 되도록 주변 사람의 도움을 받는다.

4 운동 다음 날 근육통이 와야 적정 강도다
근육통이 심하지 않거나 아예 없다면 운동 강도가 낮은 것이다. 단, 사람에 따라서는 운동 후 이틀 뒤에 근육통이 올 수 있다.

5 단백질 섭취량을 늘린다
식이요법은 리셋 기간과 동일하지만 근육의 크기를 키우는 시기이므로 근육의 재료가 되는 단백질 섭취를 늘리는 것이 좋다. 식사나 간식을 자연식으로 하기 어려울 때는 단백질 보충제를 먹는 것도 좋은 방법이다. 감량 시에는 약간의 탄수화물과 함께 아침식사 대용으로, 증량 시에는 하루 2~3번 간식으로 먹는다.

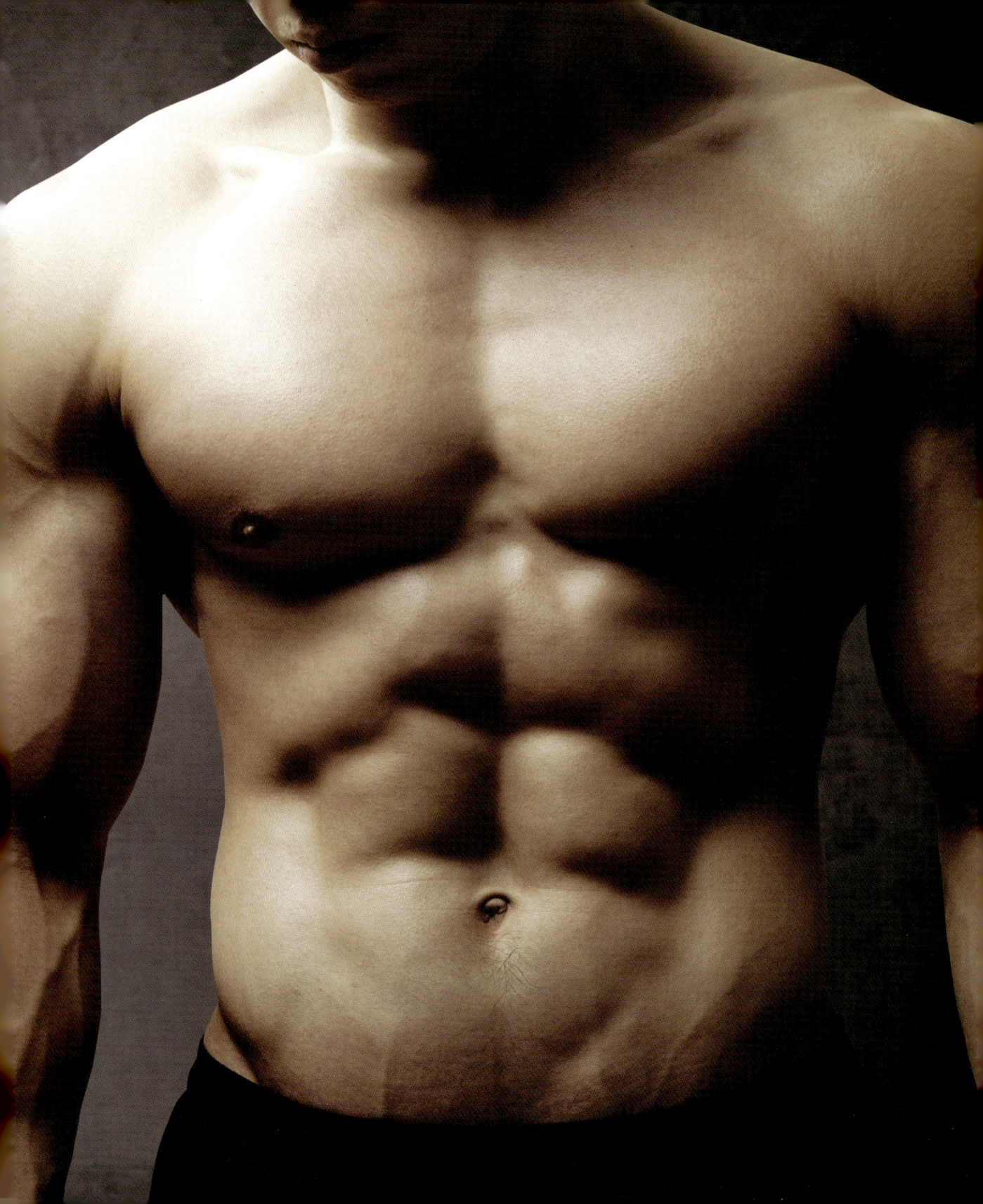

탄탄한 근육질 몸의 시작
가슴

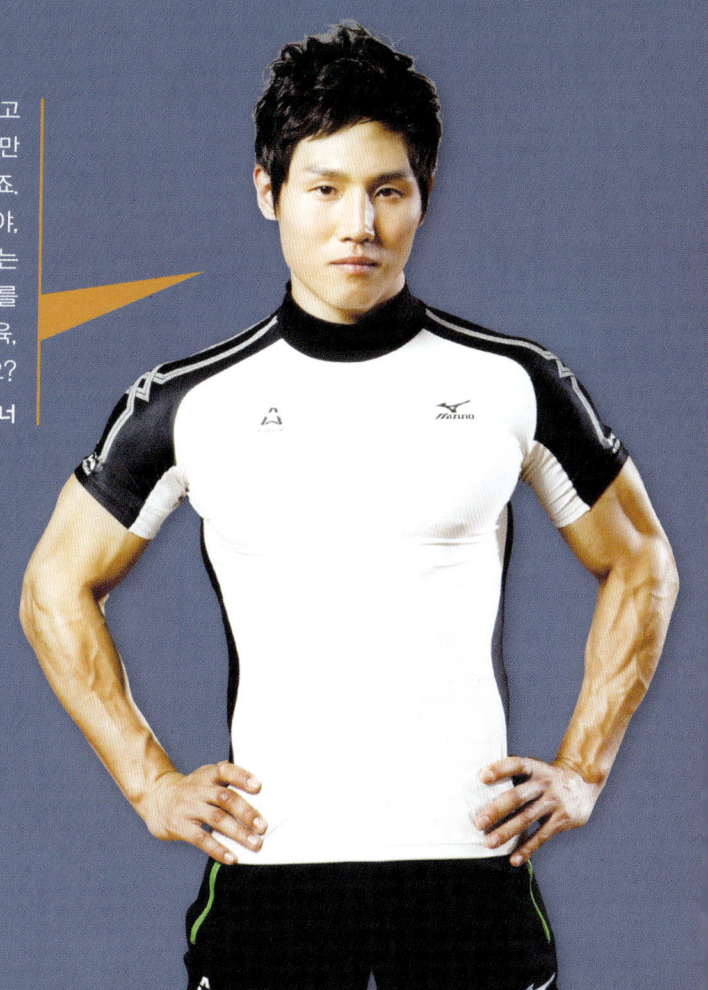

강한 남자라면 넓고 두툼한 가슴 근육을 가지고 있어야 합니다. 그렇다고 무턱대고 가슴 운동에만 집착하면 크기만 할 뿐 볼품없는 모양이 되기 쉽죠. 다양한 가슴 운동을 통해 각 부위를 골고루 자극해야, 적당하게 볼륨이 있으면서 날카롭게 각이 살아 있는 가슴 근육을 만들 수 있습니다. 몸에 딱 붙는 티셔츠를 입었을 때 사람들의 시선을 한번에 끌 수 있는 가슴 근육, 이제부터 만들어볼까요?

– 김지훈 트레이너

가슴 운동 목표 부위

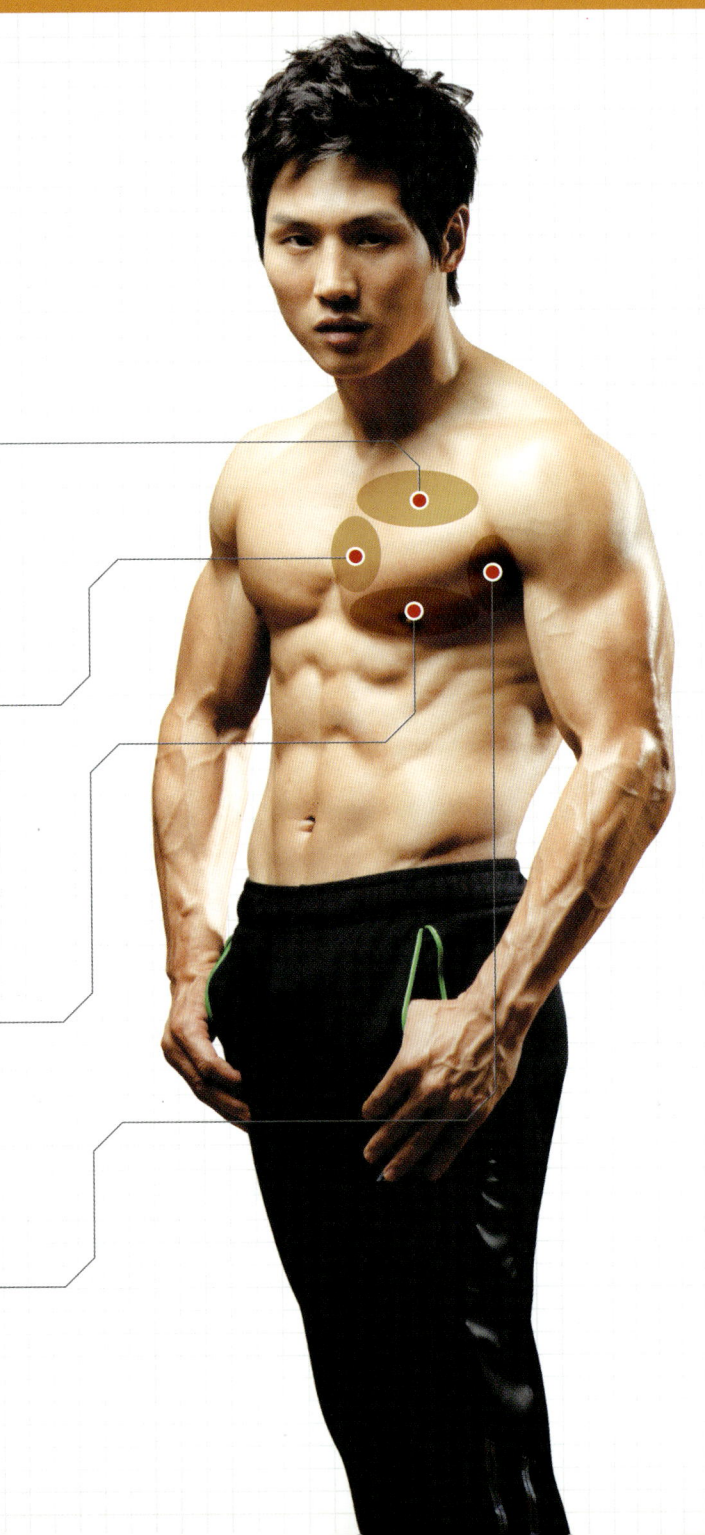

가슴 전체 가슴 근육을 발달시키면 우람한 근육질 몸매라는 인상을 줄 수 있다. 볼륨 있는 가슴이야말로 강인한 남자의 상징이라고 할 수 있다.
➡ 덤벨 벤치 프레스

가슴 상부 가슴 볼륨감에 가장 큰 역할을 하는 부위다. 가슴 상부 근육이 발달해야 체격도 커 보이고 옷을 입었을 때 근육질 몸매로 보인다.
➡ 인클라인 덤벨 벤치 프레스

가슴 안쪽 헐렁한 V 네크라인 티셔츠를 입었을 때 드러나는 뚜렷한 가슴골은 남자들이 가장 선망하는 부위 중 하나다. 가슴 안쪽 근육을 단련해서 깊게 파인 V 네크라인 티셔츠에 도전해보자.
➡ 덤벨 플라이, 머신 플라이

가슴 하부 가슴 근육 중에서 가장 마지막에 발달하기 때문에 만들기 어려운 근육이다. 그러나 가슴 하부 근육이 있고 없고에 따라 시각적인 차이가 크므로 반드시 공략해야 하는 부위다.
➡ 인클라인 푸시업

가슴 바깥쪽 옷을 입었을 때 가장 도드라지는 부위가 바로 가슴 바깥쪽이다. 특히 몸에 붙는 티셔츠를 멋지게 입고 싶다면 반드시 가슴 바깥 근육을 완성해야 한다.
➡ 와이드-핸드 푸시업

가슴 스트레칭

세트가 끝날 때마다 동작당 10초씩 실시한다.

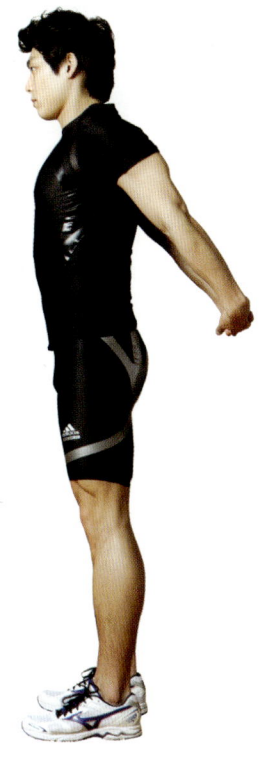 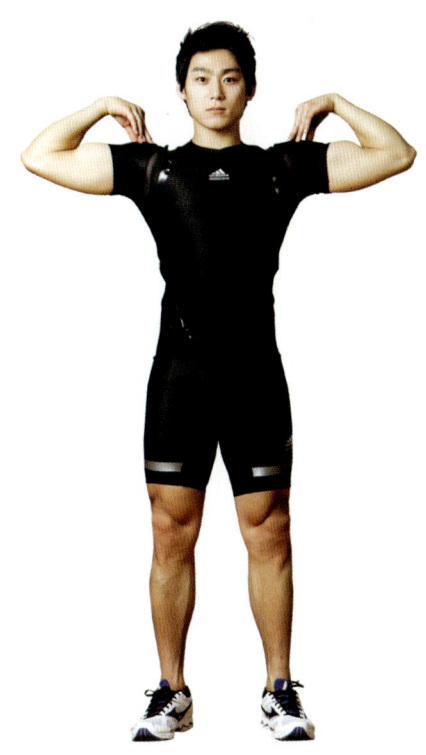

1 두 발을 어깨너비로 벌리고 서서 양손을 등 뒤에서 깍지 낀다. 깍지 낀 손을 뒤로 잡아당기면서 가슴을 최대한 펴준다.

2 두 발을 어깨너비로 벌리고 서서 양손을 어깨에 올려 팔꿈치로 크게 원을 그린다.

가슴 운동 실행 포인트

1. 인클라인 덤벨 벤치 프레스 → 덤벨 플라이 → 덤벨 벤치 프레스 → 인클라인 푸시업 → 머신 플라이 → 와이드-핸드 푸시업 순으로 실시한다.
2. 세트 간 휴식은 1분, 동작 간 휴식은 2분을 초과하지 않는다. 서서 가슴 스트레칭을 하며 휴식을 취한다.
3. 프레스 종류와 플라이 종류는 같은 종류를 연달아 실시하면 같은 근육군을 반복 사용하게 되어 쉽게 피로해지고 집중하기 어렵다. 프레스와 플라이를 번갈아 실시한다.
4. 플라이 종류 운동은 확실하게 제어할 수 있는 중량으로 실시한다. 프레스 운동에 비해 집중하기 어려우므로 중량을 신중하게 설정한 후, 동작 중 자세와 느낌에 집중한다.
5. 가슴 근육 운동은 어깨와 팔꿈치 관절 역할이 크다. 갑작스런 동작과 무리한 무게로 부상을 입기 쉬우므로 충분한 스트레칭 후에 실시한다.

가슴

기울인 벤치에 누워 덤벨 밀어올리기
인클라인 덤벨 벤치 프레스

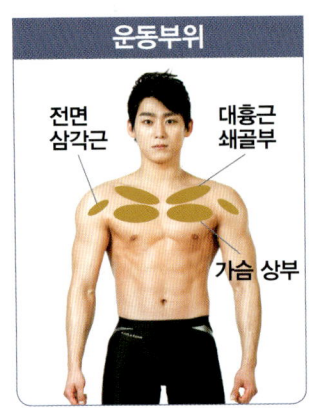

운동부위: 전면 삼각근, 대흉근 쇄골부, 가슴 상부

+ 운동효과

가슴 윗부분의 근육을 발달시켜 주는 운동으로 꾸준히 실시하면 가슴이 넓어지고 어깨가 벌어진다. V 네크라인 티셔츠를 입었을 때 멋진 가슴 라인을 드러내고 싶다면 반드시 실시해야 하는 운동이다.

+ 시작자세

45도 각도 벤치에 덤벨을 들고 눕는다. 양팔을 펴서 어깨 위에 덤벨을 위치시킨다.

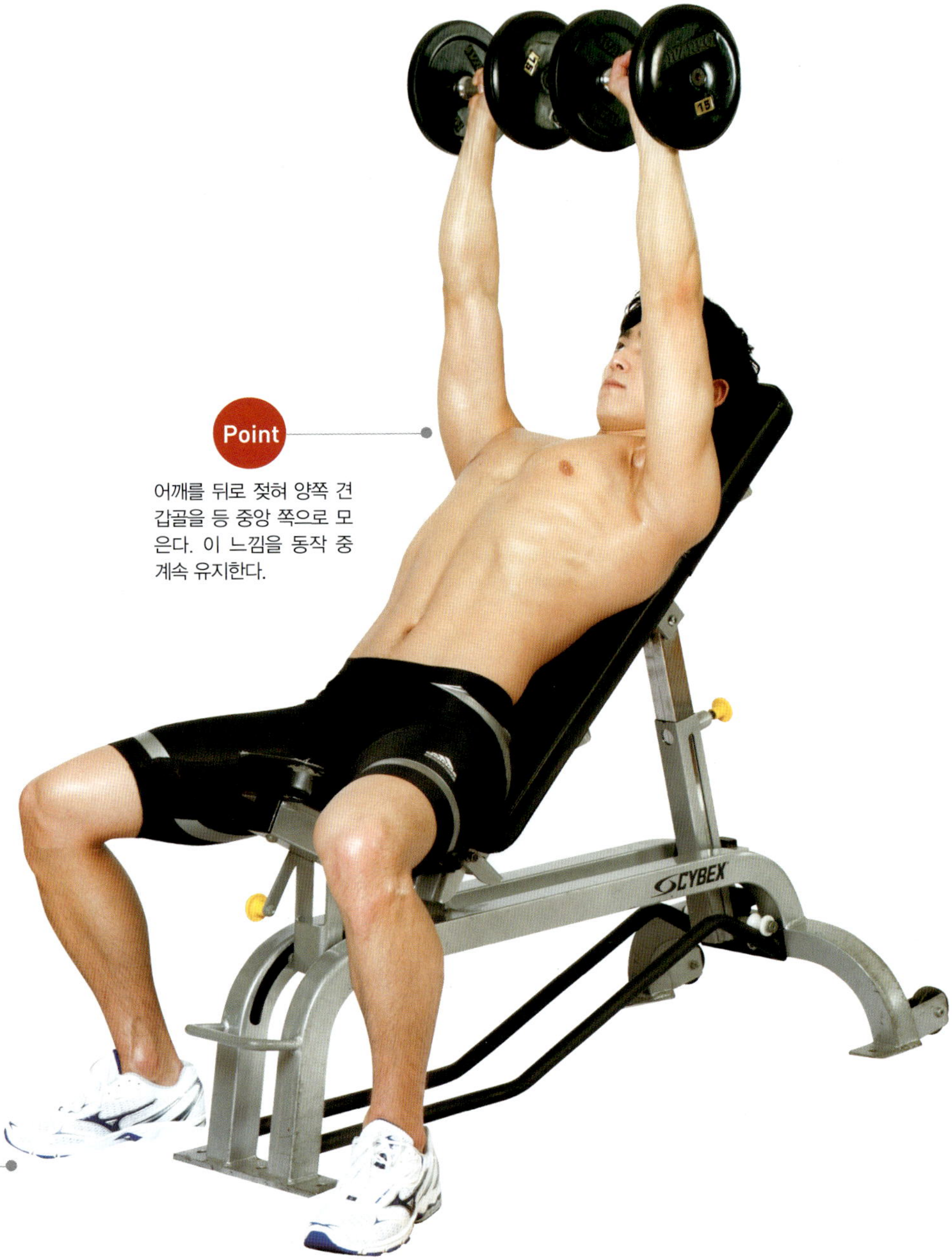

Point
어깨를 뒤로 젖혀 양쪽 견갑골을 등 중앙 쪽으로 모은다. 이 느낌을 동작 중 계속 유지한다.

Point
발바닥을 지면에 밀착시킨다.

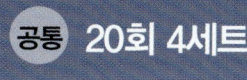 20회 4세트

1 덤벨을 가슴 옆으로 붙이듯이 내린다. 최저점에 이르면 바로 **2**로 넘어간다.

Point 덤벨이 어깨 높이 아래로 내려가지 않는다.

Point 팔꿈치가 벌어지지 않도록 몸통 가까이 붙인다.

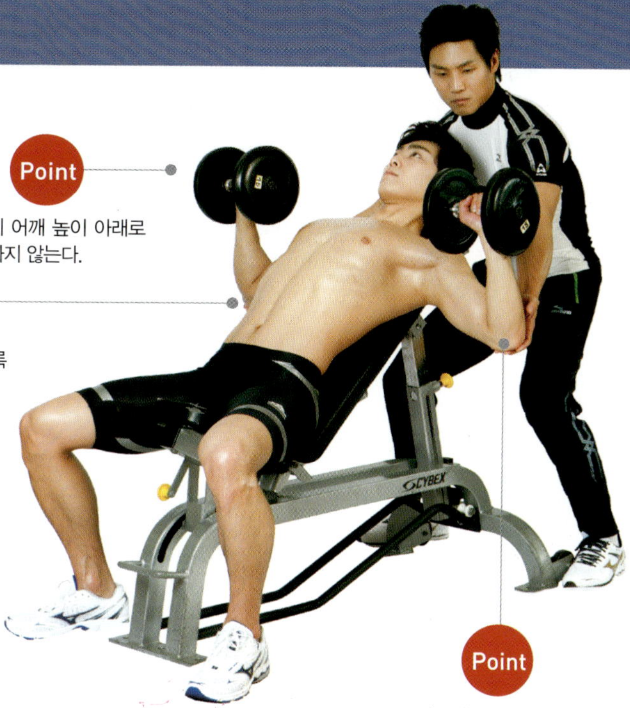

Point 팔꿈치 각도는 90도를 유지한다.

Point 덤벨을 어깨 위에 위치시킨다.

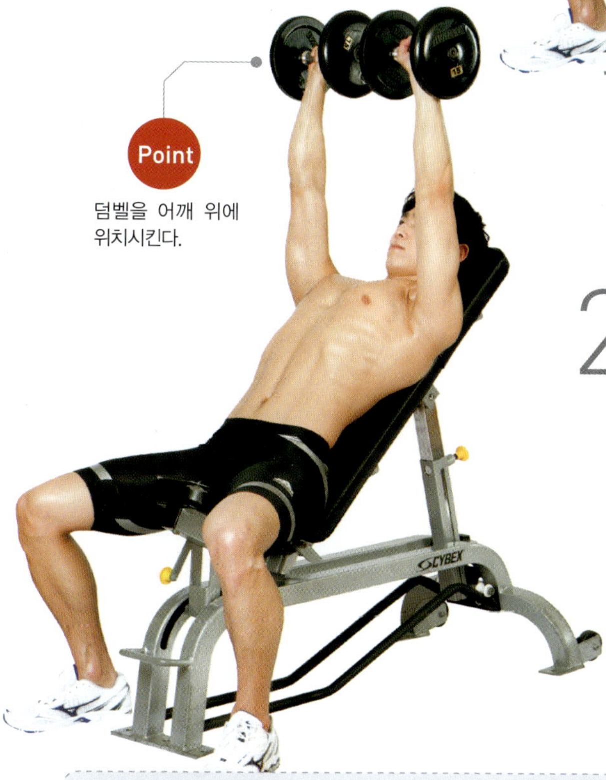

2 숨을 내쉬면서 덤벨을 곧게 위로 올린다. 이때 덤벨을 가슴 앞으로 모은다는 느낌보다 위로 밀어낸다는 느낌으로 실시한다. 최고점에 이르면 다시 **1**을 시작한다.

Point 최고점에서 덤벨과 덤벨 사이는 1cm를 유지한다. 최고점에서 팔꿈치를 완전히 펴지 않는다.

PT's tip 욕심을 내어 너무 무거운 중량을 선택하면 균형을 잡기 어려워 동작에 집중하기 어려우므로 주의한다.

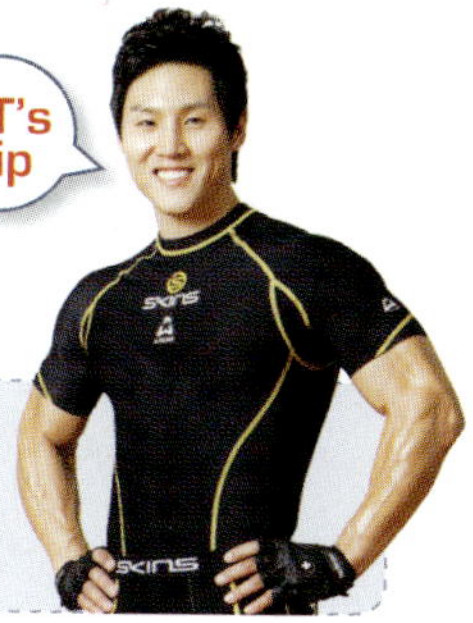

073

가슴 > 덤벨로 가슴 모으기
덤벨 플라이

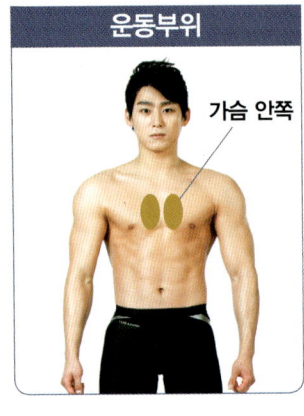
운동부위 — 가슴 안쪽

➕ 운동효과
가슴 안쪽 근육을 자극해서 각진 가슴 라인을 만들어주는 운동이다. 이 동작을 실시하면 가슴 중앙의 흉골 주변 근육을 발달시켜 가슴골이 돋보이는 효과가 있다. 완벽한 가슴 근육을 만들기 위해서 필수적인 운동이다.

➕ 시작자세
덤벨을 들고 벤치에 눕는다. 양 손바닥이 마주 보게 덤벨을 잡고 가슴과 수직이 되도록 팔을 편다.

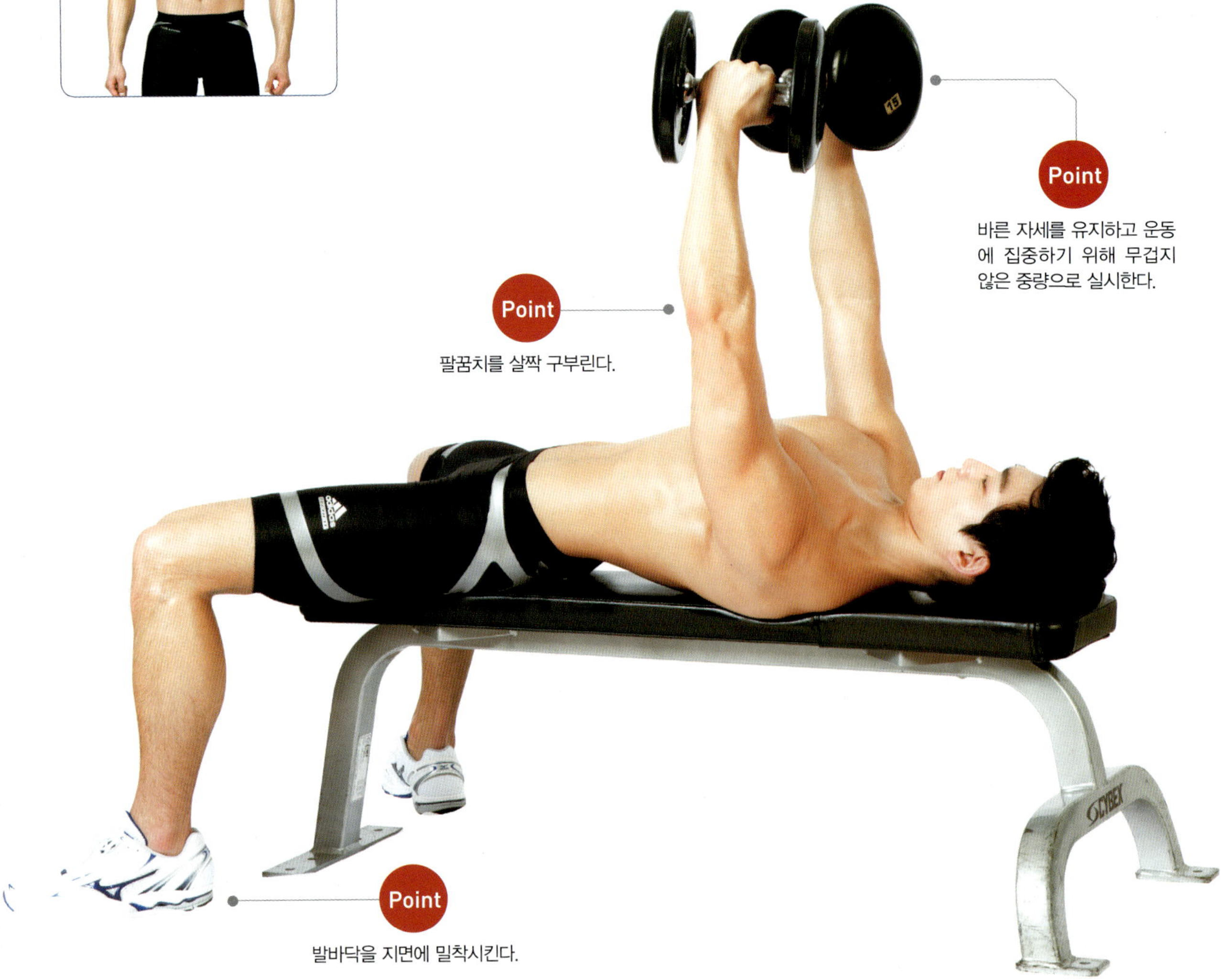

Point — 바른 자세를 유지하고 운동에 집중하기 위해 무겁지 않은 중량으로 실시한다.

Point — 팔꿈치를 살짝 구부린다.

Point — 발바닥을 지면에 밀착시킨다.

공통 20회 4세트

1. 가슴을 활짝 펴듯이 양팔을 벌리며 천천히 덤벨을 귀 높이까지 내린다. 동작 중 팔꿈치는 살짝 구부린 상태를 유지한다. 최저점에 이르면 바로 **2**로 넘어간다.

Point 팔꿈치가 어깨 뒤쪽으로 넘어가지 않는다. 각도를 일정하게 유지한다.

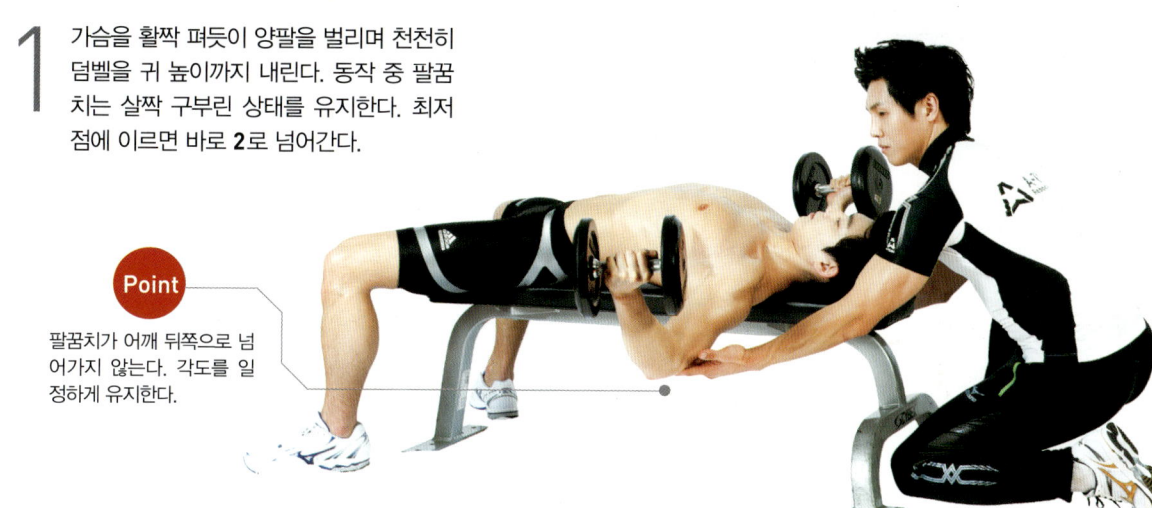

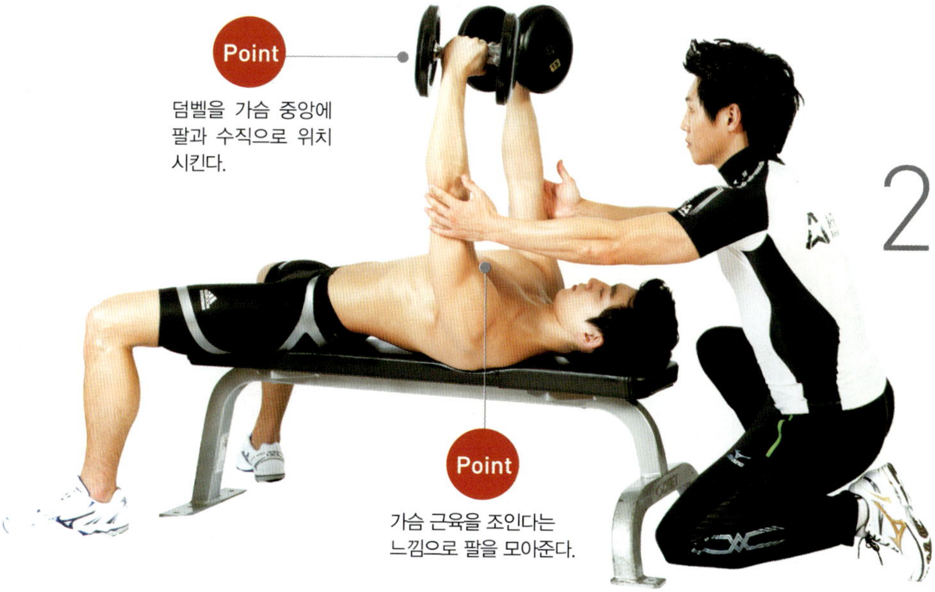

Point 덤벨을 가슴 중앙에 팔과 수직으로 위치시킨다.

2. 숨을 내쉬면서 덤벨을 들어올린다. 시작 자세로 돌아가면 다시 **1**을 시작한다.

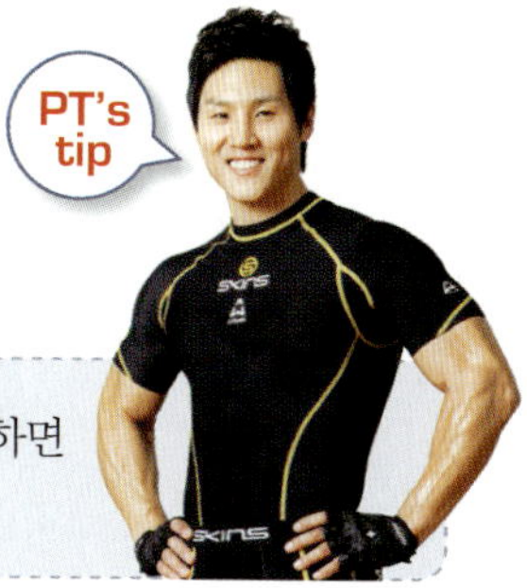

Point 가슴 근육을 조인다는 느낌으로 팔을 모아준다.

PT's tip
플라이 동작은 팔꿈치를 약간 구부린 자세로 실시하기 때문에 무거운 중량을 사용하면 관절에 부상을 입을 수 있다. 덤벨의 무게보다 정확한 동작에 신경 쓴다.

가슴 › 누워서 덤벨 밀어올리기
덤벨 벤치 프레스

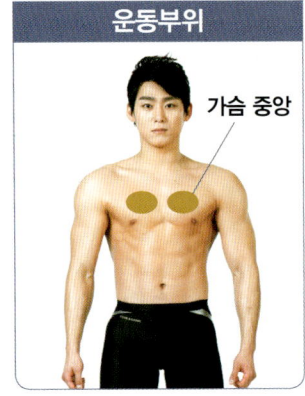
운동부위 — 가슴 중앙

+운동효과
가슴 근육 중 가장 큰 대흉근을 발달시키는 운동으로 가슴의 전반적인 형태를 빠르게 만들어준다. 두툼한 가슴을 만들기 위해 꼭 필요한 운동이며 바벨을 이용한 벤치 프레스도 병행하면 더 큰 효과를 얻을 수 있다.

+시작자세
양손에 덤벨을 들고 벤치에 눕는다. 이 상태에서 덤벨을 지면과 수직으로 뻗어 올린다.

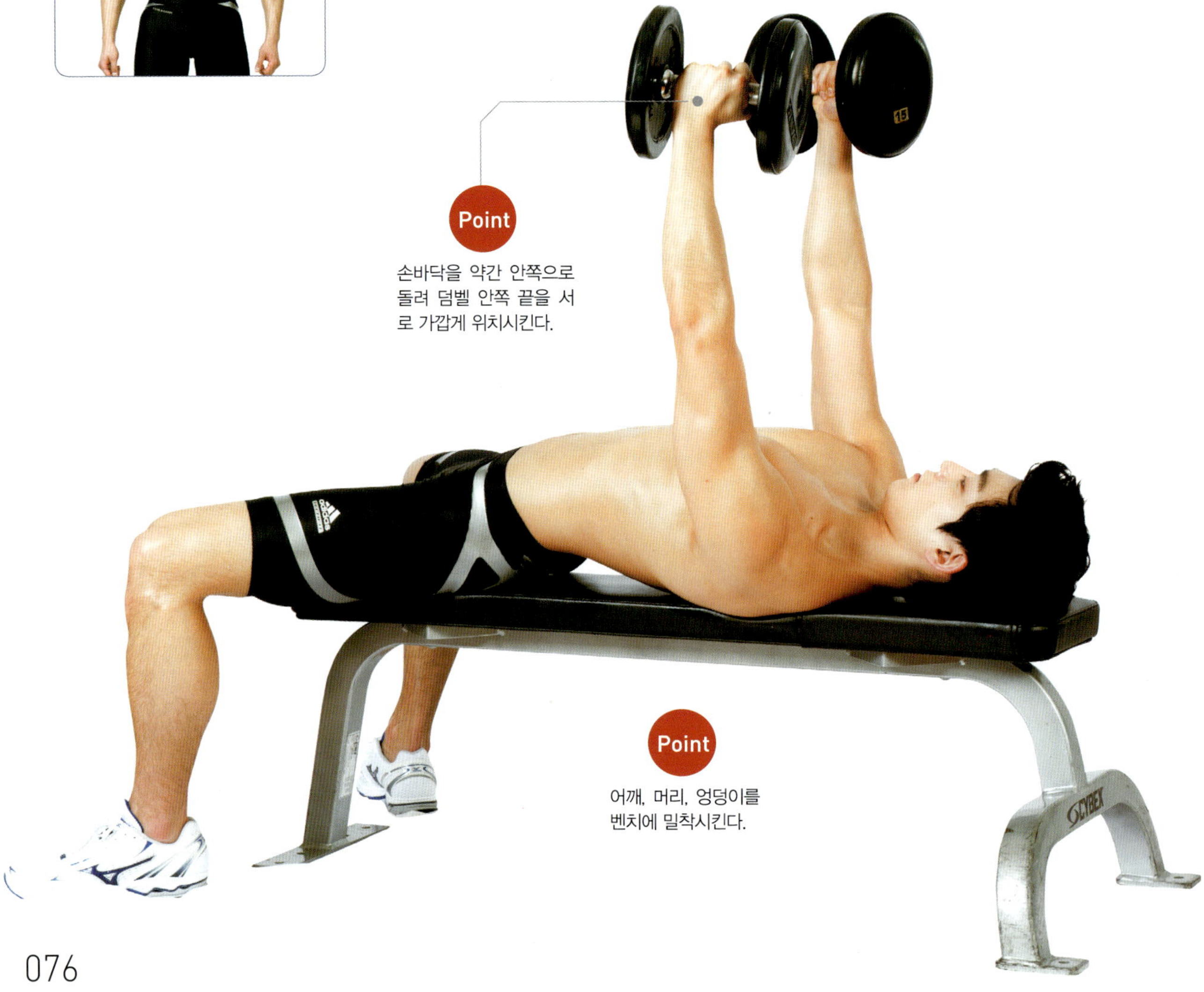

Point 손바닥을 약간 안쪽으로 돌려 덤벨 안쪽 끝을 서로 가깝게 위치시킨다.

Point 어깨, 머리, 엉덩이를 벤치에 밀착시킨다.

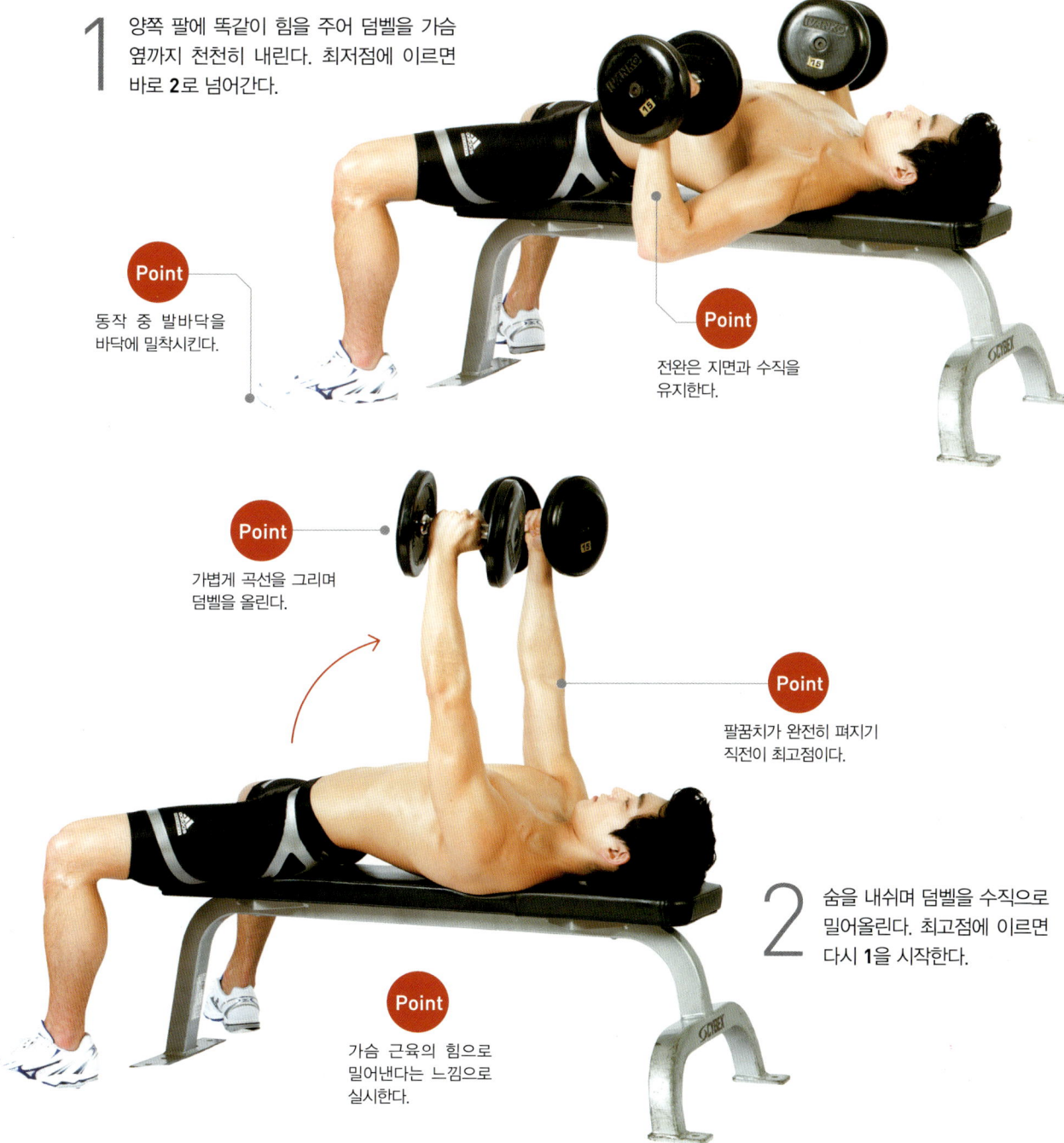

가슴 › 상체 올린 푸시업
인클라인 푸시업

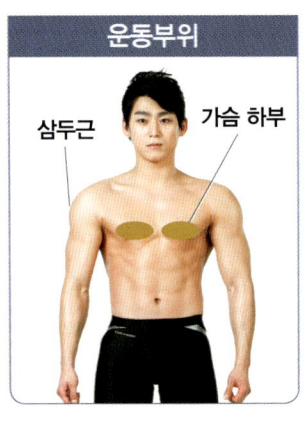

운동부위: 삼두근, 가슴 하부

＋운동효과

가슴 아래 부위를 자극하는 운동으로 처진 아래 가슴을 복부 라인과 분리해 우람한 가슴 라인을 만들어준다. 가슴 아래 근육은 가장 만들기 어려운 근육이므로 집중적으로 실시할 필요가 있다.

＋시작자세

양발을 모으고 양팔은 어깨너비보다 조금 넓게 벌려 벤치나 의자를 짚는다.

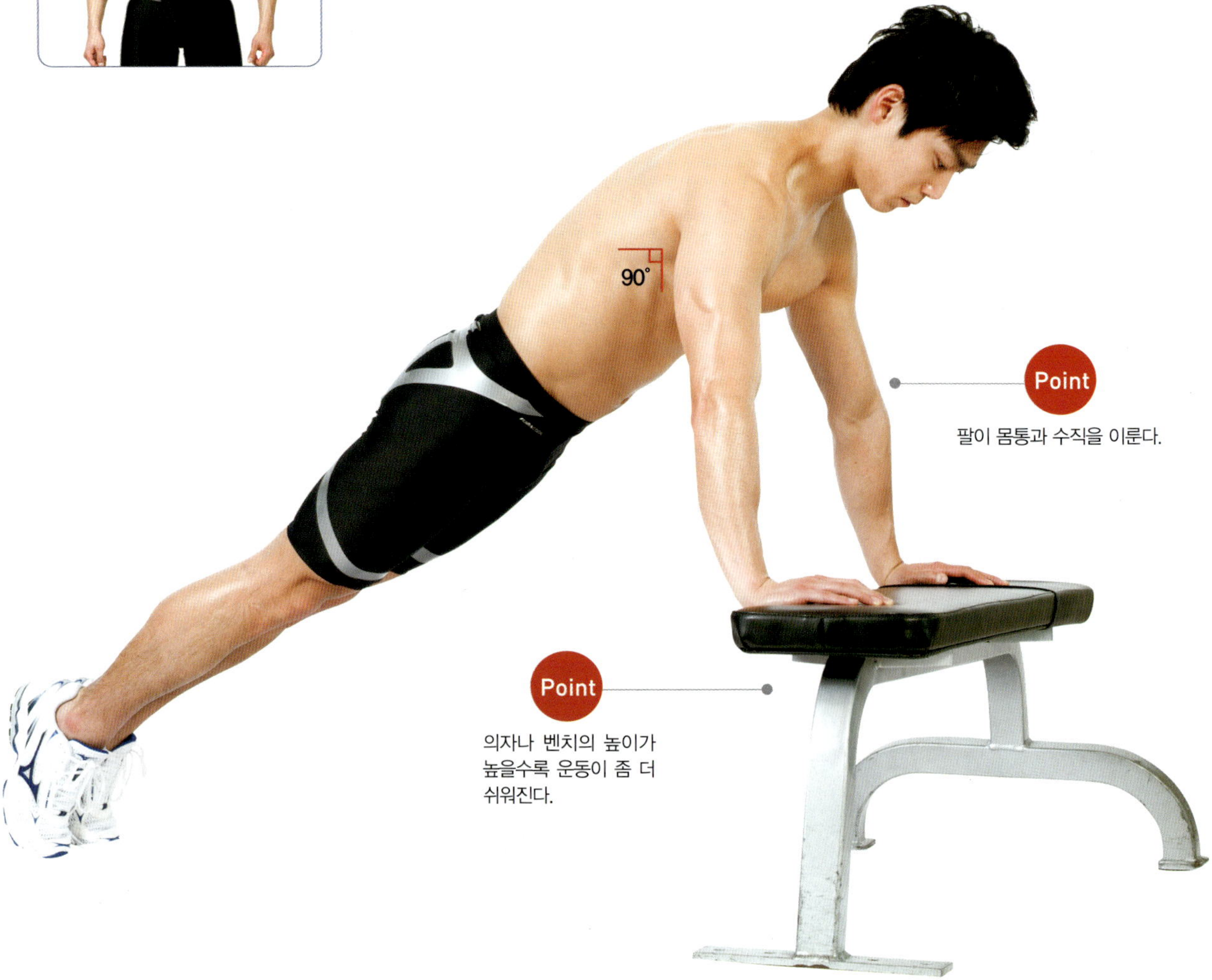

Point — 팔이 몸통과 수직을 이룬다.

Point — 의자나 벤치의 높이가 높을수록 운동이 좀 더 쉬워진다.

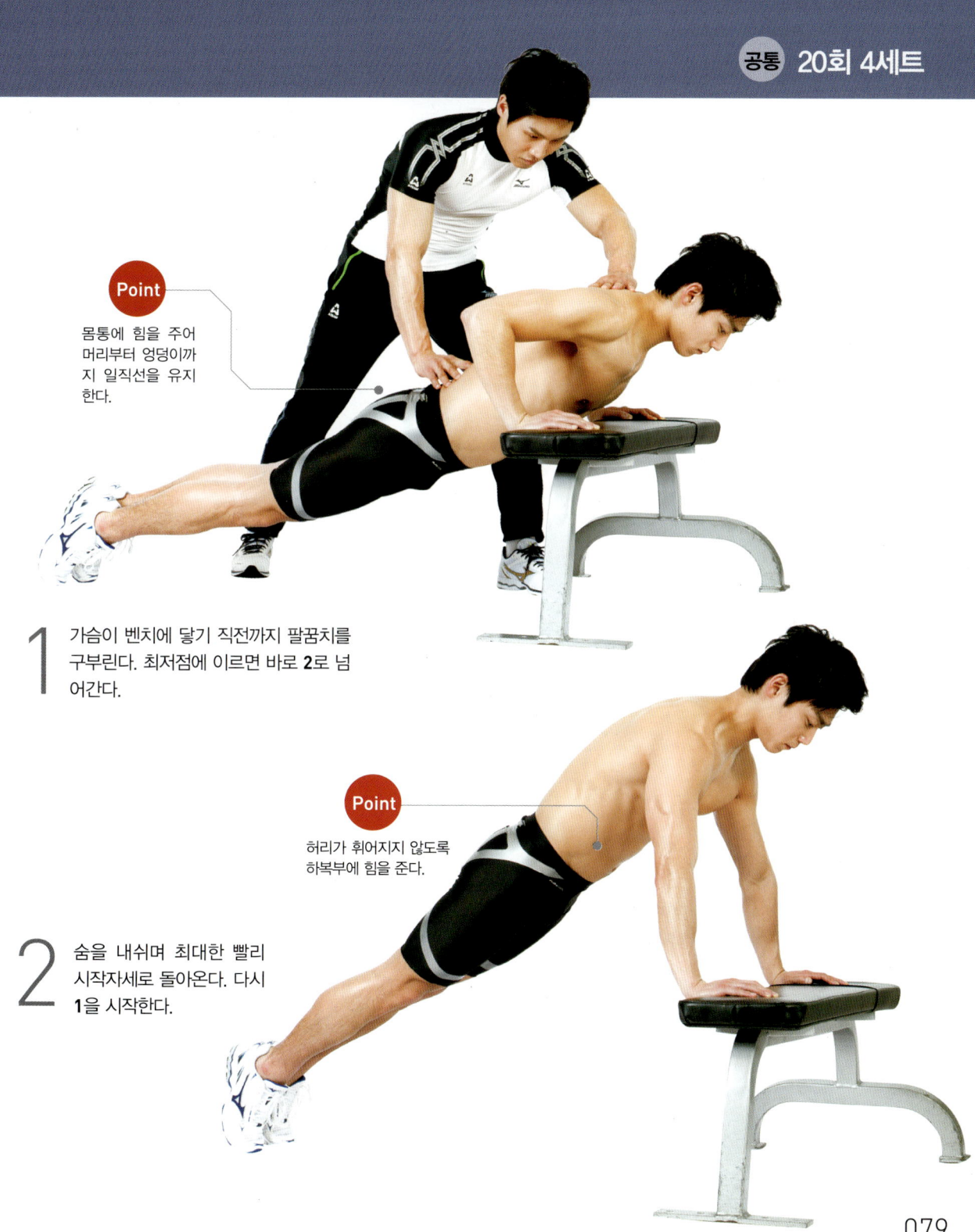

가슴

손을 넓게 벌린 푸시업
와이드-핸드 푸시업

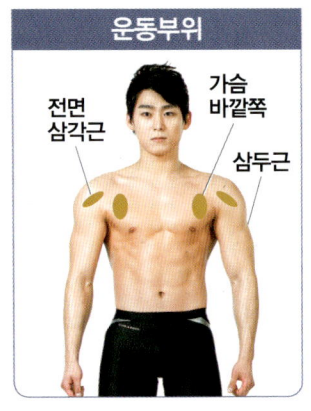

운동부위: 전면 삼각근, 가슴 바깥쪽, 삼두근

+ 운동효과

처진 가슴 옆 라인을 올려주는 운동이다. 기본 푸시업보다 넓게 손을 벌려 푸시업을 실시하면 가슴 근육에 가해지는 자극이 커지기 때문에 운동효과가 높아진다. 가슴 옆 라인을 탄탄하게 잡아주기 때문에 몸에 붙는 옷을 입을 때 맵시가 살아난다.

+ 시작자세

양발을 모으고 양손을 어깨너비 두 배로 벌려 엎드린다. 이때 팔꿈치와 무릎은 곧게 편다.

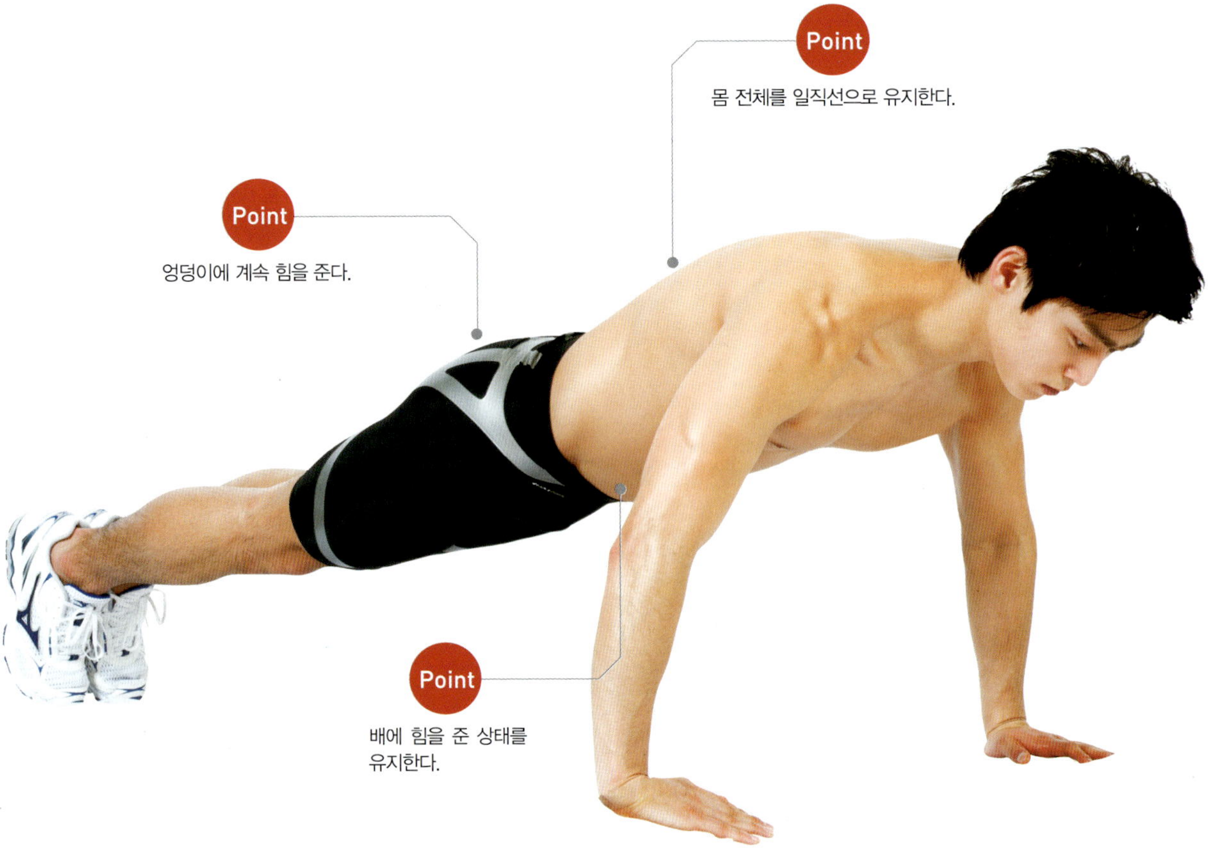

Point 몸 전체를 일직선으로 유지한다.

Point 엉덩이에 계속 힘을 준다.

Point 배에 힘을 준 상태를 유지한다.

공통 20회 4세트

1 가슴이 바닥을 향하게 천천히 팔꿈치를 구부린다. 가슴이 바닥에 닿기 직전까지 내려간 후 최저점에서 바로 **2**로 넘어간다.

Point 몸통에 힘을 주어 머리부터 엉덩이까지 일직선을 유지한다.

2 숨을 내쉬면서 팔꿈치를 편다. 내려갈 때는 천천히, 올라올 때는 최대한 빨리 실시한다. 시작자세로 돌아오면 바로 **1**을 시작한다.

Point 팔꿈치는 벌어지지 않도록 몸통 가까이 위치한다.

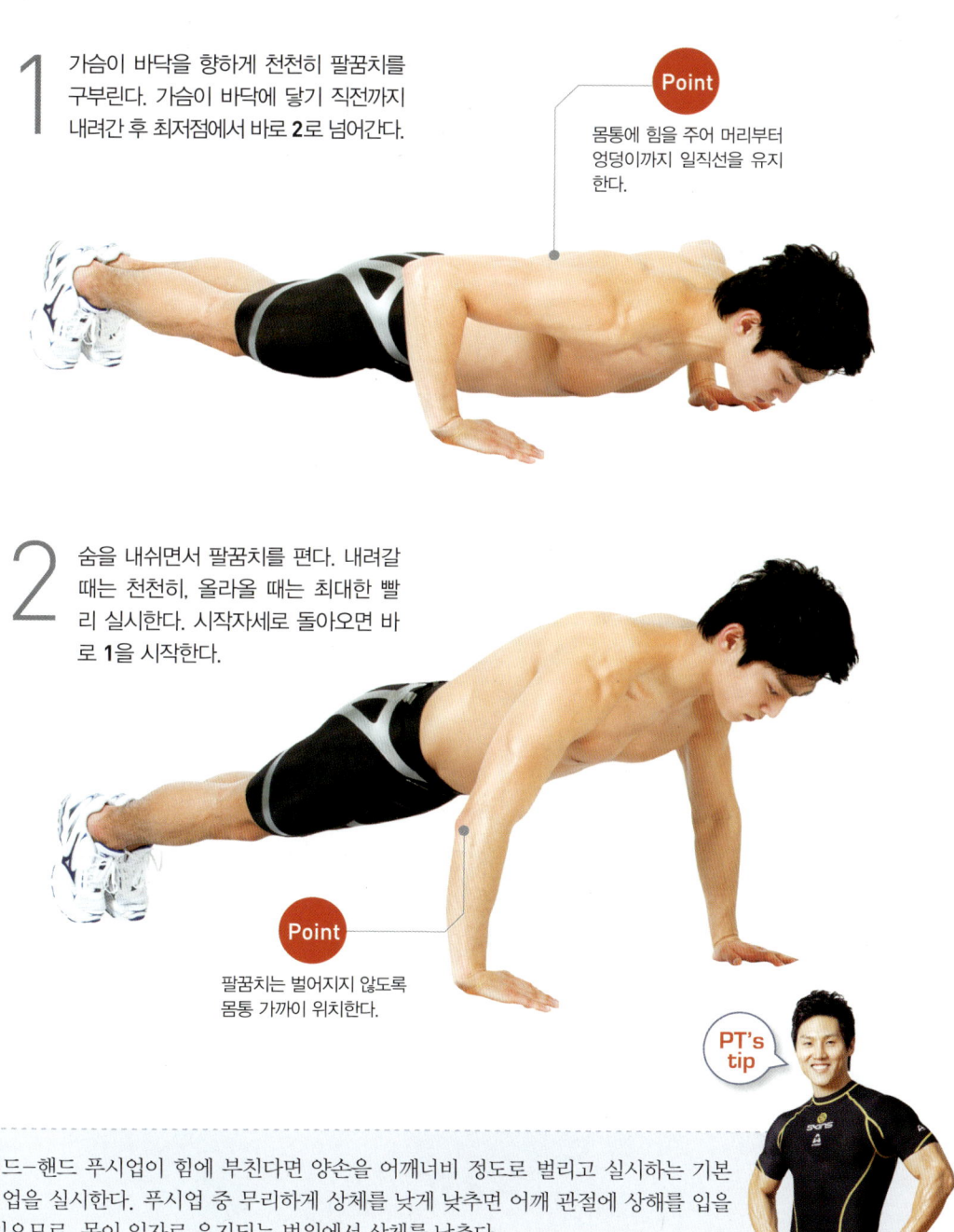

PT's tip
와이드-핸드 푸시업이 힘에 부친다면 양손을 어깨너비 정도로 벌리고 실시하는 기본 푸시업을 실시한다. 푸시업 중 무리하게 상체를 낮게 낮추면 어깨 관절에 상해를 입을 수 있으므로, 몸이 일자로 유지되는 범위에서 상체를 낮춘다.

가슴

머신으로 가슴 모으기
머신 플라이

운동부위

- 전면 삼각근
- 가슴 안쪽

＋운동효과

덤벨 플라이와 마찬가지로 돋보이는 가슴골을 얻을 수 있다. 덤벨 대신 머신을 이용하면 상해를 예방할 수 있고 중량 조절이 편리하다. 헬스클럽에서 운동할 때 빠뜨리지 말아야 할 중요한 운동이다.

＋시작자세

의자에 앉아 엉덩이를 뒤로 빼고 가슴을 편다. 양손으로 손잡이를 잡는다.

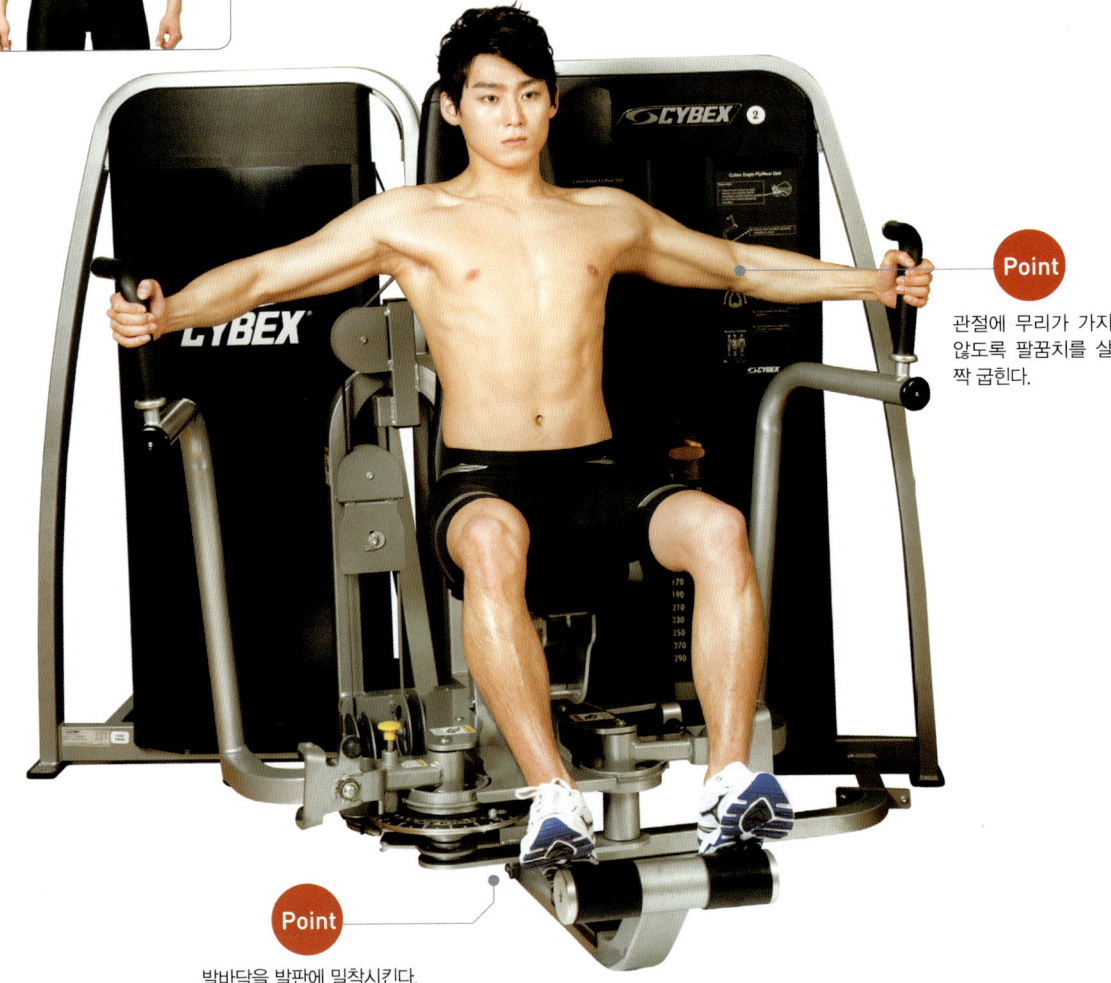

Point 관절에 무리가 가지 않도록 팔꿈치를 살짝 굽힌다.

Point 발바닥을 발판에 밀착시킨다.

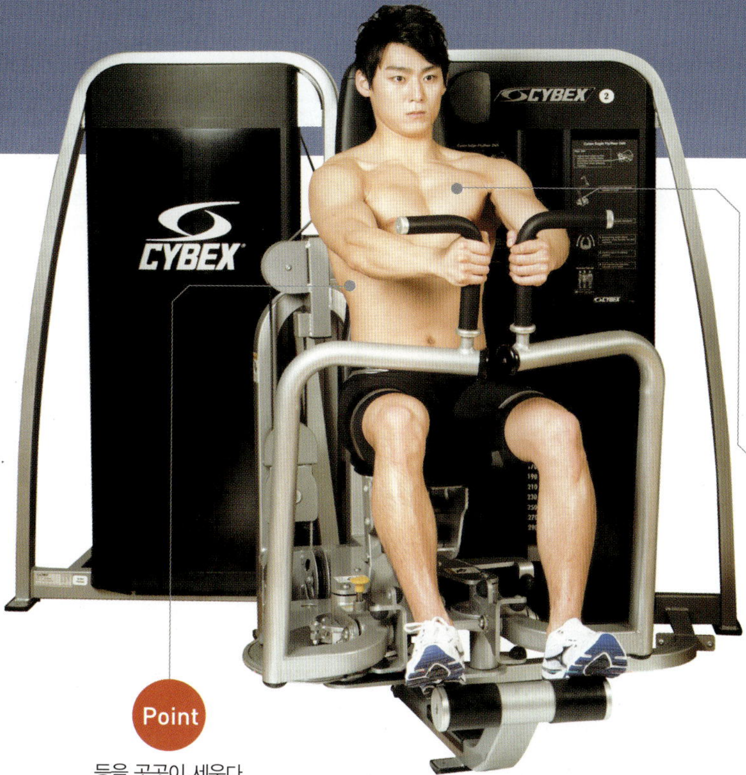

공통 **20회 4세트**

1 숨을 내쉬면서 가슴 근육을 조인다는 느낌으로 손잡이를 중앙으로 모은다. 가슴 근육이 강하게 수축되는 느낌이 들면 **2**로 넘어간다.

Point 가슴을 편 상태를 유지한다.

Point 등을 곧곧이 세운다.

Point 가슴 근육의 자극을 충분히 느끼며 동작을 천천히 실시한다.

2 숨을 마시면서 시작자세로 돌아간다. 다시 **1**을 시작한다.

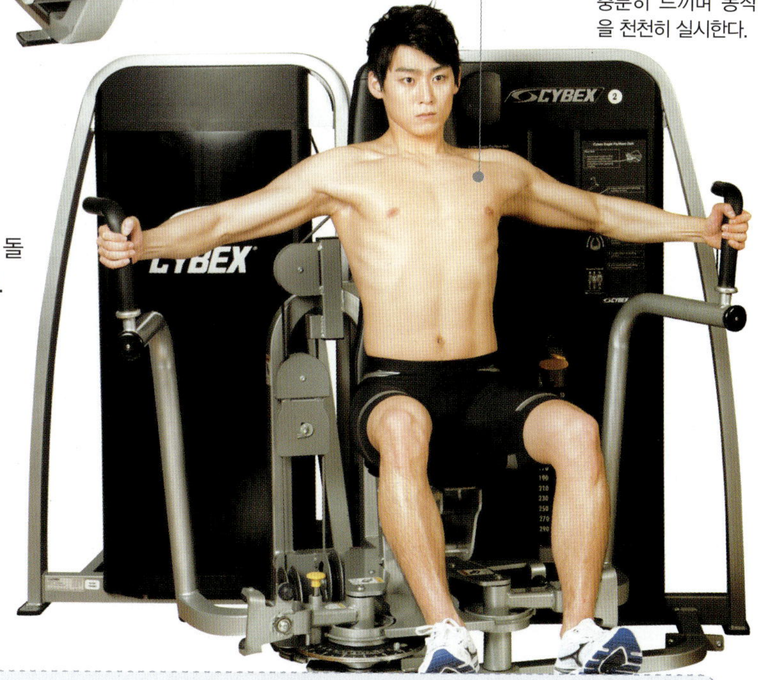

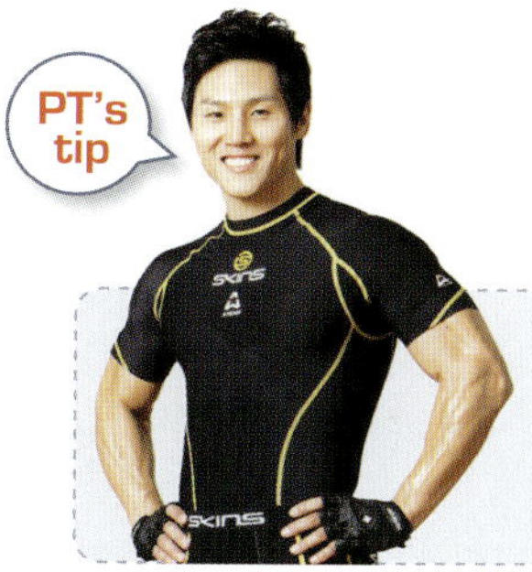

PT's tip

무거운 중량을 사용하면 대흉근과 어깨 관절의 부상을 입을 수 있으므로 주의한다. 운동효과는 중량보다 운동 부위의 자극에 더 큰 영향을 받는다. 무조건 중량을 올리기보다 목표 횟수와 세트에 도달한 다음, 단계적으로 중량을 올린다.

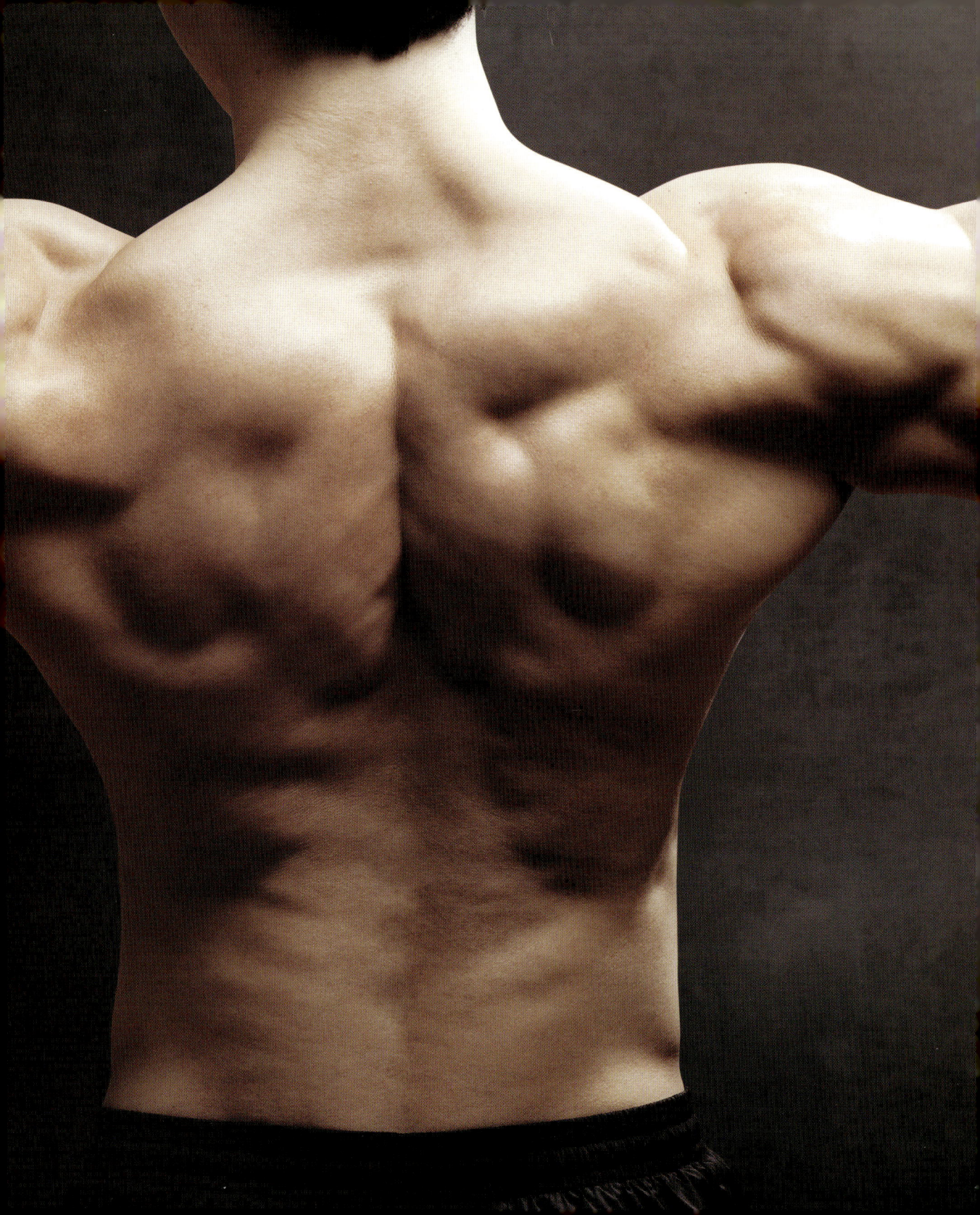

뒷모습으로 말하는 자신감
등

남자의 넓은 등은 자신감을 상징합니다. 그러나 정작 자신의 눈으로 볼 수 없어서 소홀하기 쉬운 부위입니다. 잘 발달된 등 근육은 그만큼 오랜 시간 운동을 해왔다는 증거이기도 합니다. 잊지 마세요. 멋지고 자신감 있는 등 근육을 소유하고 싶다면 허리 근육 강화는 필수라는 사실을요. 그리고 동작은 최대한 천천히 반복하세요. 라커룸에서 사람들이 당신의 등 근육을 보며 위압감을 느끼게 될 날이 이제 곧 다가옵니다.

- 알버트진 트레이너

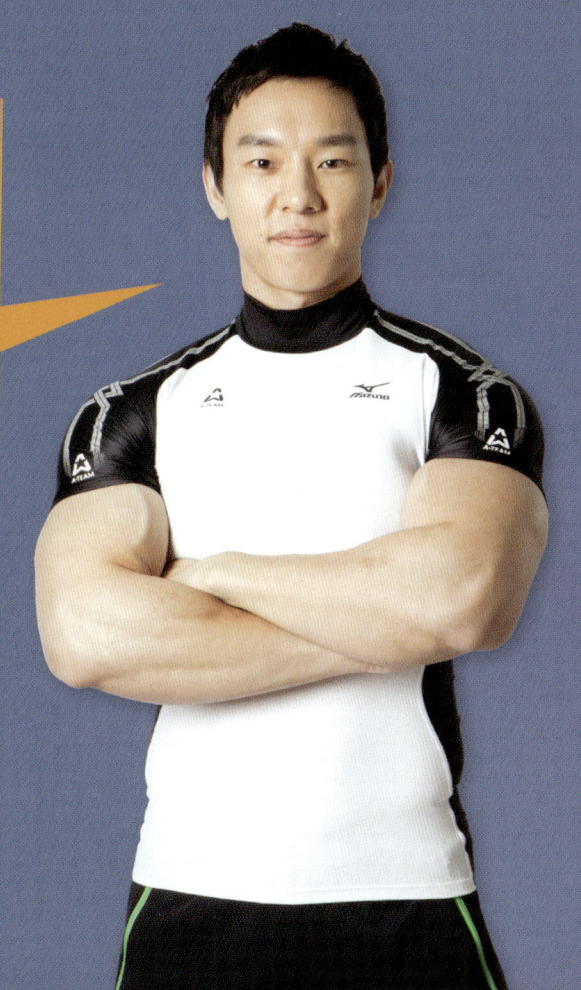

등 운동 목표 부위

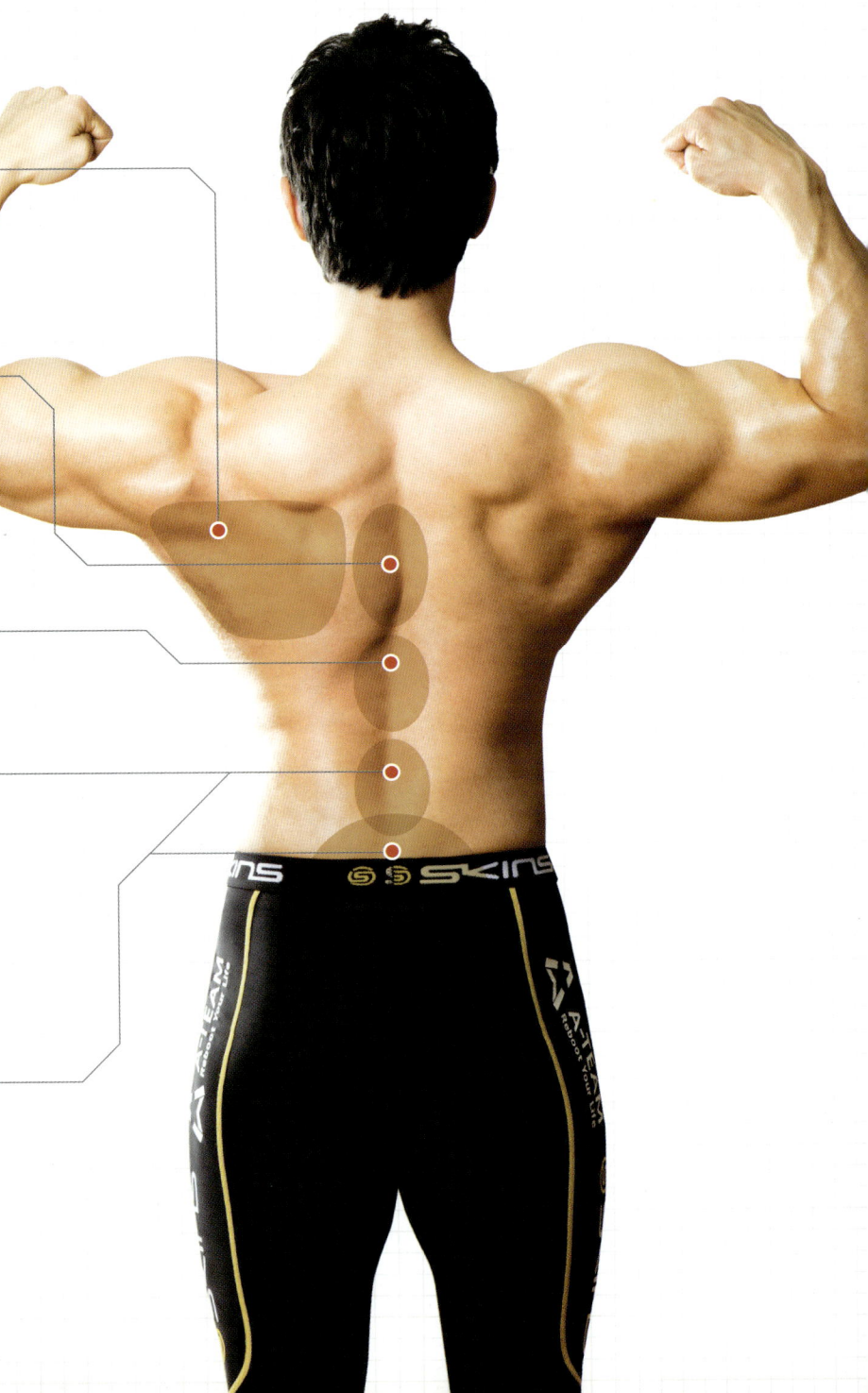

등 바깥쪽 역삼각형 몸매를 만드는 데 가장 큰 역할을 하는 부위로 넓은 등을 갖고 싶다면 제일 먼저 공략한다.
➡ 친업, 랫 풀 다운

등 가운데 허리 약간 윗부분의 11자 골을 깊숙이 만들어주면 등 근육이 더욱 섬세하고 뚜렷해 보인다.
➡ 밴드 시티드 로우

등 아래쪽 역삼각형 몸매가 되기 위해서는 등이 시작되는 아래 부위를 발달시켜 V자 라인을 확실히 드러내야 한다.
➡ 덤벨 로우

허리 군살 없는 탄탄한 허리는 역삼각형 등의 완성이다. 무거운 중량을 사용하지 않고도 허리 근육을 강화할 수 있는 맨몸 운동을 실시한다.
➡ 백 익스텐션

허리와 엉덩이 등 근육 운동 시 허리를 아치 형태로 유지할 수 있는 기본적인 근육을 단련한다. 좌식 생활로 약해진 현대인의 허리 근육을 강화하는 효과가 있다.
➡ 컨벤셔널 데드 리프트

등 스트레칭

세트가 끝날 때마다 동작당 10초씩 실시한다.

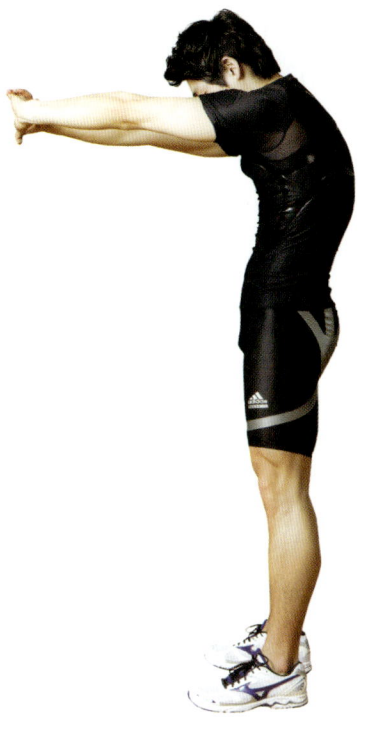 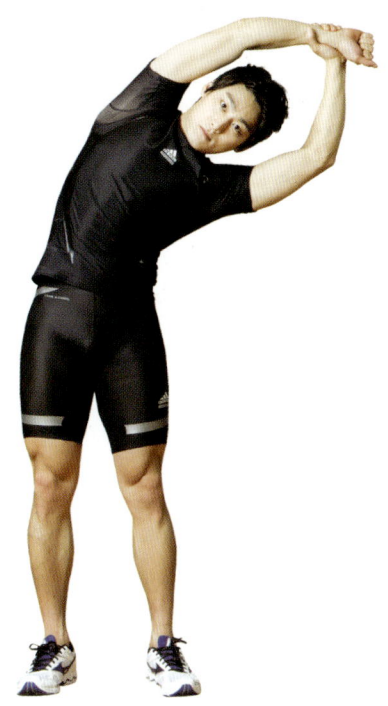

1 두 발을 어깨너비로 벌리고 서서 양손을 깍지 낀다. 천천히 등을 둥글리면서 깍지 낀 손을 앞으로 쭉 뻗는다.

2 한 손으로 다른 쪽 손목을 잡고 상체를 옆으로 기울이면서 손목을 잡아당긴다. 좌우 실시.

등 운동 실행 포인트

1 컨벤셔널 데드 리프트 → 친업 → 덤벨 로우 → 랫 풀 다운 → 밴드 시티드 로우 → 백 익스텐션 순으로 실시한다. 초보의 경우, 먼저 백 익스텐션으로 허리 근육을 풀어준 후, 데드 리프트나 덤벨 로우를 실시해도 좋다.
2 세트 간 휴식은 1분, 동작 간 휴식은 2분을 초과하지 않는다. 서서 등 스트레칭을 하며 휴식을 취한다.
3 근육을 수축하는 동작에서 숨을 내쉬고, 이완하는 동작에서 들이마신다. 등 운동에서는 팔꿈치가 몸 뒤쪽으로 향할 때 숨을 내쉬고 제자리로 돌아올 때 들이마신다.
4 척추에 상해를 입을 수 있으므로 동작 중에는 허리를 항상 아치 형태로 유지한다.
5 등 근육에 정확한 자극을 주기 위해 팔을 당기는 동작은 조금 빨리, 원래 위치로 팔을 펴는 동작은 천천히 실시한다.
6 승모근과 팔 근육에 지나치게 힘이 들어가지 않도록 등 부위에만 집중한다. 동작 중 정확히 목표 부위에 자극이 느껴지는지 확인한다.

등 곧게 세워 바벨 들고 앉기
컨벤셔널 데드 리프트

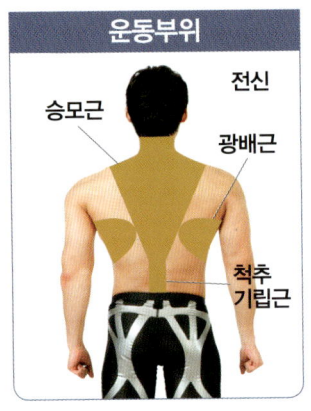

운동부위: 승모근, 광배근, 척추기립근, 전신

✚ **운동효과**
'운동의 왕'이라고 불릴 정도로 다리와 등의 근력을 강화하는 데 효과적이다. 무거운 중량을 들려면 전신의 많은 근육들이 사용되므로 전반적인 근육 발달에 큰 도움이 된다.

✚ **시작자세**
양발을 어깨너비로 벌리고 앉아 바벨을 정강이까지 당긴다. 시선은 정면을 향하고 등을 곧게 편 채 상체를 45도로 숙인다.

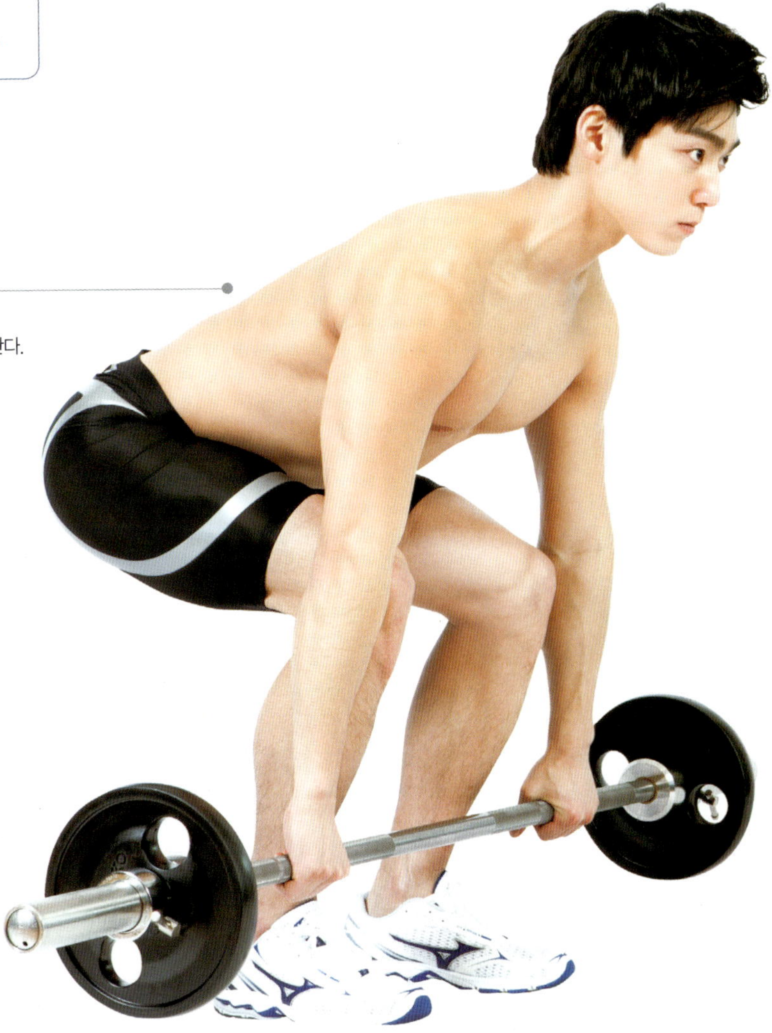

Point
등은 항상 곧게 유지한다.

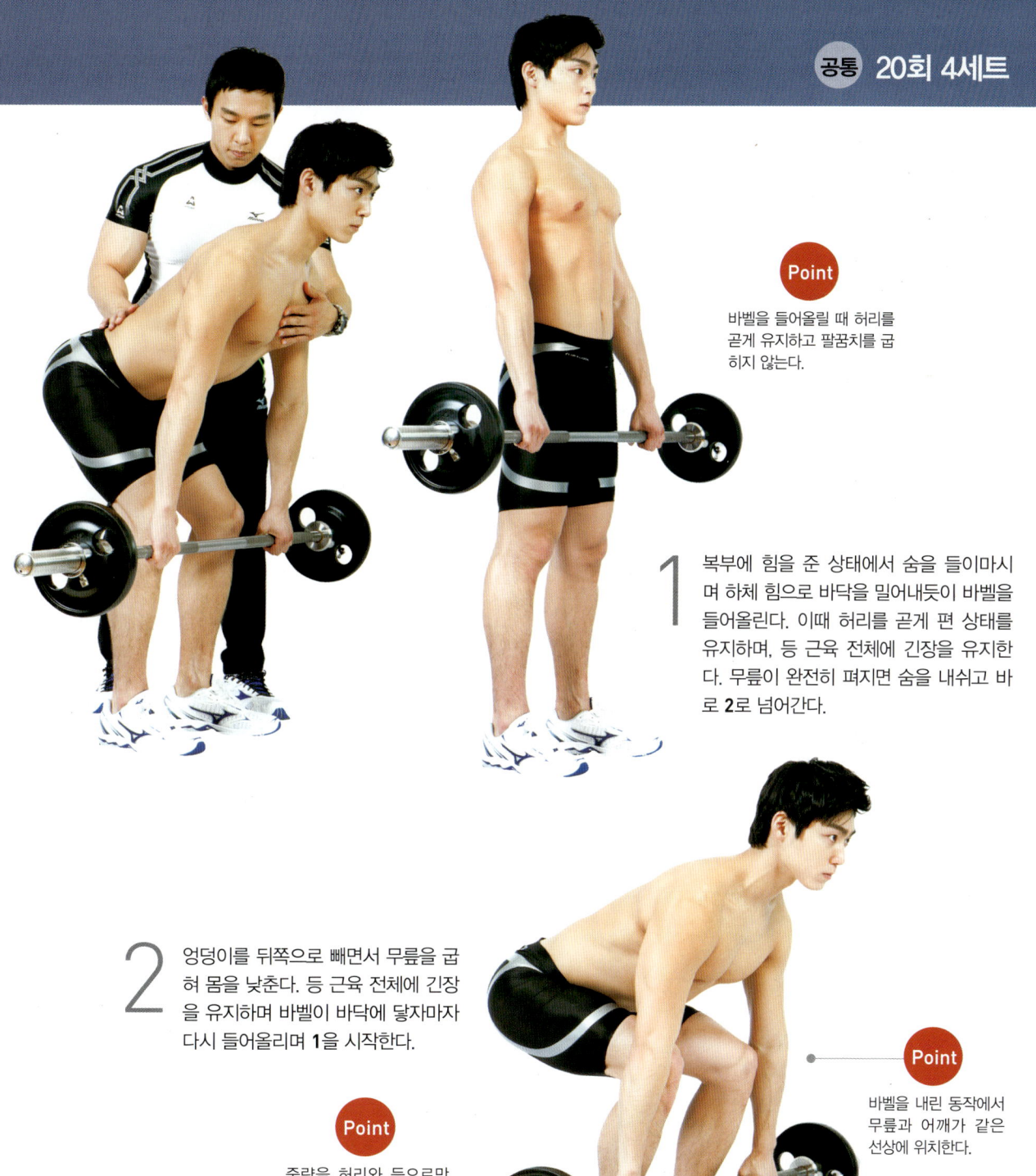

공통 **20회 4세트**

Point
바벨을 들어올릴 때 허리를 곧게 유지하고 팔꿈치를 굽히지 않는다.

1 복부에 힘을 준 상태에서 숨을 들이마시며 하체 힘으로 바닥을 밀어내듯이 바벨을 들어올린다. 이때 허리를 곧게 편 상태를 유지하며, 등 근육 전체에 긴장을 유지한다. 무릎이 완전히 펴지면 숨을 내쉬고 바로 **2**로 넘어간다.

2 엉덩이를 뒤쪽으로 빼면서 무릎을 굽혀 몸을 낮춘다. 등 근육 전체에 긴장을 유지하며 바벨이 바닥에 닿자마자 다시 들어올리며 **1**을 시작한다.

Point
중량을 허리와 등으로만 버티지 말고 하체 힘을 적절히 이용한다.

Point
바벨을 내린 동작에서 무릎과 어깨가 같은 선상에 위치한다.

등

바에 매달려 상체 끌어올리기
친업

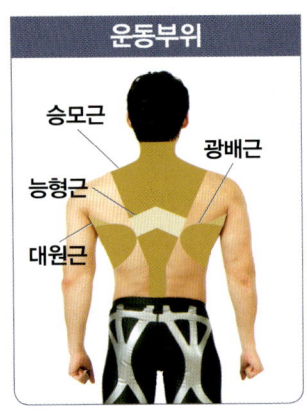

운동부위: 승모근, 능형근, 광배근, 대원근

Point 턱을 들고 동작을 실시한다.

Point 어깨에 힘을 빼고 등 근육을 늘려준다.

✚운동효과
몸에서 가장 큰 근육인 등 근육을 전체적으로 발달시키는 운동이다. 특히 등 라인을 결정하는 대원근과 광배근에 큰 자극을 주므로 남자들이 갖고 싶어 하는 역삼각형의 넓고 선명한 등 근육을 만드는 데 필수적이다.

✚시작자세
두 팔을 어깨너비보다 약간 넓게 벌리고 손등이 얼굴을 향하도록 철봉을 잡는다. 팔을 곧게 펴고 매달린다.

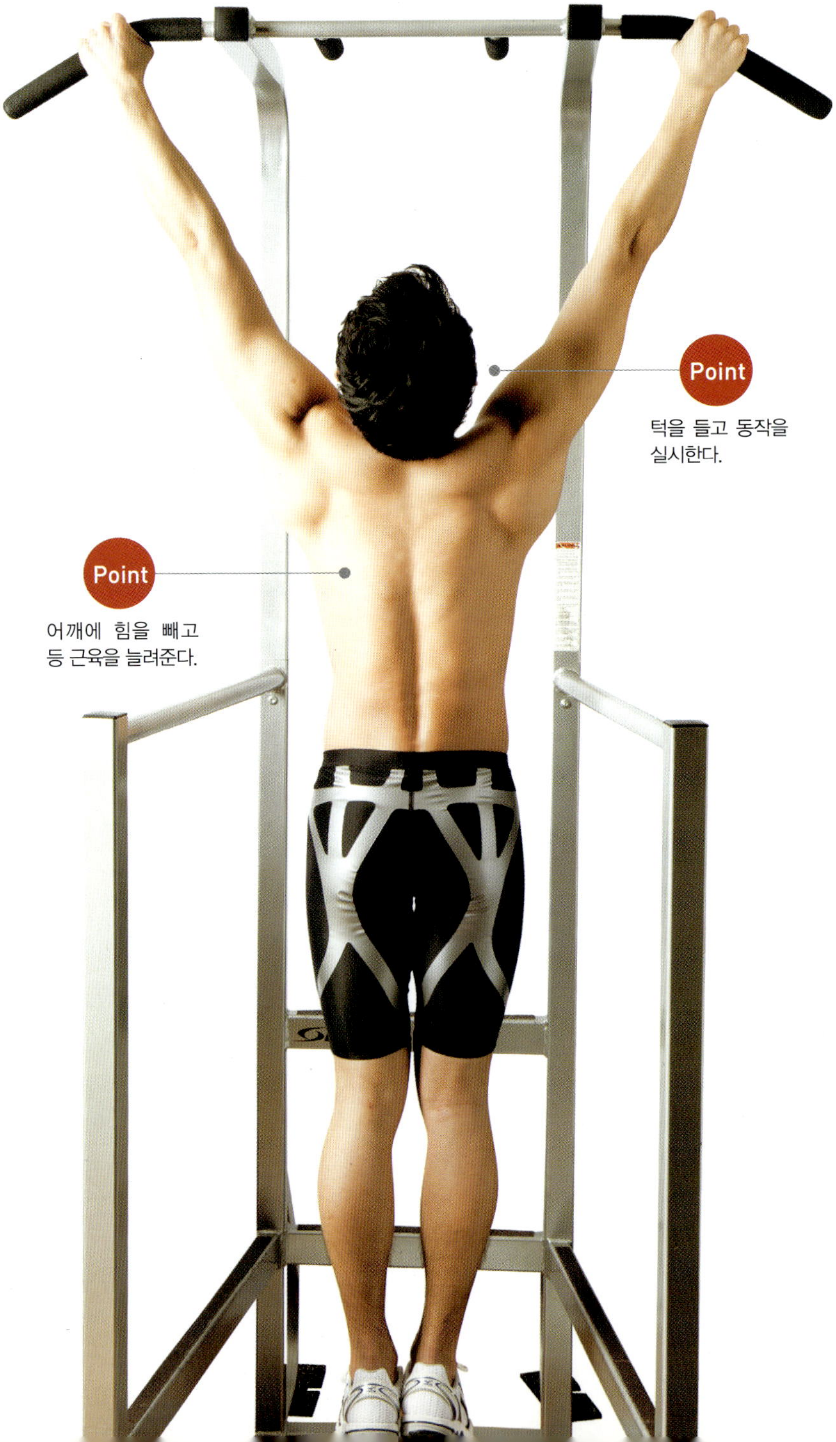

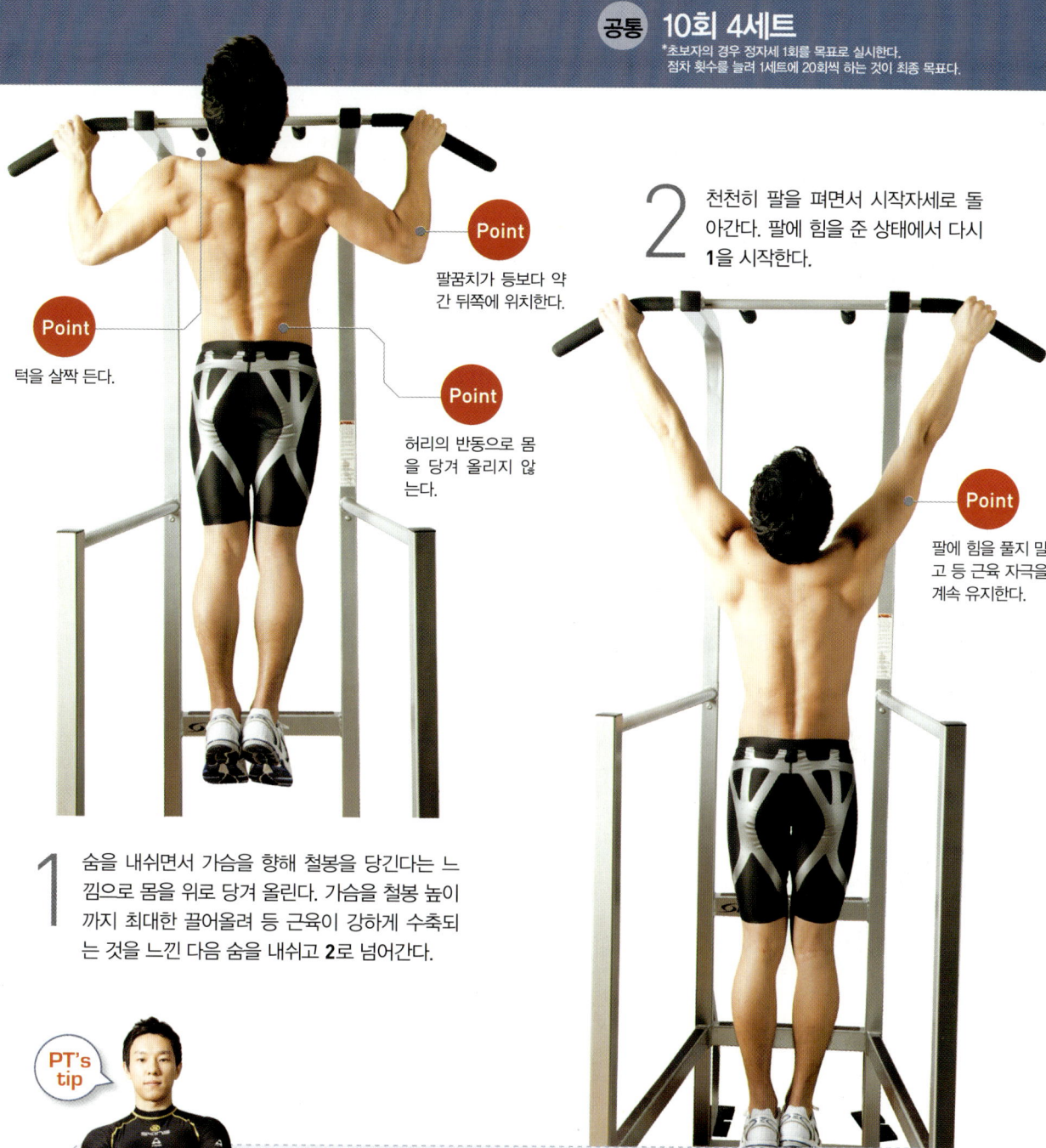

공통 **10회 4세트**
*초보자의 경우 정자세 1회를 목표로 실시한다.
점차 횟수를 늘려 1세트에 20회씩 하는 것이 최종 목표다.

Point 턱을 살짝 든다.

Point 팔꿈치가 등보다 약간 뒤쪽에 위치한다.

Point 허리의 반동으로 몸을 당겨 올리지 않는다.

2 천천히 팔을 펴면서 시작자세로 돌아간다. 팔에 힘을 준 상태에서 다시 **1**을 시작한다.

Point 팔에 힘을 풀지 말고 등 근육 자극을 계속 유지한다.

1 숨을 내쉬면서 가슴을 향해 철봉을 당긴다는 느낌으로 몸을 위로 당겨 올린다. 가슴을 철봉 높이까지 최대한 끌어올려 등 근육이 강하게 수축되는 것을 느낀 다음 숨을 내쉬고 **2**로 넘어간다.

PT's tip
친업과 턱걸이를 같은 운동이라고 착각하기 쉽다. 턱걸이는 체력 발달을 위해 반복 횟수를 높이는 것에 목적을 두지만, 친업은 등 근육 발달이 목적이다. 따라서 몸을 끌어올릴 때 팔이나 복부의 힘을 사용하지 않도록 주의하고 등 근육에만 집중한다.

등

45도 각도로 덤벨 당겨 들기
덤벨 로우

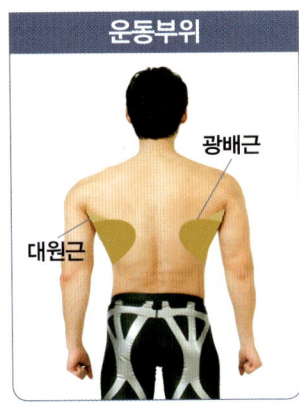
운동부위 — 광배근, 대원근

+운동효과
등 근육 운동에 빠질 수 없는 대표적인 운동으로 추성훈처럼 두꺼운 등 근육을 만들 수 있다. 주로 광배근과 대원근을 발달시키지만 덤벨을 들어올리는 각도에 따라 승모근에 자극을 집중시킬 수 있다. 동작이 익숙해지면 덤벨 각도로 자극 부위를 변화시켜본다.

+시작자세
양손에 덤벨을 잡고 다리를 어깨너비로 벌린다. 무릎을 약간 구부려 자연스러운 자세를 유지한 후, 등을 곧게 펴서 45도 정도 기울인다.

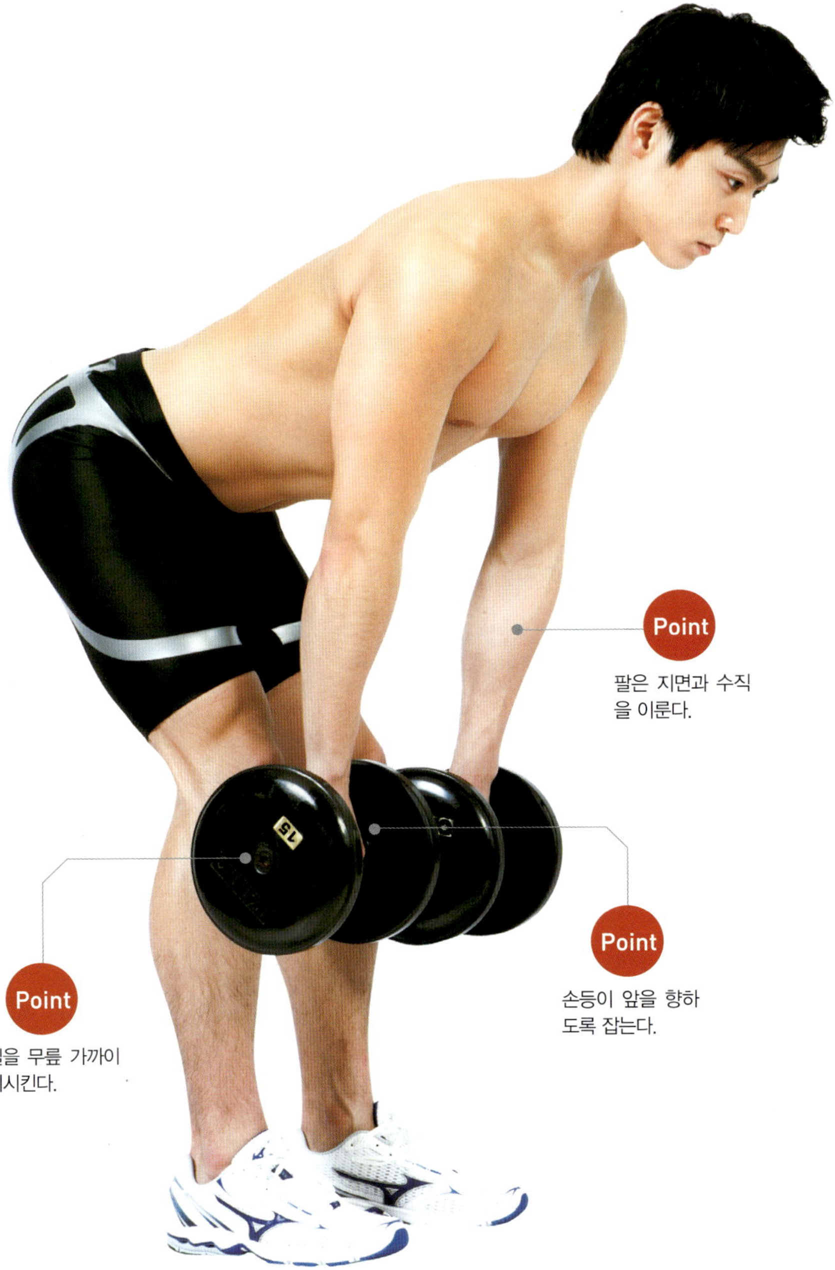

Point — 팔은 지면과 수직을 이룬다.

Point — 덤벨을 무릎 가까이 위치시킨다.

Point — 손등이 앞을 향하도록 잡는다.

공통 20회 4세트

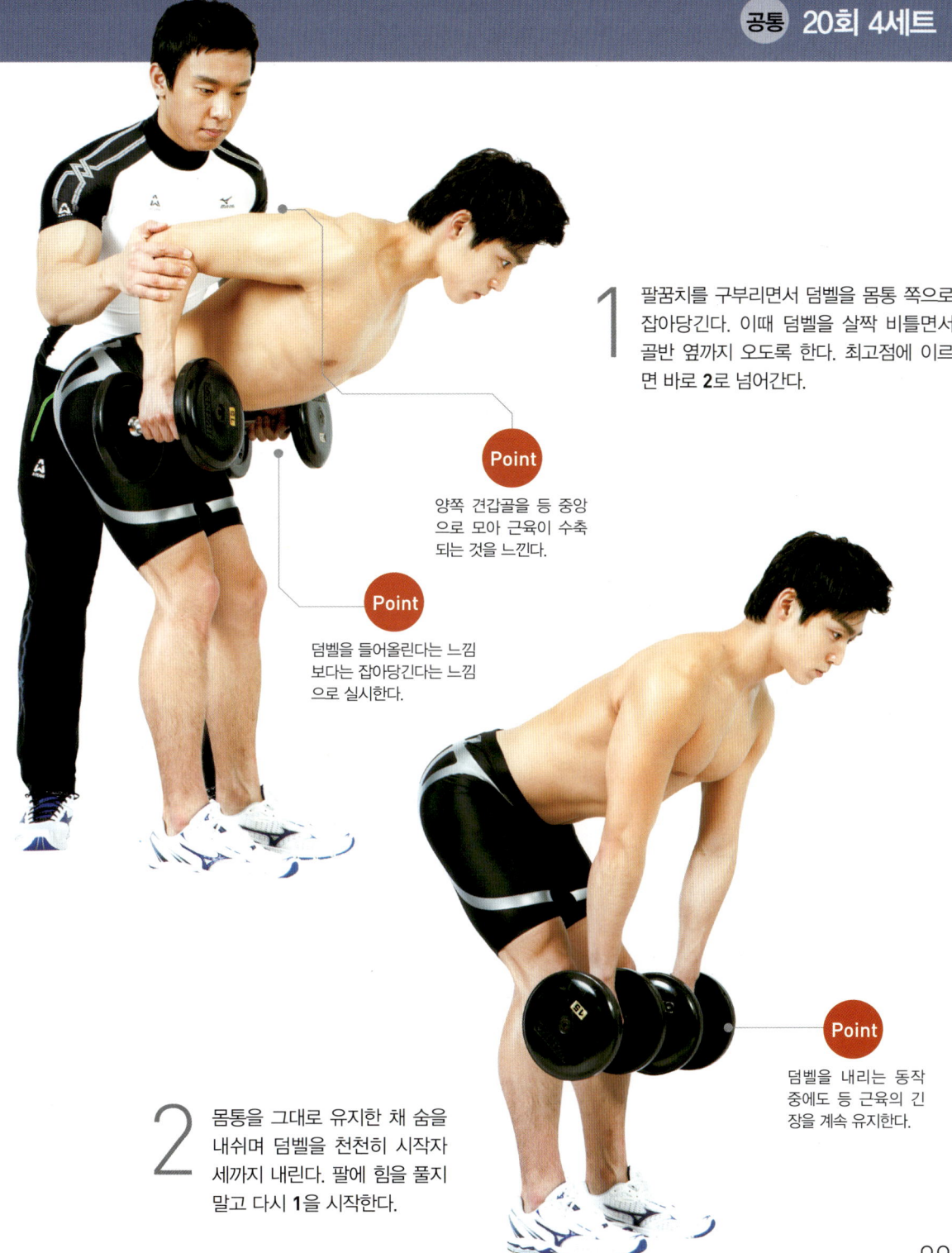

1 팔꿈치를 구부리면서 덤벨을 몸통 쪽으로 잡아당긴다. 이때 덤벨을 살짝 비틀면서 골반 옆까지 오도록 한다. 최고점에 이르면 바로 **2**로 넘어간다.

Point 양쪽 견갑골을 등 중앙으로 모아 근육이 수축되는 것을 느낀다.

Point 덤벨을 들어올린다는 느낌보다는 잡아당긴다는 느낌으로 실시한다.

2 몸통을 그대로 유지한 채 숨을 내쉬며 덤벨을 천천히 시작자세까지 내린다. 팔에 힘을 풀지 말고 다시 **1**을 시작한다.

Point 덤벨을 내리는 동작 중에도 등 근육의 긴장을 계속 유지한다.

밴드 등 뒤로 당기기
밴드 시티드 로우

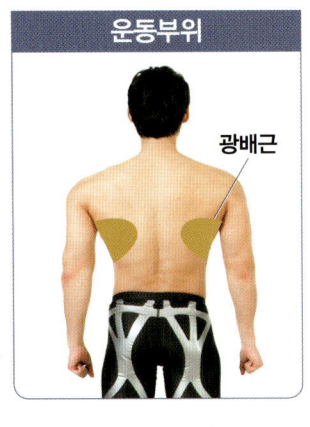

운동부위: 광배근

+ 운동효과
등 근육에서 가장 넓은 부위를 차지하는 광배근을 집중적으로 발달시키는 운동으로 역삼각형 등을 만들기 위해서 반드시 실시해야 한다. 운동 강도를 높이기 위해 밴드를 접어서 사용하거나 여러 개를 겹쳐서 사용하면 더 큰 효과를 볼 수 있다.

+ 시작자세
기둥에 허리 높이로 밴드를 걸고 양손으로 잡은 다음 기마자세를 취한다.

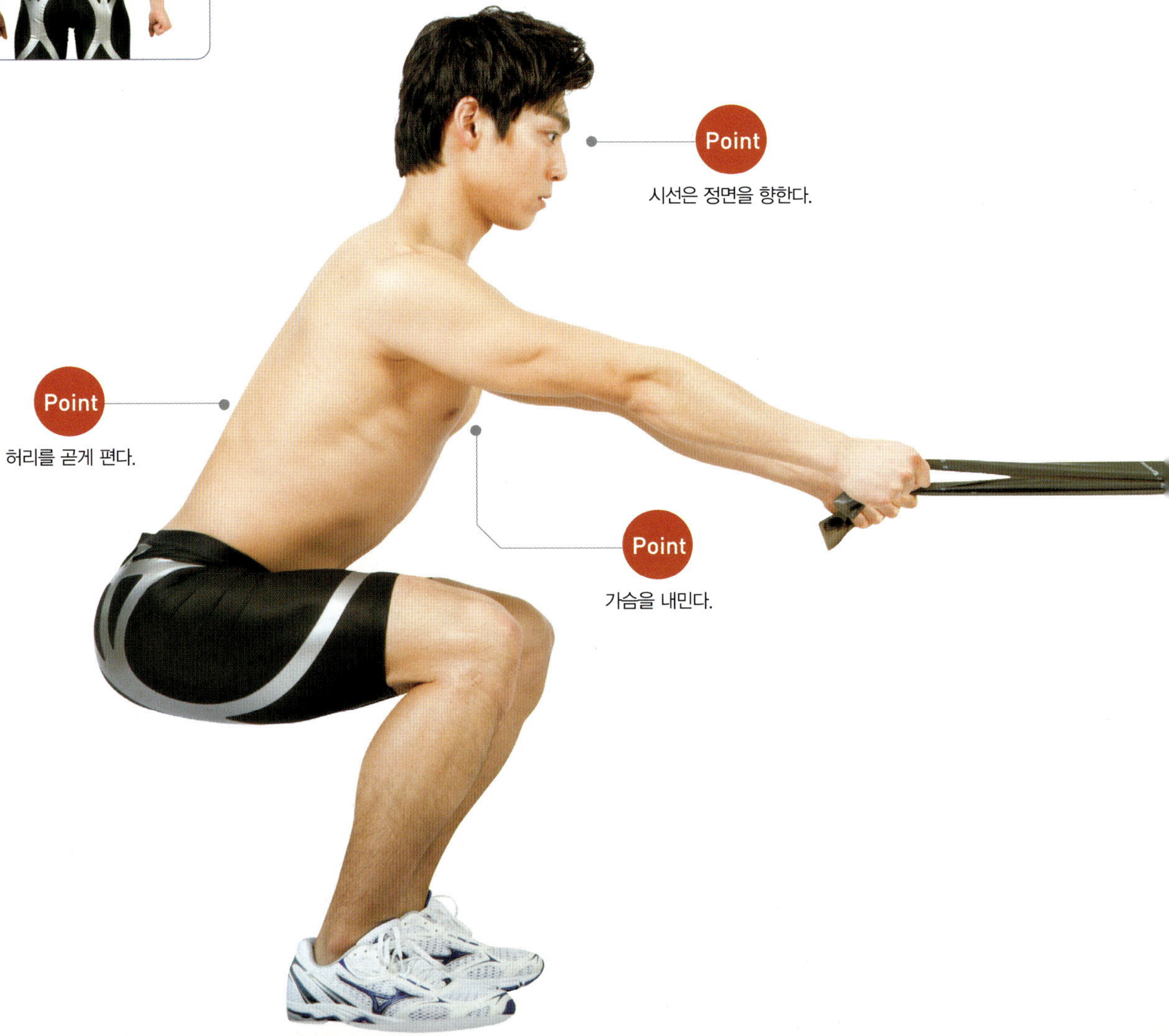

Point 시선은 정면을 향한다.

Point 허리를 곧게 편다.

Point 가슴을 내민다.

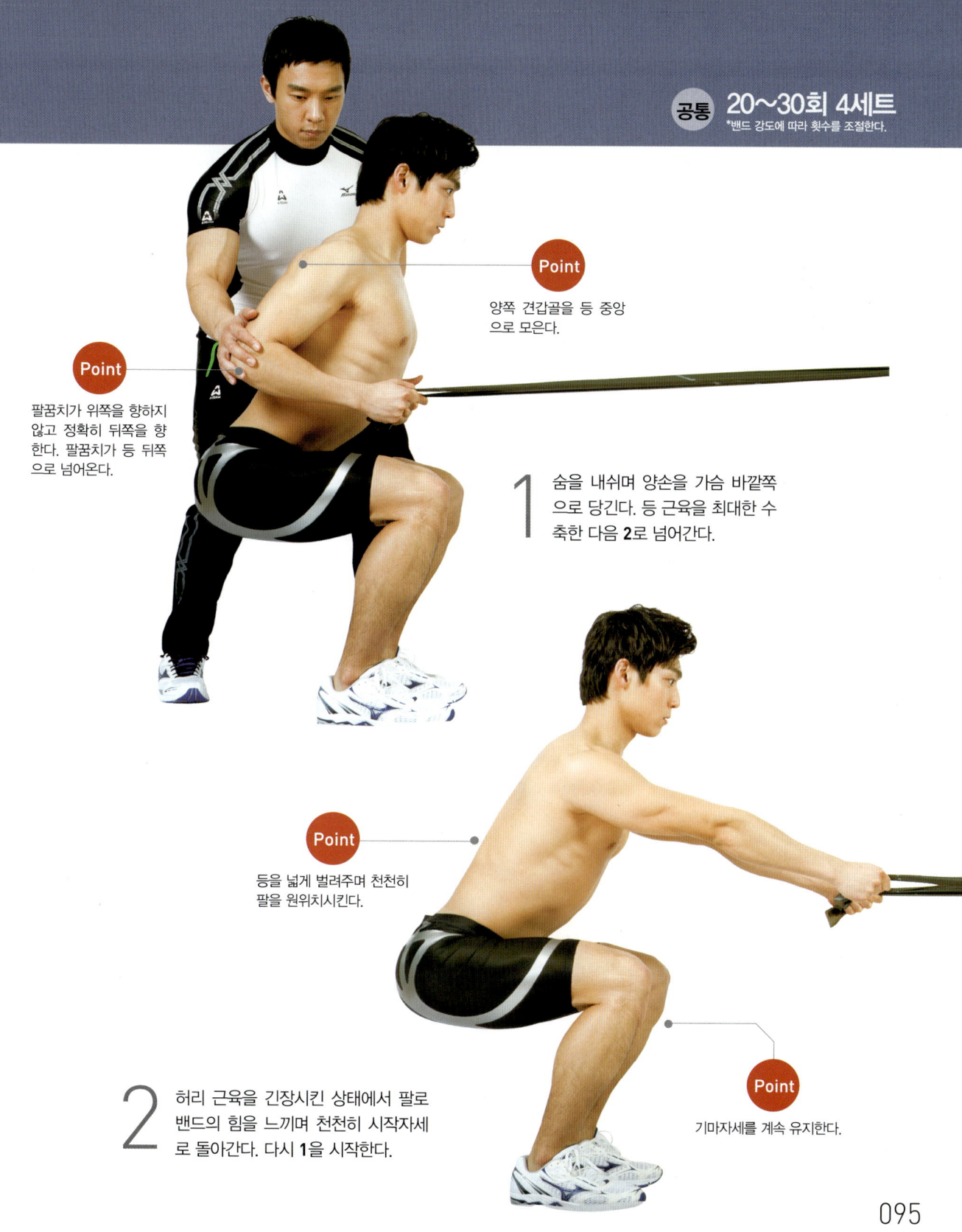

등 ▸ 엎드려 등 곧게 세우기
백 익스텐션

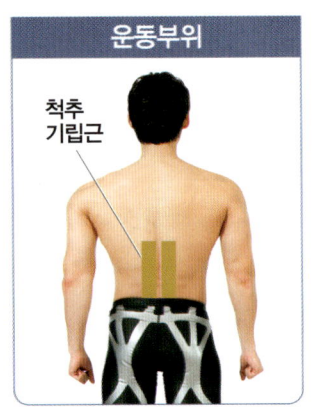

운동부위 — 척추기립근

+ 운동효과
등 아래, 허리 쪽에 위치한 척추기립근을 단련한다. 벨트 라인 바로 위와 11자 모양 근육을 발달시키므로, 청바지를 입었을 때 멋진 뒤태를 완성할 수 있다. 이와 함께 엉덩이를 탄력 있게 만들어주는 효과도 있다.

+ 시작자세
바닥에 엎드려 양손을 귀 옆에 대고 발끝을 바닥에 붙인다.

Point
전신에 힘을 빼고 편한 자세로 엎드린다.

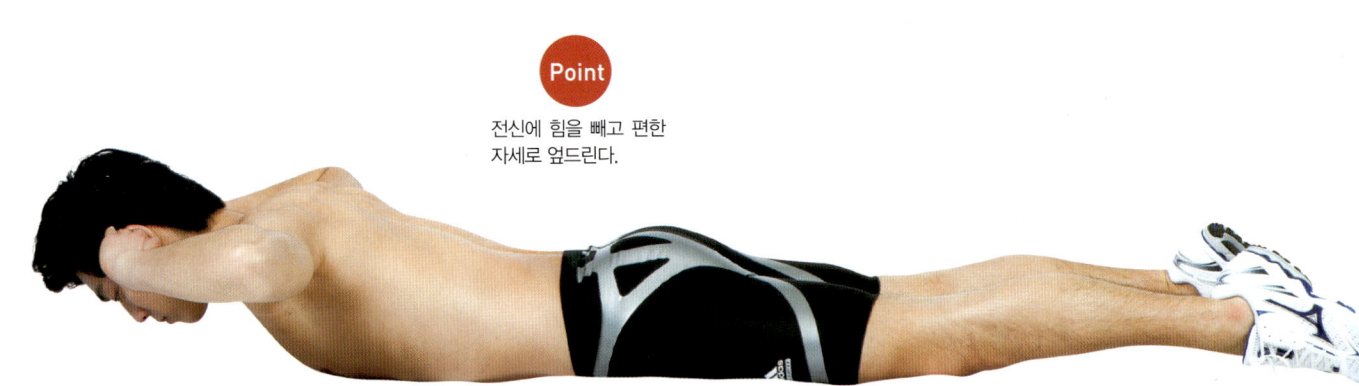

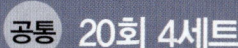

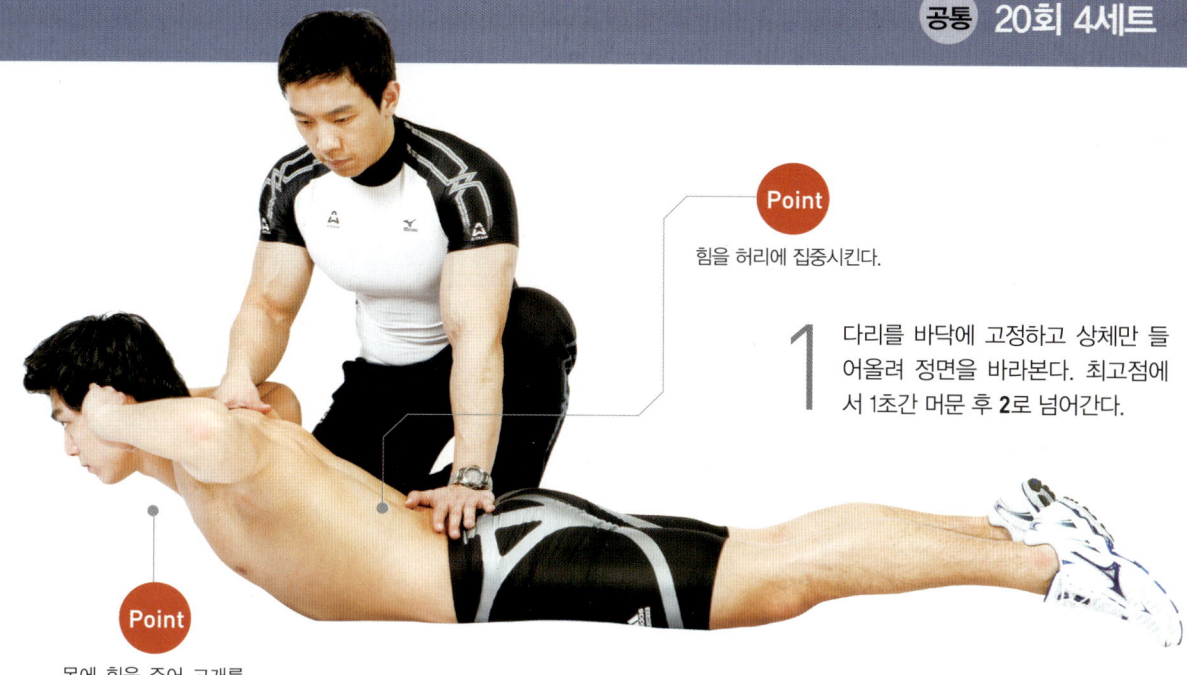

Point 힘을 허리에 집중시킨다.

1 다리를 바닥에 고정하고 상체만 들어올려 정면을 바라본다. 최고점에서 1초간 머문 후 **2**로 넘어간다.

Point 목에 힘을 주어 고개를 뒤로 젖히지 않는다.

Point 동작 중 발끝이 지면에서 떨어지지 않도록 밀착시킨다.

2 숨을 내쉬면서 등의 하부와 허리에 자극을 느끼며 천천히 시작자세로 돌아온다. 다시 **1**을 시작한다.

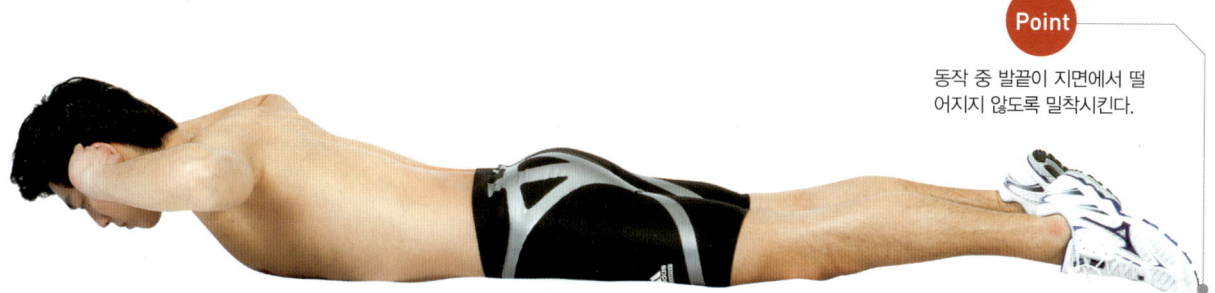

PT's tip

동작 중 상체를 무리하게 들어올리면 허리 부상을 유발하거나 척추에 무리를 줄 수 있다. 자신의 유연성과 근력 상태를 고려해 상체를 들어올리는 범위를 조절한다. 동작이 적응되면 천천히 더 높이 들어올린다.

등 > 손으로 머신 잡아당기기
랫 풀 다운

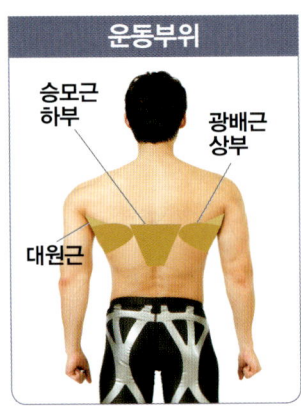

운동부위
- 승모근 하부
- 광배근 상부
- 대원근

＋운동효과
등 근육을 전체적으로 발달시켜주는 친업의 효과를 머신을 이용해서 얻을 수 있다. 등 운동 머신 중 가장 효과적으로 등 근육을 발달시켜준다.

＋시작자세
어깨너비보다 넓게 손잡이를 잡고 좌석에 앉는다. 허벅지 위쪽을 패드에 댄다.

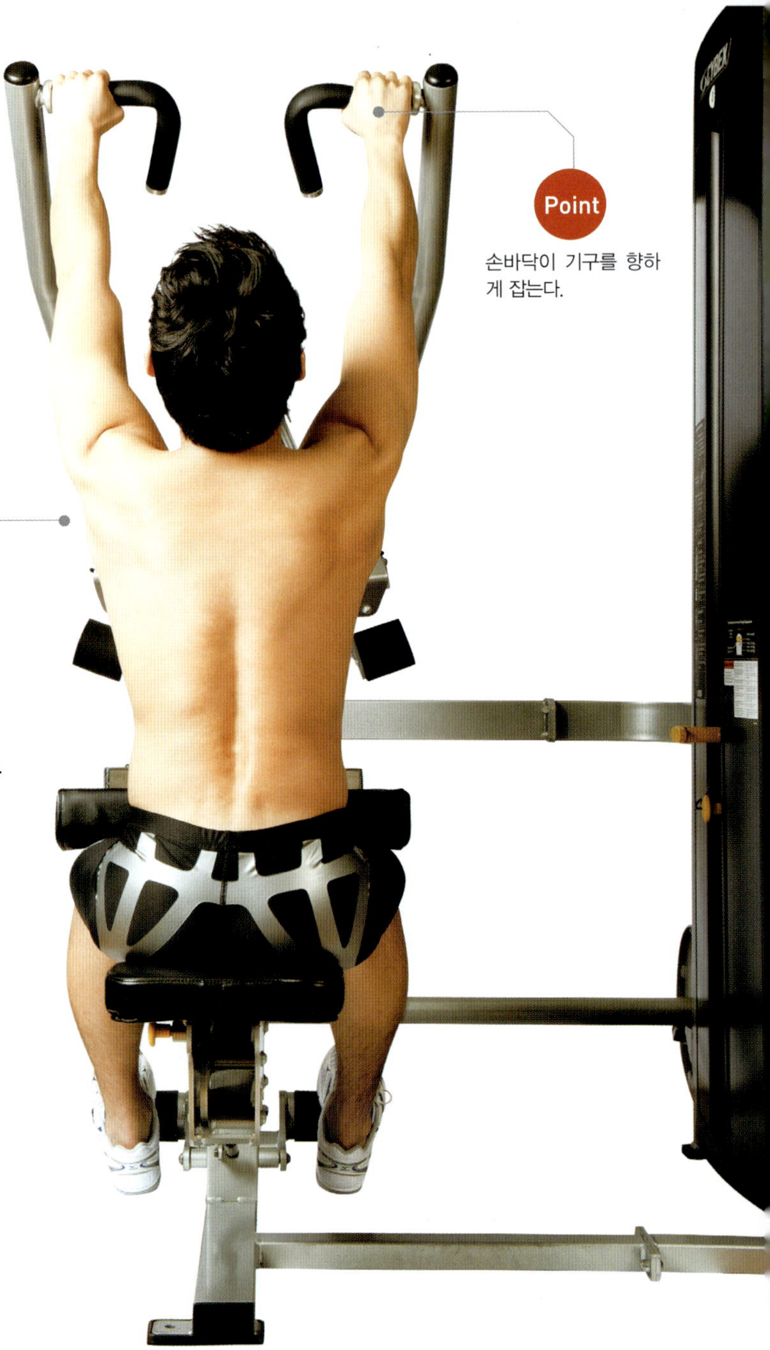

Point 손바닥이 기구를 향하게 잡는다.

Point 몸과 팔을 곧게 편다.

공통 20회 ➡ 15회 ➡ 12회 ➡ 8회

Point
팔꿈치는 등 뒤에 위치한다.

1 숨을 크게 내쉬면서 가슴 윗부분까지 손잡이를 끌어내린다. 근육이 강하게 수축되는 것을 느낀 다음 바로 **2**로 넘어간다.

Point
등 근육을 천천히 이완시킨다.

2 숨을 내쉰 다음 천천히 시작자세로 돌아간다. 숨을 마시고 다시 **1**을 시작한다.

099

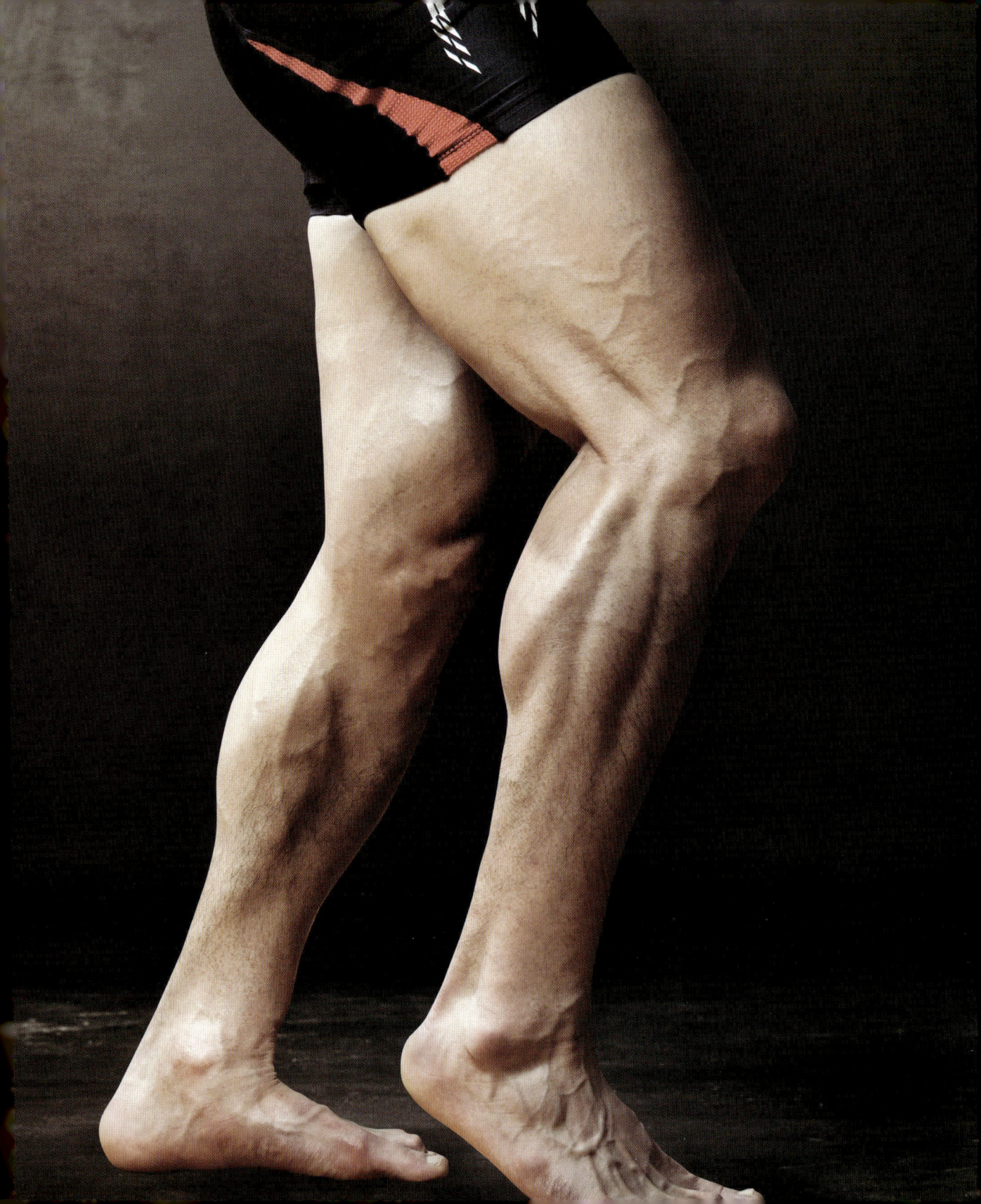

누구보다 강한 남자라는 증명
하체

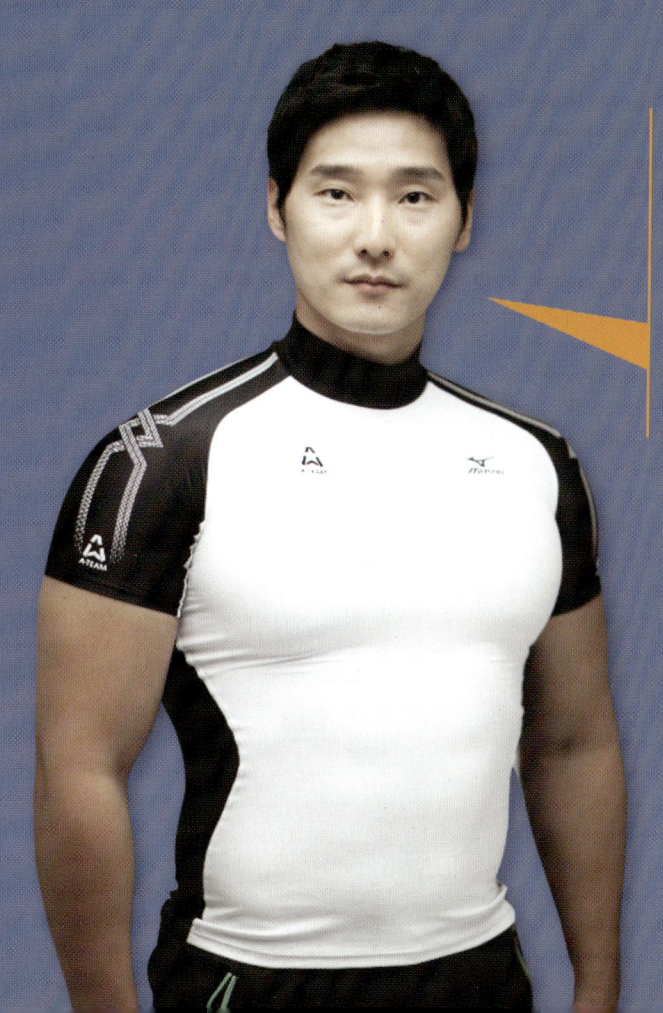

사람들은 하체보다 상체를 발달시키는 운동에 많은 시간을 투자합니다. 그러나 우람한 팔뚝, 선명한 복근, 넓은 어깨를 꿈꾼다면 우선 하체 근육을 발달시켜야 합니다. 하체는 우리 몸의 근육 중 절반이 자리하고 있는 매우 중요한 부위로, 하체의 힘이 뒷받침되어야 상체 운동 효과도 극대화할 수 있습니다.
그리고 엉덩이가 탄탄하게 올라붙어야 다리가 길어 보인다는 사실도 잊지 마세요.

– K 트레이너

하체 운동 목표 부위

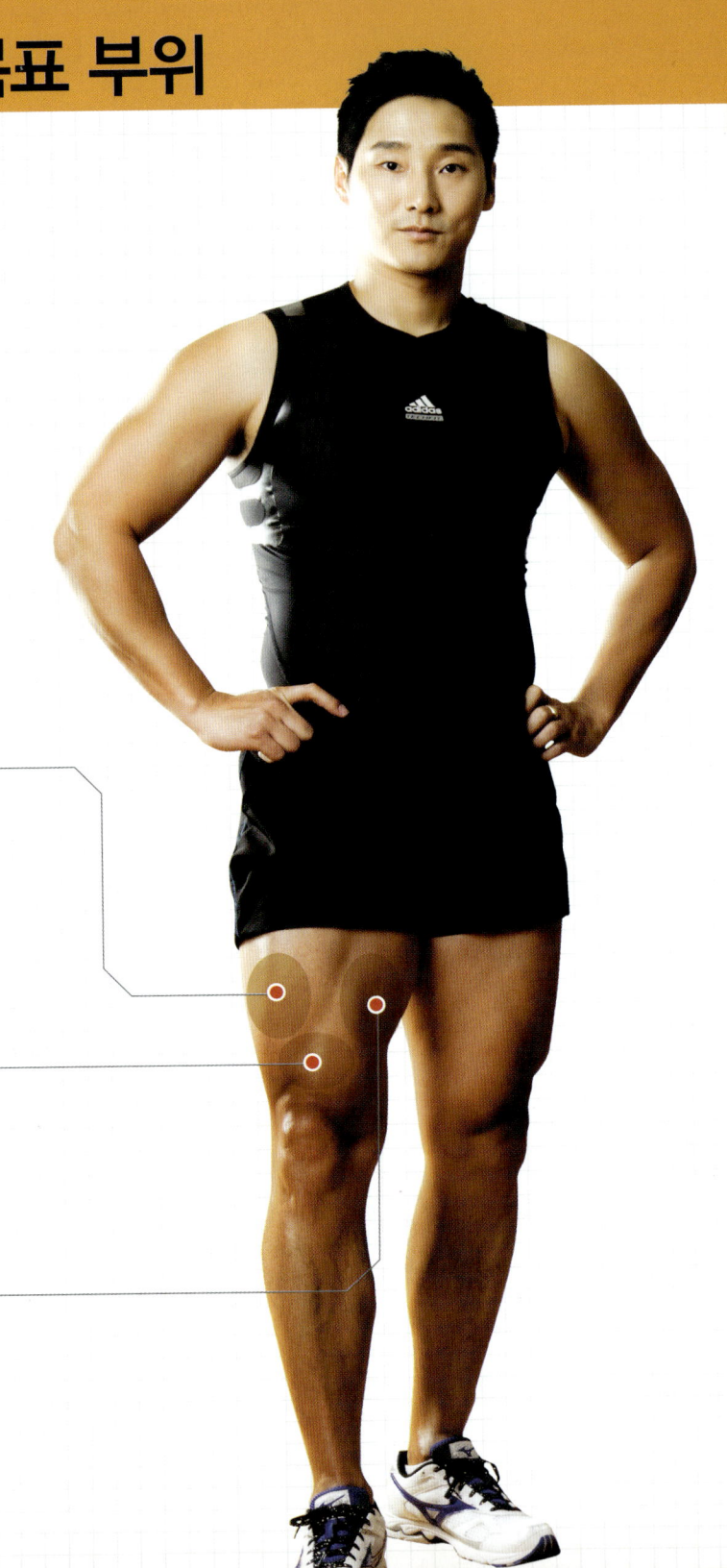

하체 전체 하체 근육을 전체적으로 발달시키면 처진 엉덩이가 올라붙으면서 다리 라인이 길어 보이는 효과가 있다.
➡ 점프 스쿼트

허벅지 전체 탄력 있고 균형 잡힌 허벅지를 만들려면 허벅지 근육을 전체적으로 자극해주는 운동이 필요하다.
➡ 바벨 스쿼트, 덤벨 런지

허벅지 바깥쪽 엉덩이에서 허벅지로 이어지는 바깥 라인을 다듬어준다. 탄력 있는 엉덩이와 탄탄한 허벅지로 이어지는 라인에 맵시가 생긴다.
➡ 사이드 런지 스윙

허벅지 앞쪽 바지를 입었을 때 허벅지의 볼륨감을 좌우하는 근육이다. 탄탄하면서도 볼륨 있는 허벅지를 목표로 운동을 실시한다.
➡ 머신 레그 익스텐션

허벅지 안쪽 흔히 허벅지는 남성의 힘을 상징하지만, 더 구체적으로는 허벅지 안쪽 근육이 성적 능력과 연관 있다. 허벅지 안쪽을 단련하면 스태미나를 향상시킬 수 있다.
➡ 와이드 스쿼트

하체 스트레칭

세트가 끝날 때마다 동작당 10초씩 실시한다.

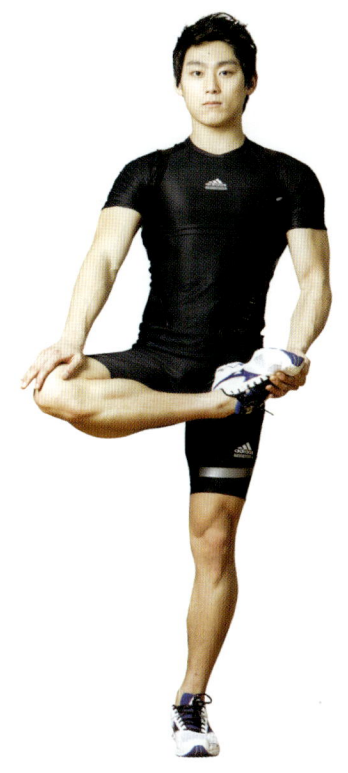

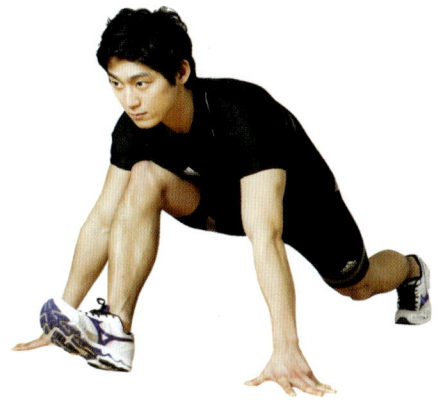

1 한쪽 다리를 옆으로 접어 올리고 반대쪽 손으로 발등을 잡는다. 다른 손으로 접어 올린 무릎을 지긋이 눌러준다. 좌우 실시.

2 양손으로 바닥을 짚고 양발을 앞뒤로 벌린다. 앞으로 내민 발은 뒤꿈치로, 뒤로 뻗은 발은 앞부분으로 바닥을 짚고 다리를 앞뒤로 늘려준다. 엉덩이가 낮을수록 고관절이 스트레칭된다. 좌우 실시.

하체 운동 실행 포인트

1 머신 레그 익스텐션 → 바벨 스쿼트 → 와이드 스쿼트 → 덤벨 런지 → 점프 스쿼트 → 사이드 런지 스윙 순으로 실시한다.
2 하체 운동을 실시할 때는 무거운 중량을 다루게 되므로 준비 운동을 충분히 실시해야 한다. 그렇지 않으면 관절이나 인대에 부상을 입을 수 있다.
3 세트 간 휴식은 1분, 동작 간 휴식은 2분을 초과하지 않는다. 서서 스트레칭을 하며 휴식을 취한다.
4 무릎을 구부리는 동작을 실시할 때는 무릎이 발끝을 넘어 앞으로 나가지 않도록 주의한다. 상해 위험이 있다.
5 다른 부위에 힘이 들어가지 않도록 목표 부위에만 집중한다. 정확히 목표 부위에 자극을 느끼면서 운동한다.
6 그날 컨디션이 좋다고 무리해서 갑자기 중량을 올리지 않는다. 중량을 올릴 때는 단계적으로 올려야 부상을 예방할 수 있다.

하체 | 바벨 어깨에 매고 앉았다 일어나기
바벨 스쿼트

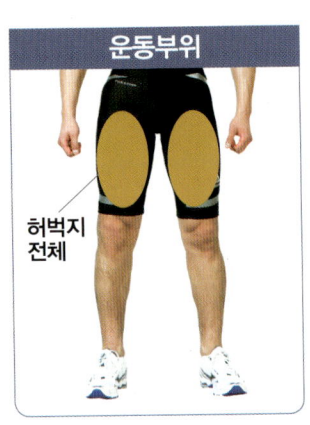

운동부위: 허벅지 전체

Point 동작 중 시선은 약간 위쪽을 향한다.

Point 손바닥이 정면을 향한다.

Point 어깨를 뒤로 젖히고 가슴을 편다.

＋운동효과
하체 운동의 기본으로 리셋에서 연습한 스쿼트의 실전단계라고 할 수 있다. 허벅지 전체 근육과 엉덩이, 허리 근육까지 단련할 수 있는 최고의 운동이다. 기본 스쿼트 동작보다 다리를 좀 더 탄력 있게 만들어준다.

＋시작자세
양발을 어깨너비로 벌리고 발 모양은 11자를 유지한다. 바벨을 어깨에 올려놓고 몸통에 힘을 준 상태로 곧게 선다.

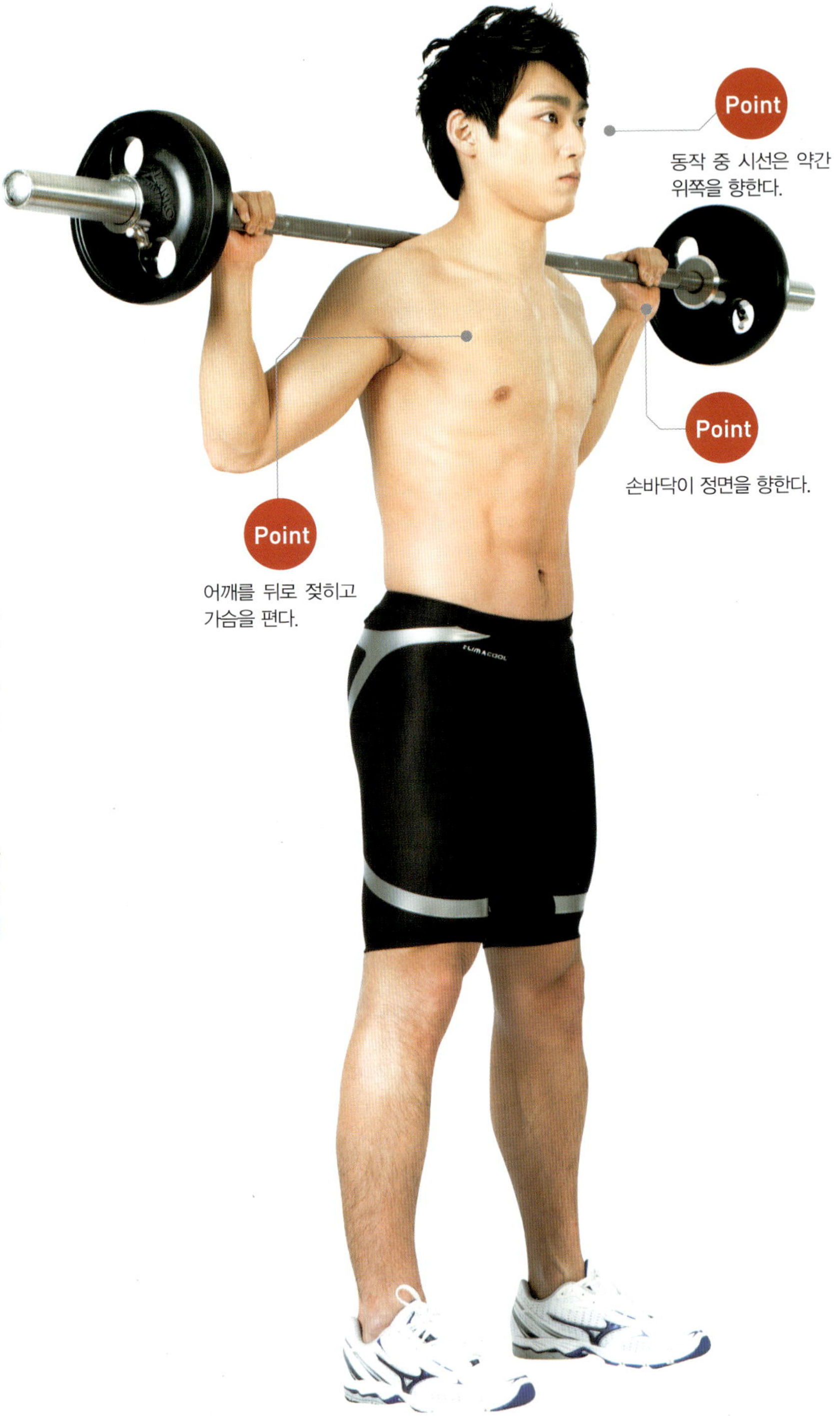

공통 20회 3세트

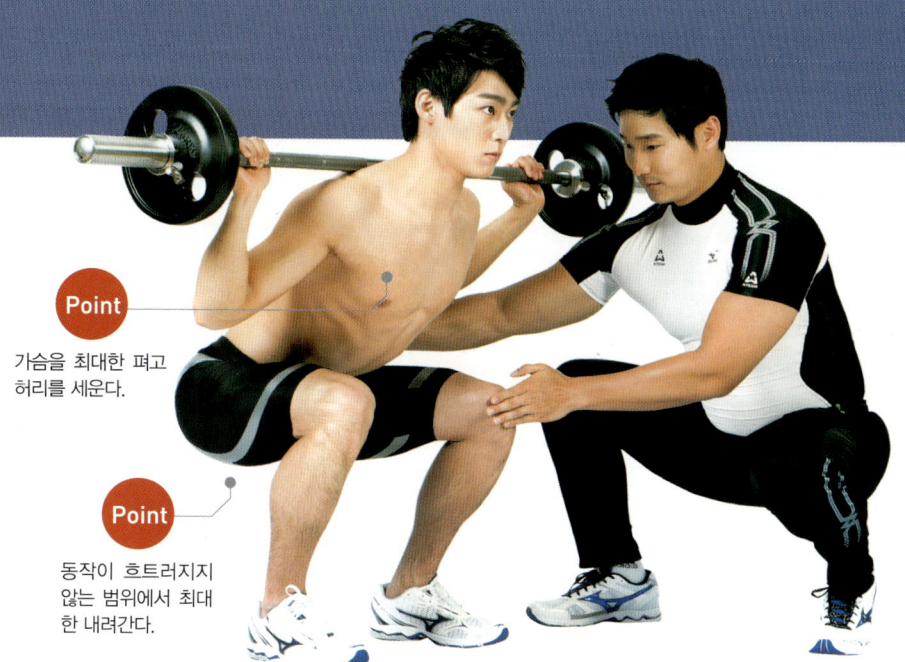

Point 가슴을 최대한 펴고 허리를 세운다.

Point 동작이 흐트러지지 않는 범위에서 최대한 내려간다.

1 의자에 앉듯이 엉덩이를 뒤로 빼면서 몸을 낮춘다. 허벅지가 지면과 수평이 될 때까지 내려간 다음 멈추지 말고 바로 **2**를 시작한다. 단, 엉덩이가 뒤꿈치에 닿을 정도까지 낮게 앉지 않는다.

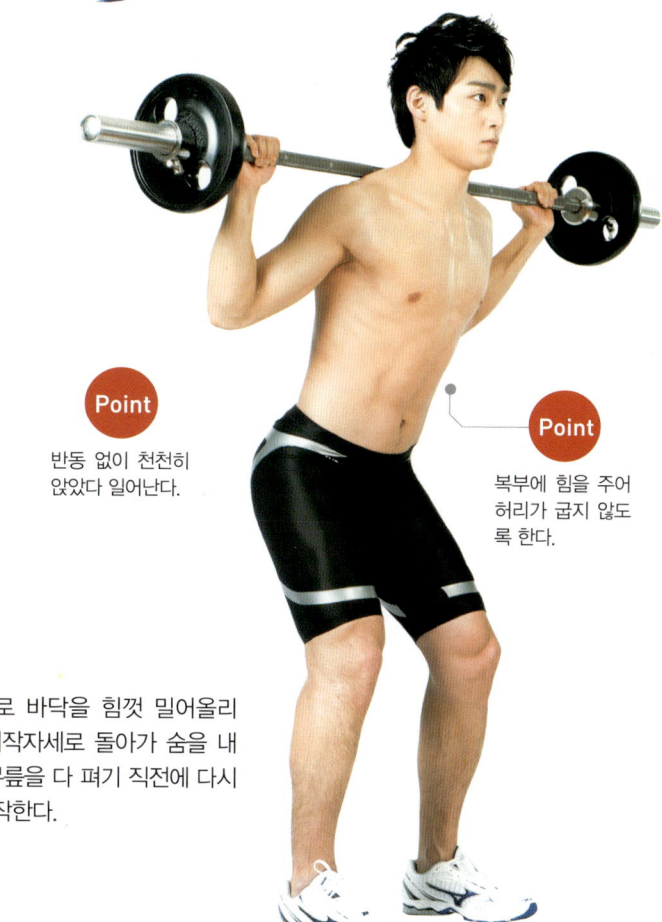

Point 반동 없이 천천히 앉았다 일어난다.

Point 복부에 힘을 주어 허리가 굽지 않도록 한다.

2 뒤꿈치로 바닥을 힘껏 밀어올리면서 시작자세로 돌아가 숨을 내쉰다. 무릎을 다 펴기 직전에 다시 **1**을 시작한다.

하체 | 다리 넓게 벌려 앉았다 일어나기
와이드 스쿼트

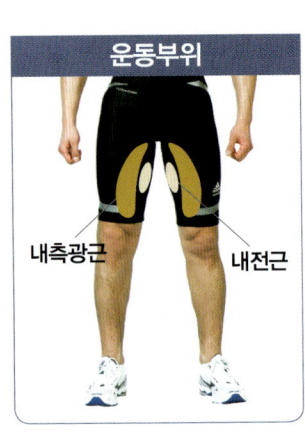

운동부위
- 내측광근
- 내전근

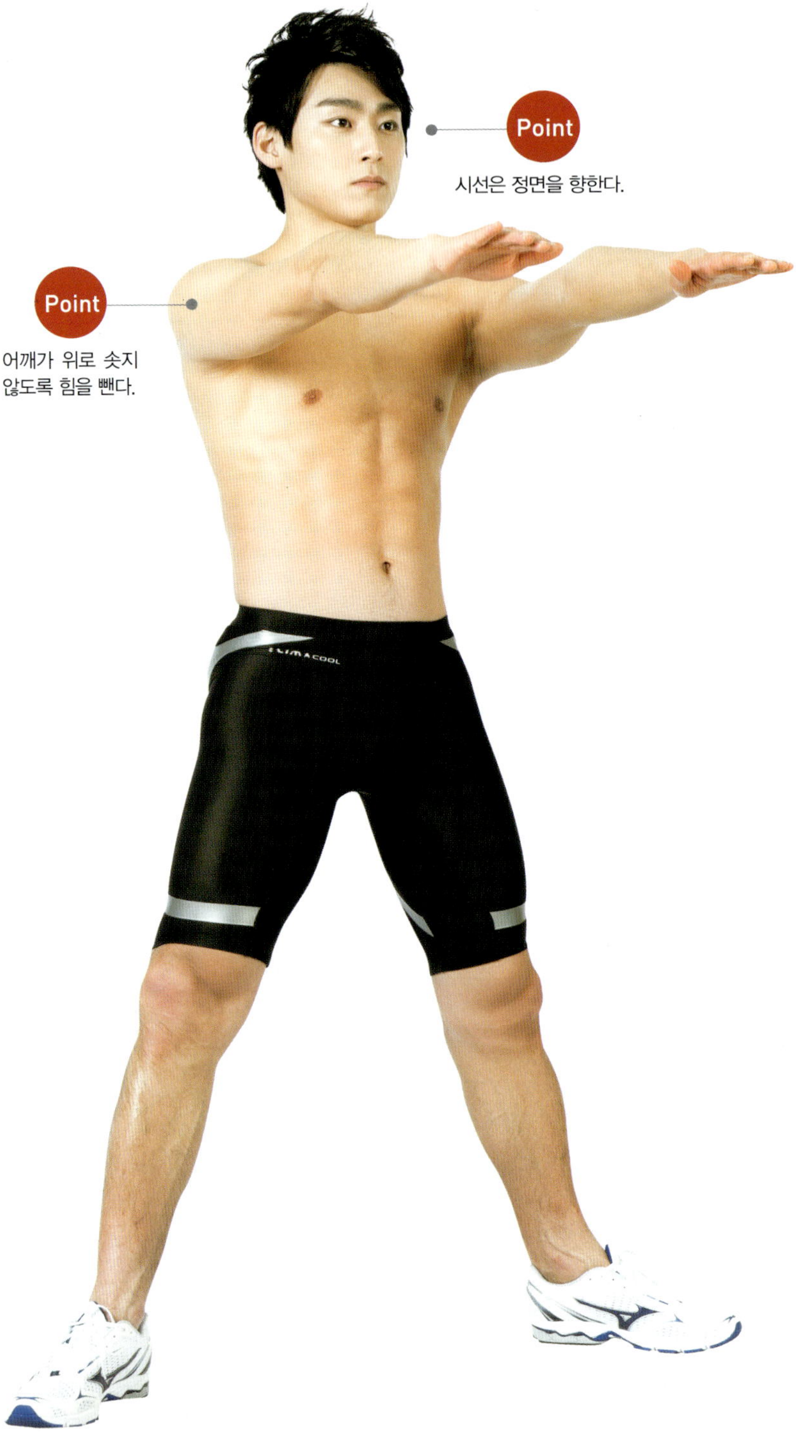

Point 시선은 정면을 향한다.

Point 어깨가 위로 솟지 않도록 힘을 뺀다.

➕ 운동효과
하체 운동을 할 때 허벅지 안쪽 근육을 자극하는 동작은 빠뜨리기 쉬운데, 탄력 있는 허벅지를 위해서는 반드시 필요한 운동이다. 이 동작은 허벅지 안쪽의 체지방 제거에 탁월하고 팔자다리를 11자형으로 만들어준다.

➕ 시작자세
양발을 어깨너비 두 배로 넓게 벌리고 선다. 무릎과 발끝은 바깥쪽으로 약간 더 벌린다. 두 팔을 앞으로 나란히 뻗어 몸의 균형을 잡는다.

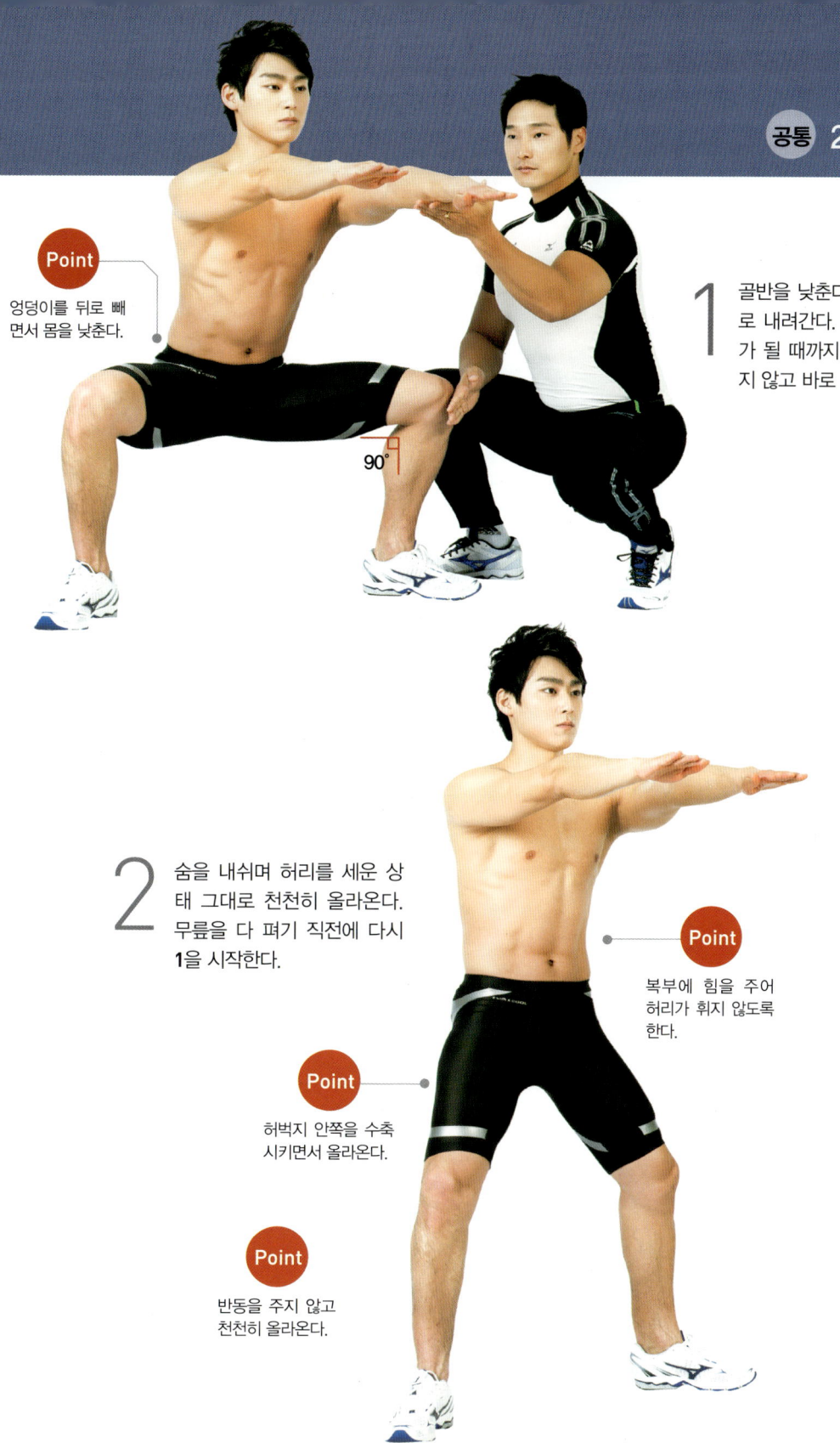

하체 — 덤벨 들고 한 발 앞으로 빼서 앉기
덤벨 런지

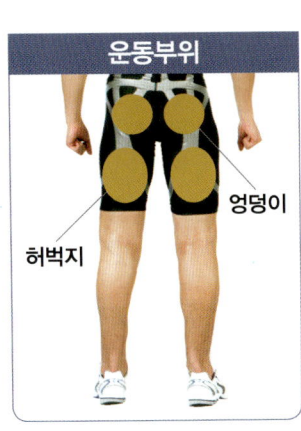

운동부위: 허벅지, 엉덩이

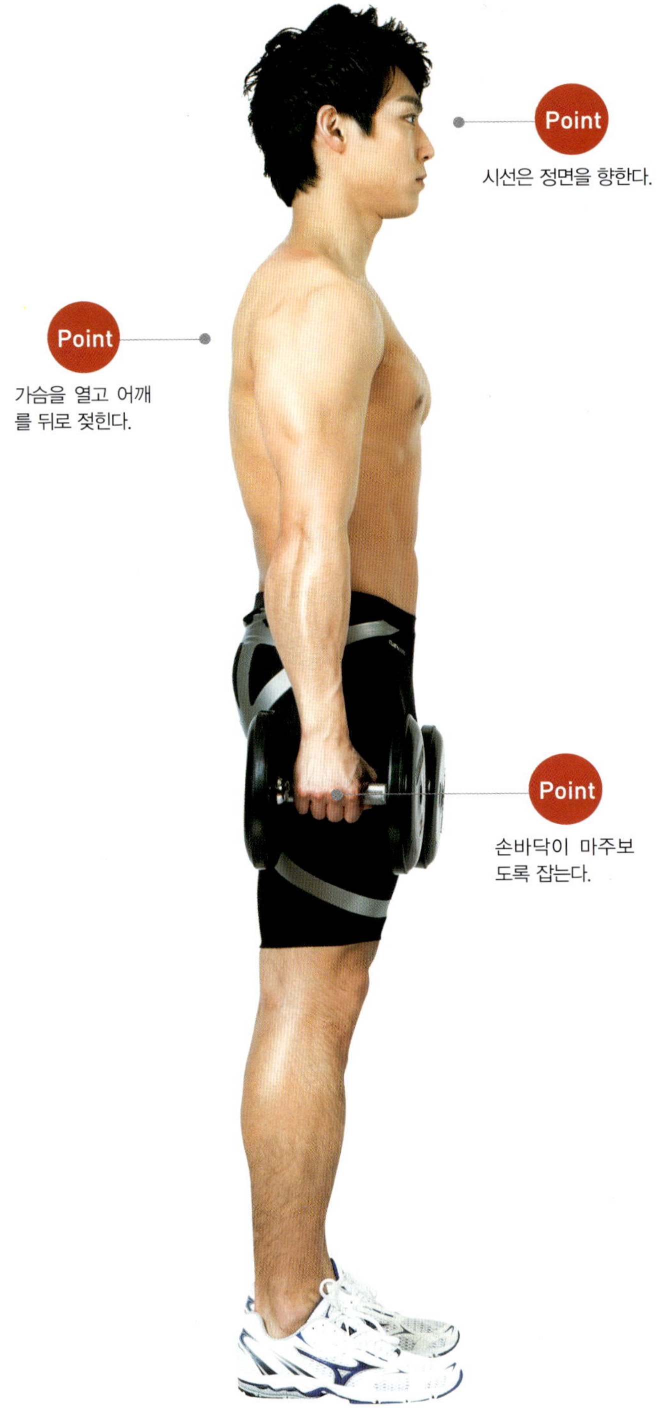

+ 운동효과
허벅지와 엉덩이에 탄력과 라인을 만들어준다. 덤벨을 들고 부하를 주기 때문에 하체 근력을 키우는 데도 매우 효과적이다.

+ 시작자세
양손에 덤벨을 잡고 양발을 어깨너비로 벌리고 선다.

Point — 시선은 정면을 향한다.

Point — 가슴을 열고 어깨를 뒤로 젖힌다.

Point — 손바닥이 마주보도록 잡는다.

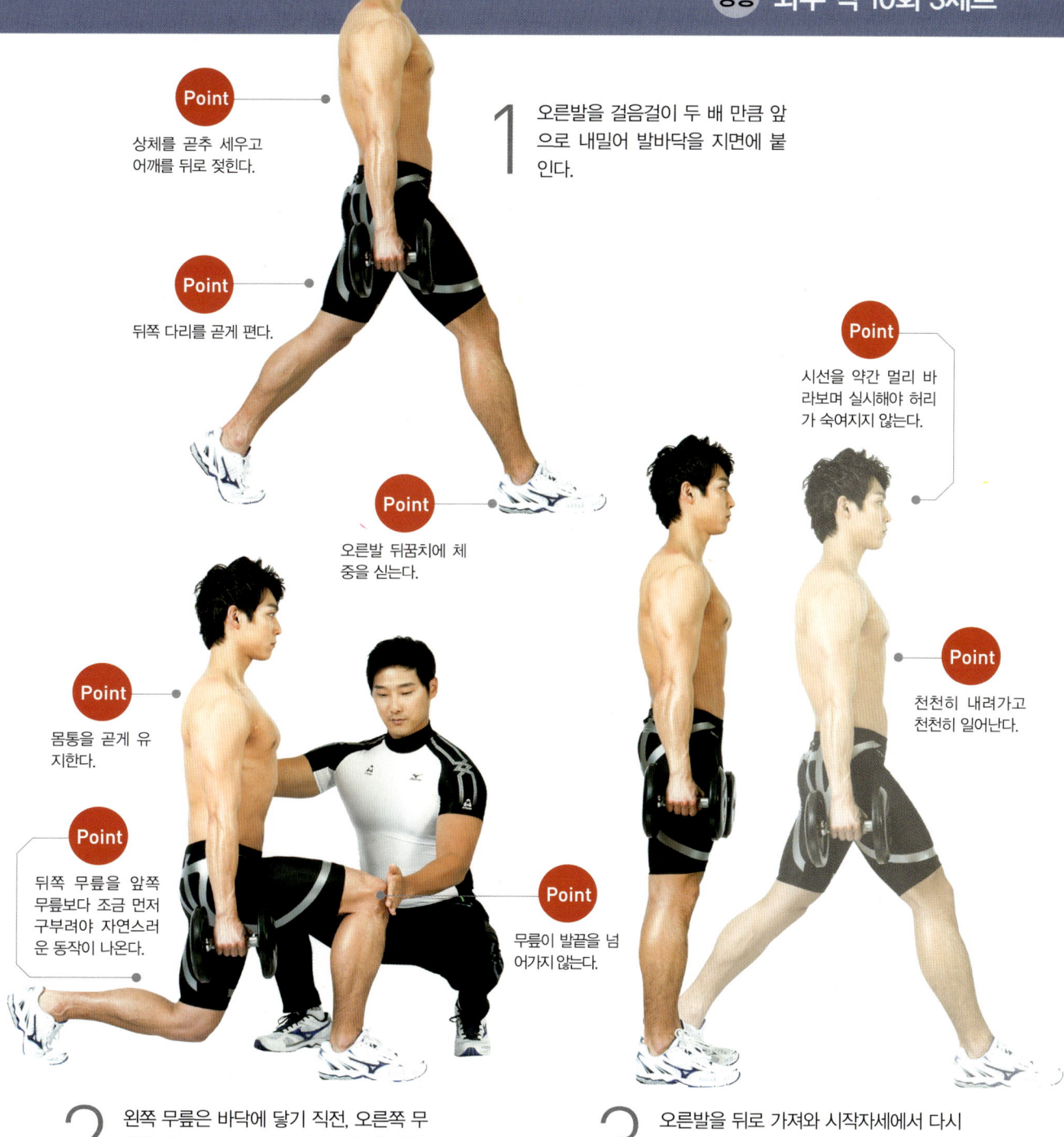

하체

뛰면서 앉았다 일어나기
점프 스쿼트

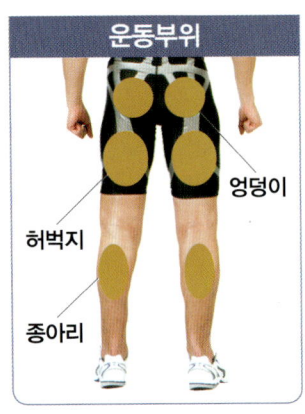

Point
시선은 정면을 향한다.

Point
등이 굽지 않도록 가슴을 활짝 연다.

＋운동효과
스쿼트와 비슷하지만 동적인 동작이기 때문에 더 많은 근신경과 근섬유를 자극한다. 특히 착지동작에서 충격을 흡수하기 위해 다리 전체의 근육이 동원되어, 다리 탄력뿐만 아니라 순발력과 민첩성, 근력 등 기초 체력을 기르는 데도 탁월하다.

＋시작자세
양발을 어깨너비로 벌리고 서서 손을 앞으로 나란히 뻗는다.

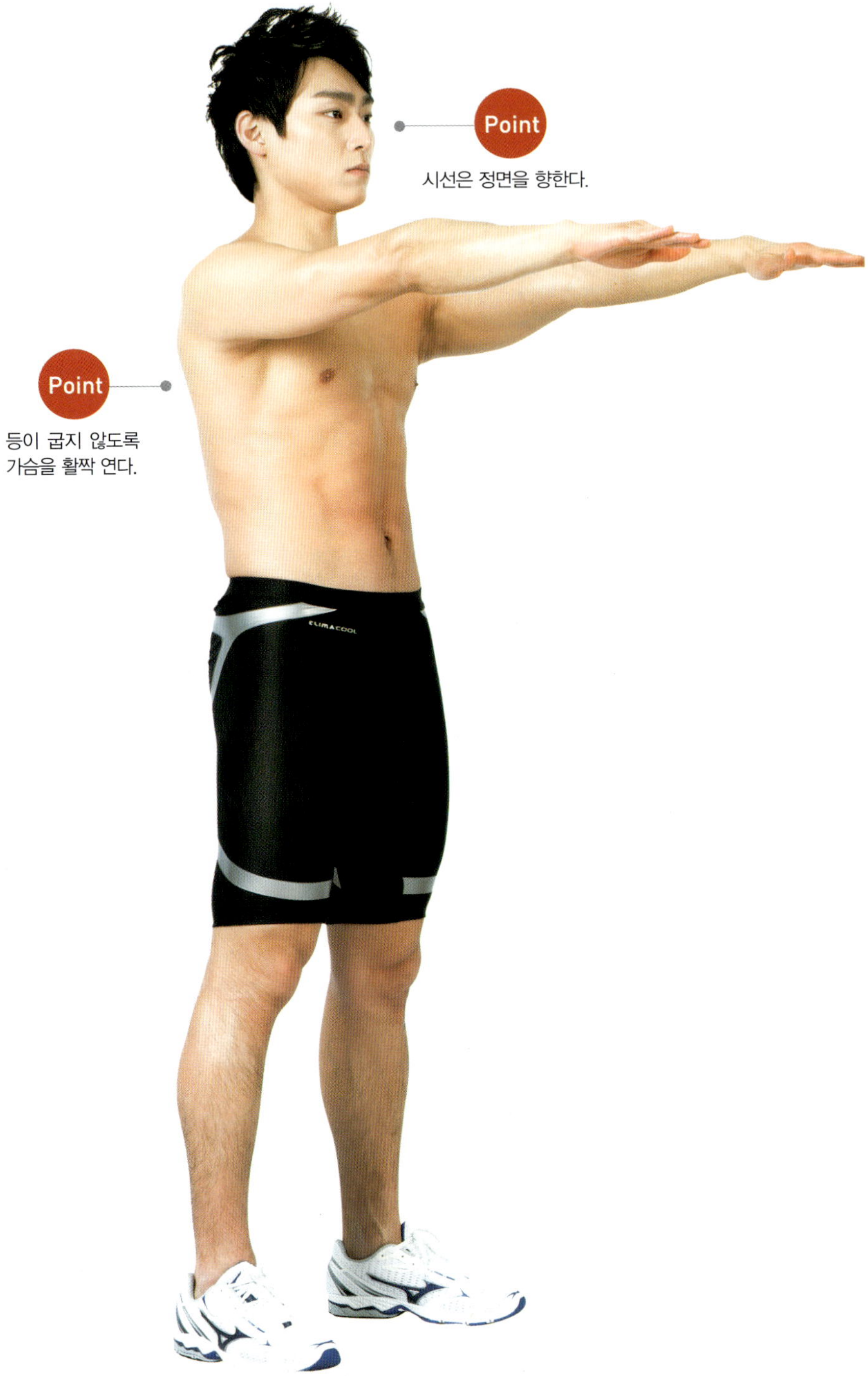

공통 **20회 3세트**

1 숨을 들이마시며 무릎을 구부리면서 점프를 준비한다. 점프를 높이 하기 위해서 무릎이 90도 이상 접히도록 낮게 앉는다. 스쿼트 최저점 자세와 동일하다.

Point 발바닥 전체에 체중을 균등하게 싣는다.

Point 머리를 앞으로 숙이지 않는다.

Point 무릎을 굽히면서 착지한다. '쿵' 소리가 나지 않게 착지한다.

2 앉는 것과 동시에 숨을 내쉬며 바로 지면을 밀어낸다는 느낌으로 최대한 높이 뛰어오른다.

Point 발끝까지 쫙 편다.

3 점프 후 무릎의 충격과 부상을 방지하기 위해 착지와 동시에 무릎을 굽혀 스쿼트 자세를 취한다. 2와 3을 반복하며 계속 점프한다.

하체 | 옆으로 다리 벌려 한 발 앉고 일어나기
사이드 런지 스윙

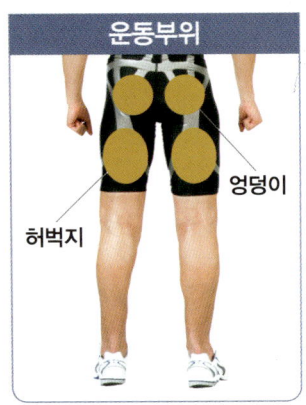

운동부위: 엉덩이, 허벅지

＋운동효과
옆으로 이동하는 동작은 일상생활에서 많이 하지 않으므로 이 운동을 통해 평소 쓰지 않는 골반과 엉덩이 근육을 균형 있게 발달시킬 수 있다. 힙업 운동 중 단연 최고라고 할 수 있다.

＋시작자세
두 팔을 앞으로 뻗고 두 발을 어깨너비 두 배로 넓게 벌리고 선다. 엉덩이를 낮춘다는 느낌으로 무릎이 90도가 될 때까지 내려간다. 와이드 스쿼트 최저점 동작과 동일하다.

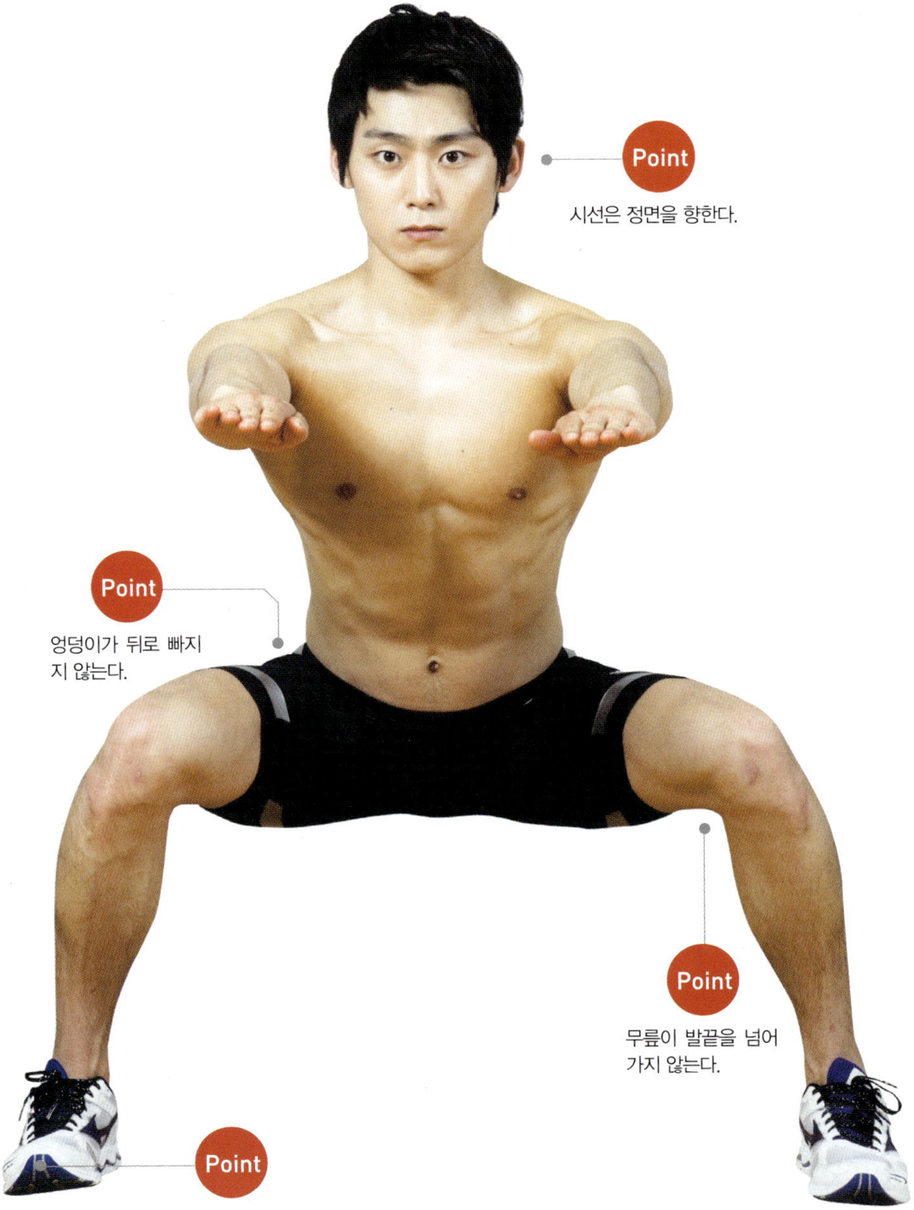

Point 시선은 정면을 향한다.

Point 엉덩이가 뒤로 빠지지 않는다.

Point 무릎이 발끝을 넘어가지 않는다.

Point 발끝이 바깥쪽으로 향하지 않도록 11자로 벌린다.

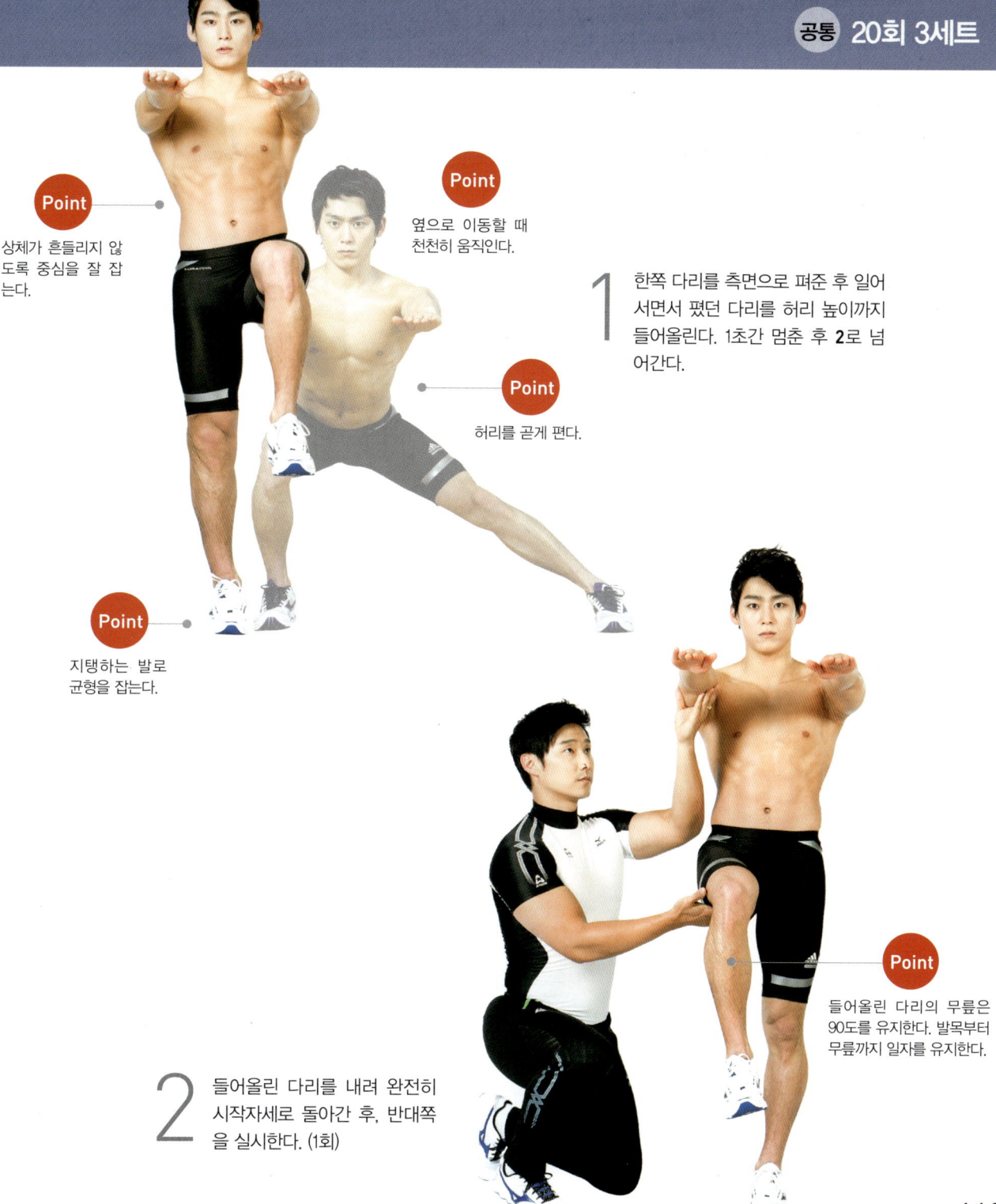

하체 — 머신에 앉아 다리 들어올리기
머신 레그 익스텐션

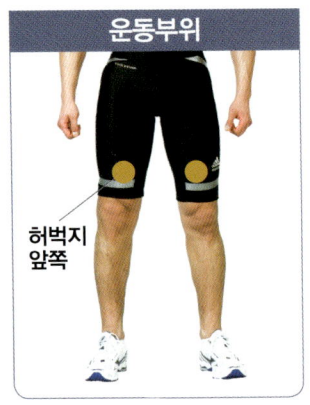

운동부위
허벅지 앞쪽

+운동효과
허벅지 앞쪽 근육을 강하게 자극하기 때문에 허벅지 앞쪽의 근선명도를 높여준다. 무릎 주변 근육을 자극하여 무릎 관절을 강하게 만들어주므로 상해 예방에도 효과가 좋다.

+시작자세
머신에 앉아 양손으로 손잡이를 잡고 발을 패드에 고정한다. 등판에 등을 댄다.

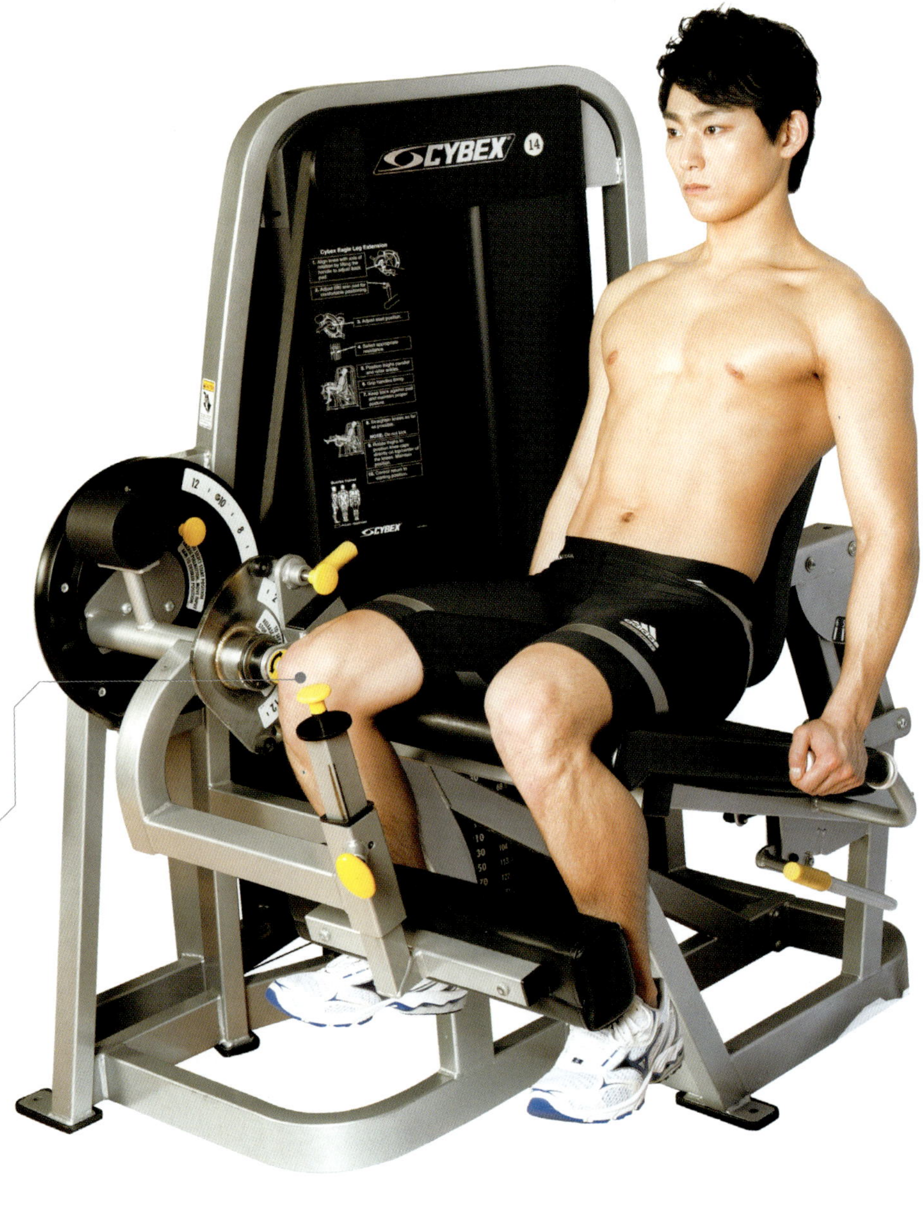

Point
무릎 관절을 머신의 회전축과 일치시킨다.

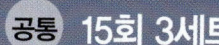 공통 15회 3세트

1 숨을 내쉬면서 무릎이 곧게 펴질 때까지 다리를 들어올린다. 근육이 강하게 수축되는 것을 느낀 다음 **2**로 넘어간다.

Point 등과 엉덩이로 등판과 의자를 지긋이 압박한다.

Point 허벅지 근육의 자극을 느끼며 실시한다.

Point 천천히 동일한 속도로 다리를 내린다.

2 숨을 내쉬면서 천천히 시작 자세로 돌아간다. 다시 **1**을 시작한다.

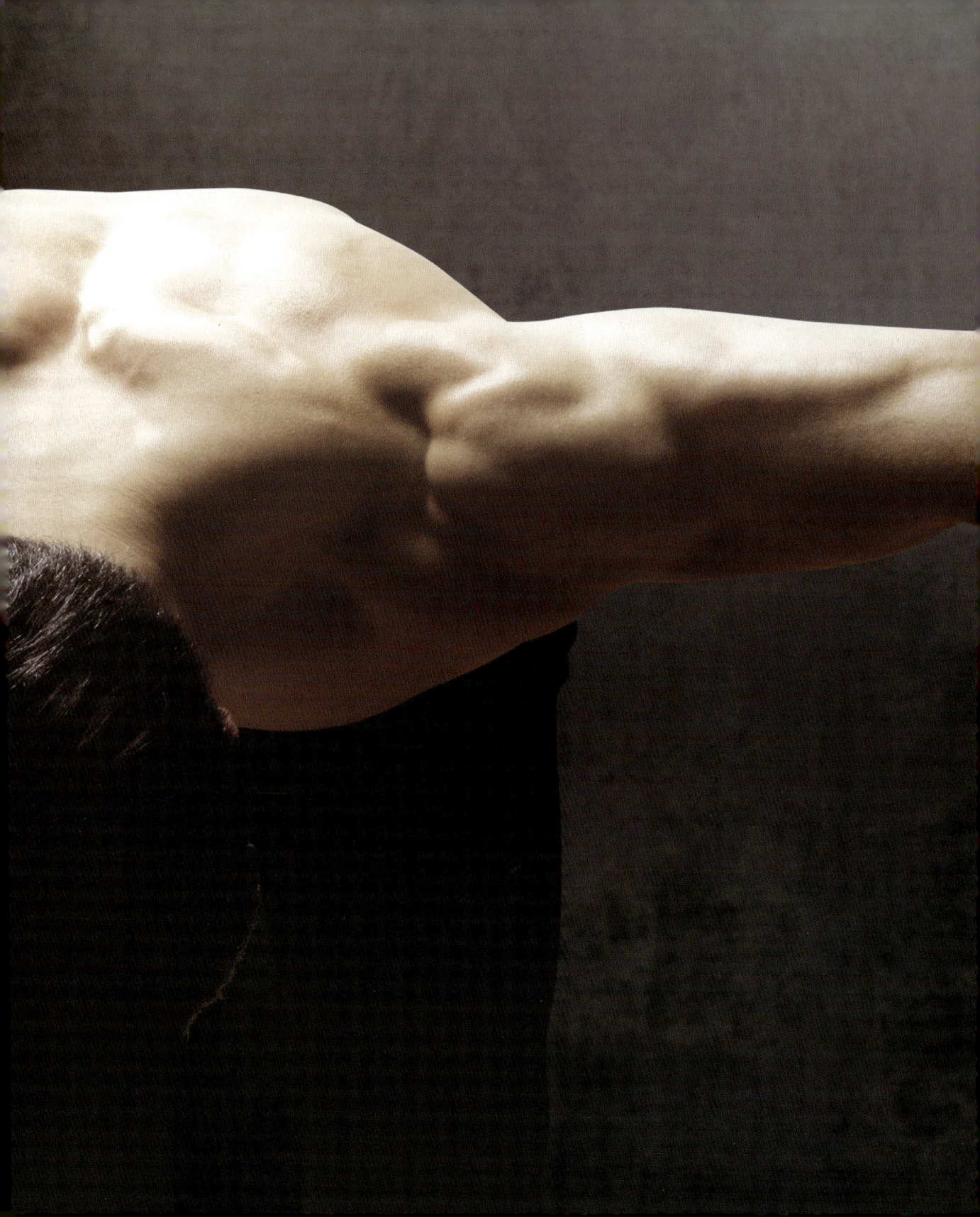

완벽한 남자의 필수 조건
어깨

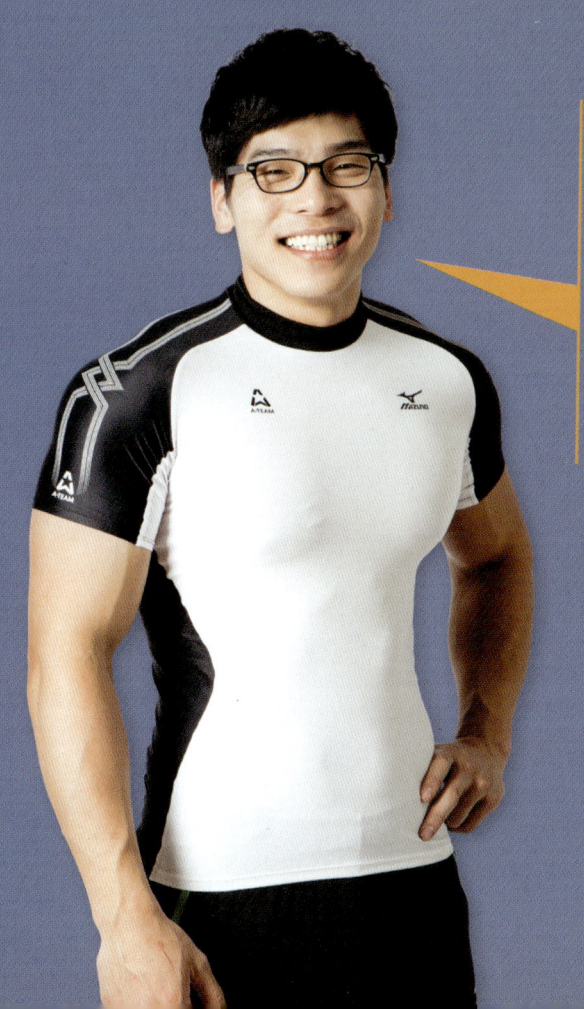

넓은 어깨는 남자의 자존심입니다.
이성에게는 남성다운 매력을, 동성에게는 강한 상대라는 인상을 줄 수 있습니다. 골격은 타고나지만 근육은 타고나는 것이 아닙니다. 어깨 근육을 발달시키면 얼마든지 넓고 우람한 어깨로 보일 수 있습니다.
단, 어깨 관절은 부상을 입기 쉬운 유연한 부위이므로 체계적인 운동과 안정된 자세가 필수입니다.
코코넛 모양처럼 둥글고 우람한 어깨 근육은 팔 근육까지 더욱 돋보이게 만들어줄 것입니다.
- 김수창 트레이너

어깨 운동 목표 부위

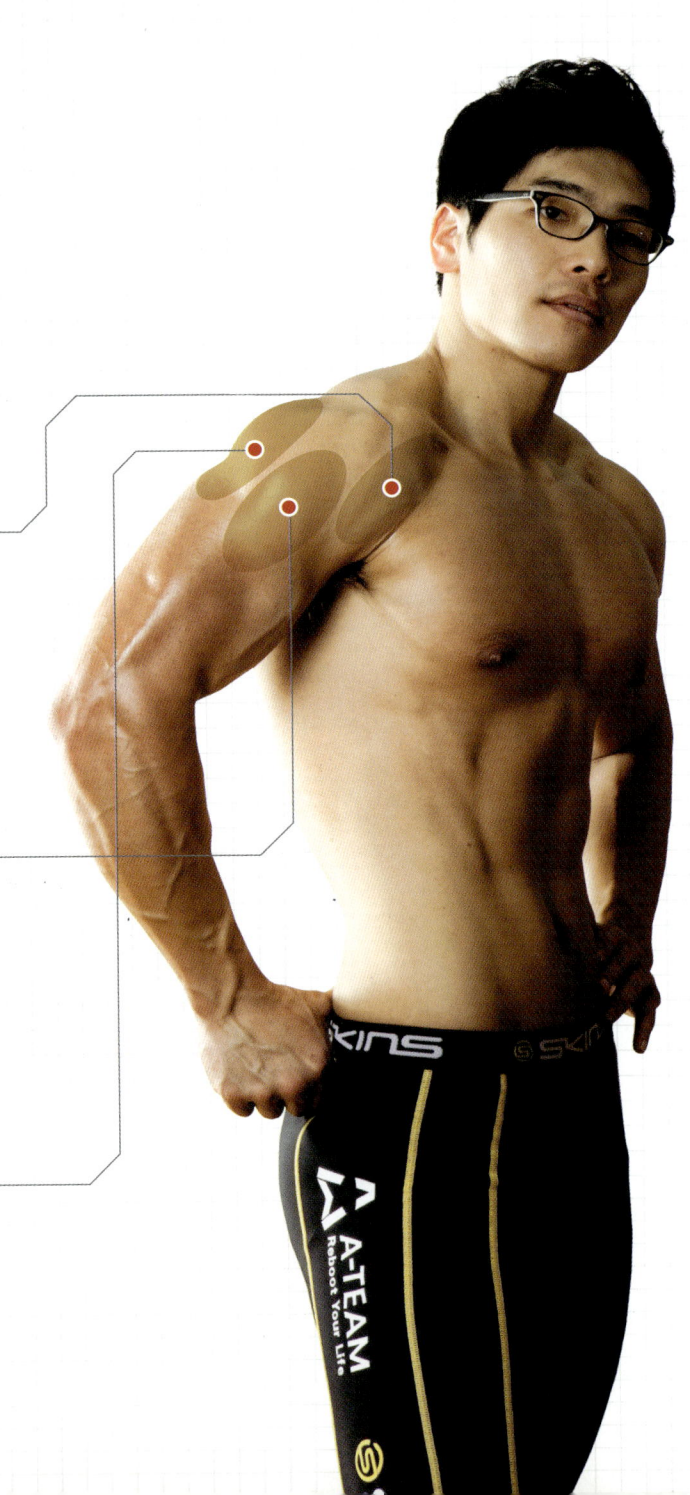

어깨 전체 크고 둥글기만 한 어깨 근육이 아니라 섬세하게 갈라지는 선명한 근육을 만들어야 한다. 어깨 근육을 전체적으로 자극하는 운동이 중요하다.
➡ 덤벨 숄더 프레스

어깨 전면 어깨 전면 부위를 발달시키면 상체가 전체적으로 더욱 넓고 볼륨 있어 보인다. 특히 민소매 옷을 입었을 때 팔과 함께 가장 부각되는 부위다.
➡ 밀리터리 바벨 프레스
　프론트 바벨 레이즈

어깨 측면 어깨가 넓어 보이려면 어깨 근육이 전체적으로 발달되어야 하지만 시각적인 효과만 따져본다면 단연 측면 근육 발달이 우선이다. 어깨가 좁다면 가장 집중해야 할 부위다.
➡ 덤벨 사이드 레터럴 레이즈
　머신 레터럴 레이즈

어깨 후면 후면 근육은 일반적으로 간과하기 쉽지만 코코넛 모양의 완벽한 어깨 근육을 만들려면 꼭 발달시켜야 한다. 더욱 입체적이고 볼륨 있는 몸으로 보인다.
➡ 비하인드 넥 프레스

118

어깨 스트레칭

세트가 끝날 때마다 동작당 10초씩 실시한다.

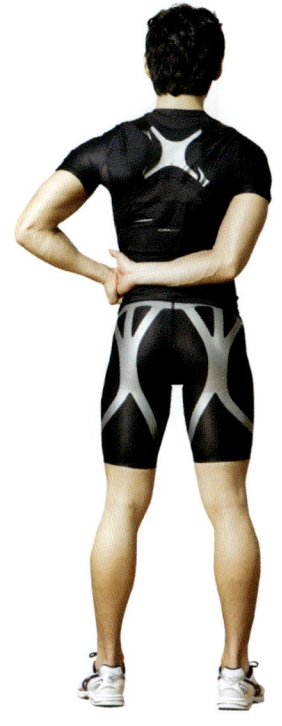 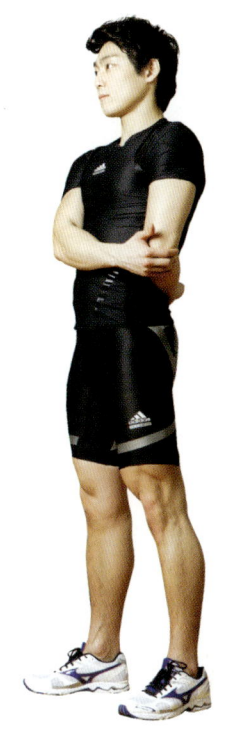

1 양발을 어깨너비로 벌리고 서서 한 손을 등 뒤로 넘겨 양손을 맞잡고 앞으로 당긴다. 좌우 실시한다.

2 양발을 어깨너비로 벌리고 서서 한 손은 등 뒤로 넘기고 반대 손으로 넘긴 팔의 팔꿈치를 잡고 앞으로 당긴다.

어깨 운동 실행 포인트

1. 덤벨 숄더 프레스 → 밀리터리 바벨 프레스 → 비하인드 넥 프레스 → 덤벨 사이드 레터럴 레이즈 → 프론트 바벨 레이즈 → 머신 레터럴 레이즈 순으로 실시한다.
2. 어깨 운동은 자신의 근육 발달 상태에 맞게 운동 순서를 바꾸어 실시하는 것이 좋다. 전면 삼각근에 비해 후면이 약하다면 후면 부위 운동, 측면 부위가 약하다면 측면 부위 운동부터 실시한다.
3. 세트 간 휴식은 1분, 동작 간 휴식은 2분을 초과하지 않는다. 서서 어깨 스트레칭을 하며 휴식을 취한다.
4. 근육을 수축하는 동작에서 숨을 내쉬고, 이완하는 동작에서 들이마신다. 어깨 운동에서는 밀어올리는 동작에서 숨을 내쉬고, 원위치로 돌아올 때 들이마신다.
5. 프레스 종류 운동을 할 때는 팔 힘이 아닌 어깨 힘을 사용한다. 바벨이나 덤벨을 어깨부터 밀어낸다는 느낌으로 실시한다.

| 어깨 | 앉아서 머리 위로 덤벨 밀어올리기
덤벨 숄더 프레스 |

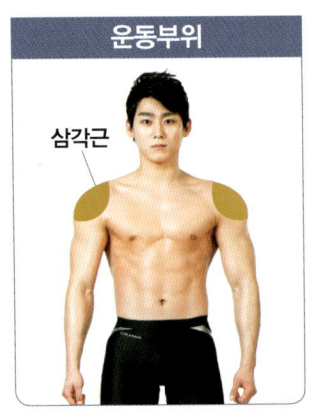

운동부위 — 삼각근

＋운동효과
덤벨을 사용하면 바벨을 사용할 때보다 모아주는 동작에서 삼각근을 좀 더 강하게 수축할 수 있다. 좀 더 세밀한 근육까지 자극할 수 있으므로 어깨 근육을 고루 발달시키는 데 도움이 된다.

＋시작자세
벤치 한쪽 끝에 앉아 덤벨을 양손에 잡고 팔꿈치 각도를 90도로 만들어 귀 옆에 위치시킨다.

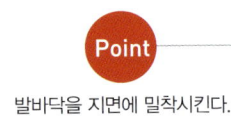

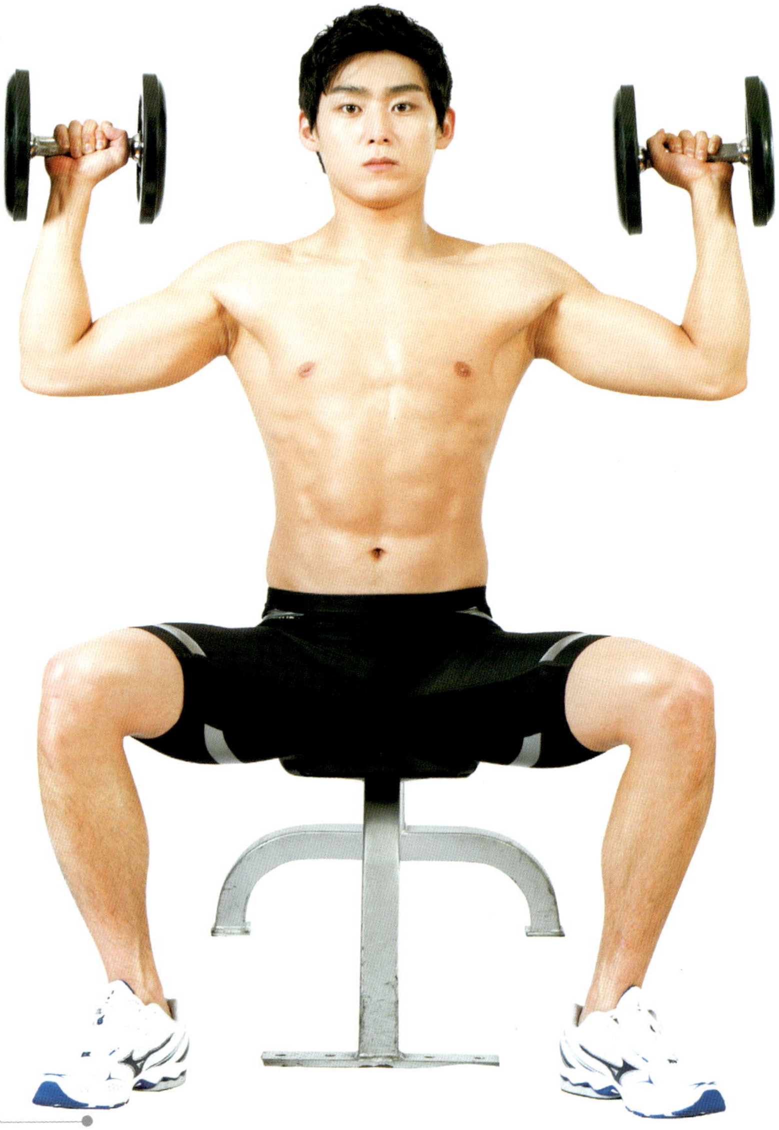

Point
발바닥을 지면에 밀착시킨다.

공통 12회~20회 4세트

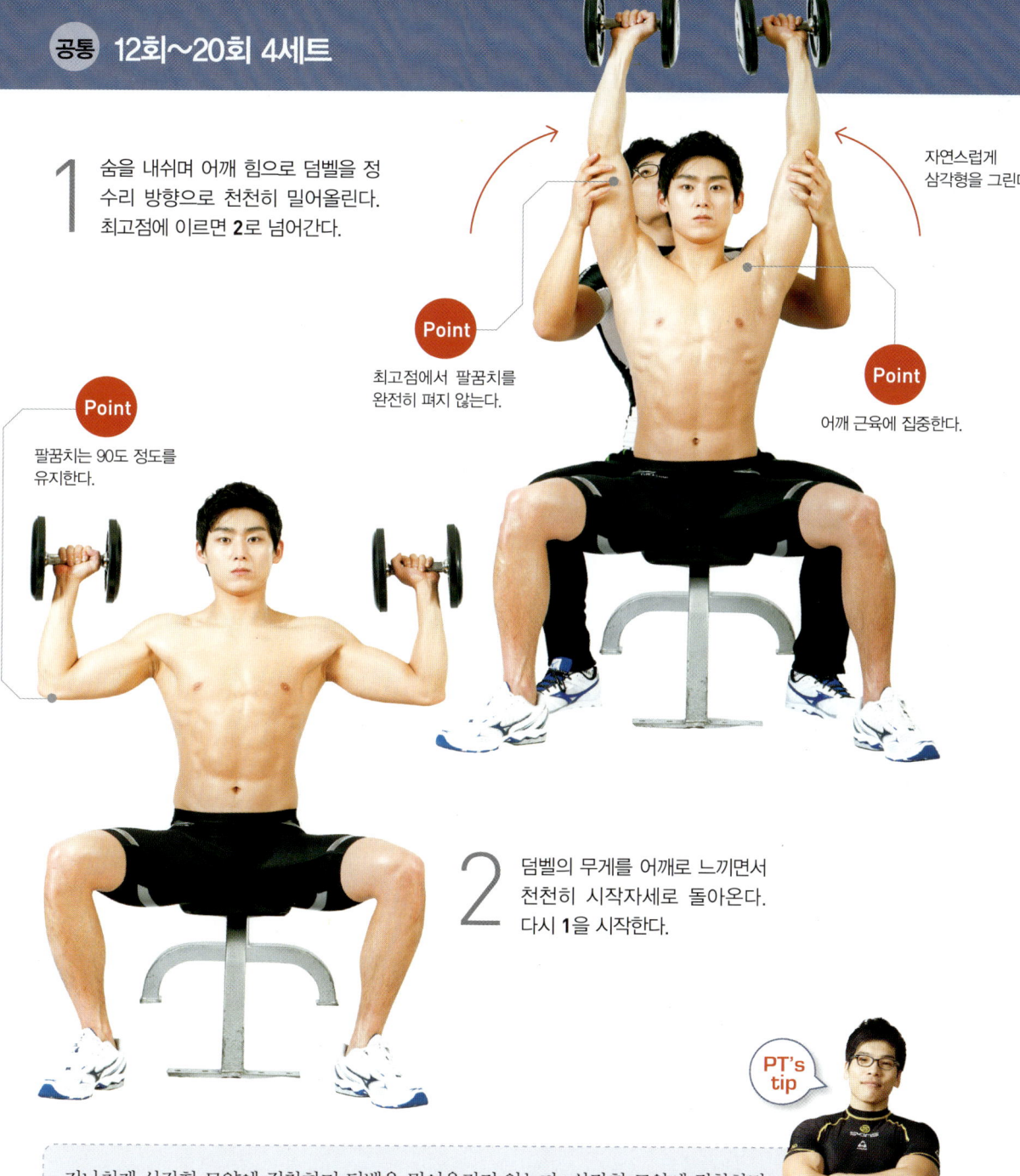

1. 숨을 내쉬며 어깨 힘으로 덤벨을 정수리 방향으로 천천히 밀어올린다. 최고점에 이르면 **2**로 넘어간다.

Point 최고점에서 팔꿈치를 완전히 펴지 않는다.

Point 자연스럽게 삼각형을 그린다.

Point 어깨 근육에 집중한다.

Point 팔꿈치는 90도 정도를 유지한다.

2. 덤벨의 무게를 어깨로 느끼면서 천천히 시작자세로 돌아온다. 다시 **1**을 시작한다.

PT's tip

지나치게 삼각형 모양에 집착하며 덤벨을 밀어올리지 않는다. 삼각형 모양에 집착하면 오히려 자세가 흐트러지고 운동효과도 떨어진다. 덤벨을 밀어올린다는 느낌을 유지하되, 팔 윗부분을 모아주면서 자연스럽게 삼각형 모양을 그리며 밀어올린다.

어깨

바벨 위로 들어올리기
밀리터리 바벨 프레스

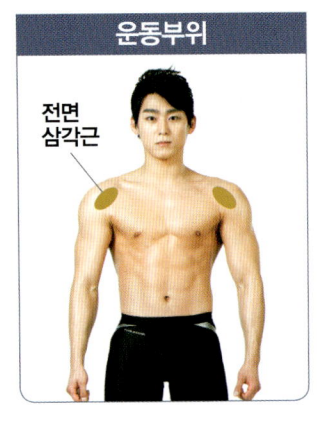

운동부위
전면 삼각근

➕운동효과
어깨의 모양과 크기를 전체적으로 발달시켜주는 대표적인 어깨 운동으로, 특히 어깨 앞쪽 삼각근 자극에 탁월하다. 이 동작을 실시하면 좁거나 처진 어깨도 우람하게 벌어진 어깨로 바꿀 수 있다.

➕시작자세
양발을 어깨너비보다 넓게 벌리고 벤치에 앉는다. 양손으로 바벨을 어깨너비보다 약간 넓게 잡고 바벨을 턱 높이까지 올린다.

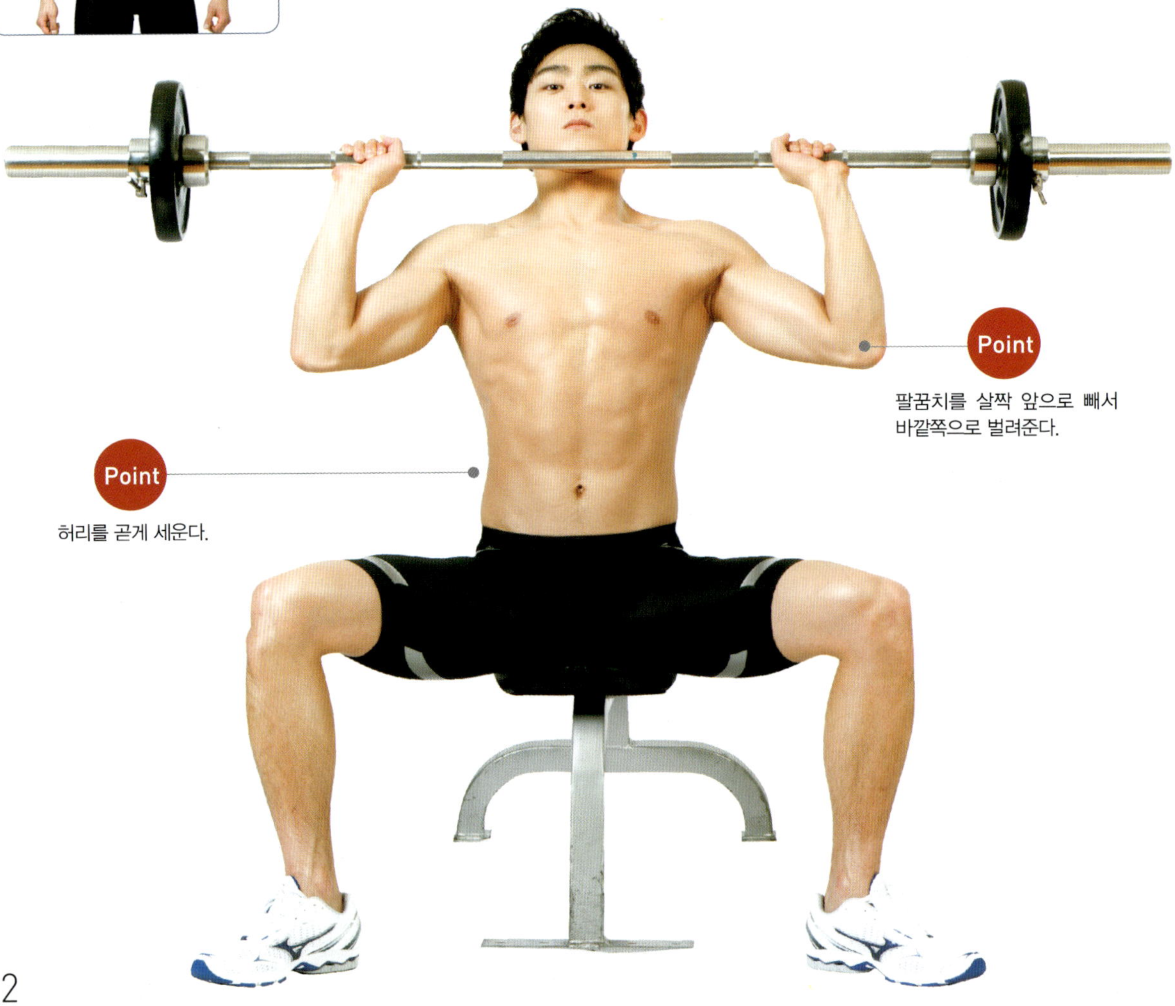

Point — 팔꿈치를 살짝 앞으로 빼서 바깥쪽으로 벌려준다.

Point — 허리를 곧게 세운다.

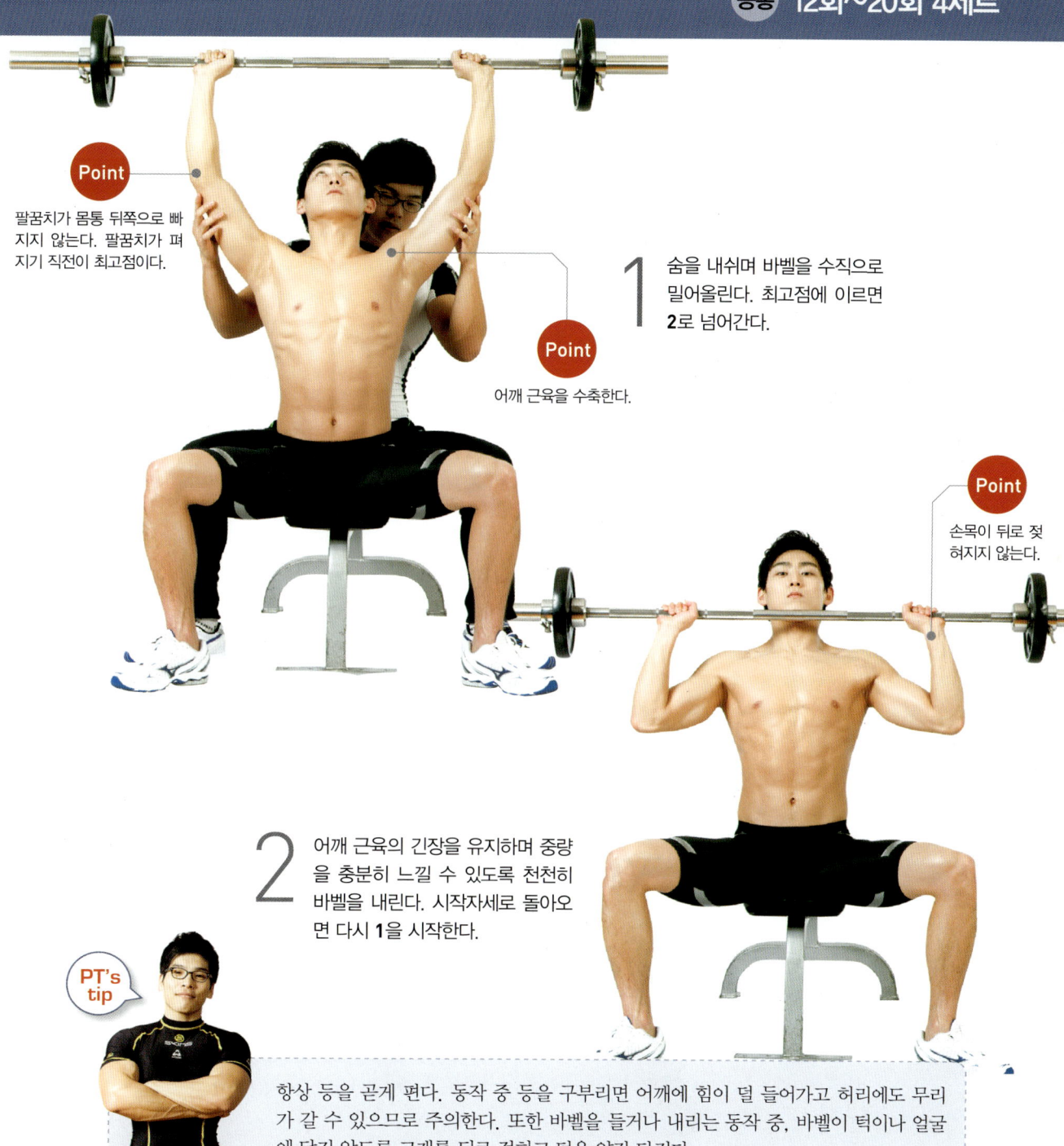

어깨

머리 뒤로 바벨 밀어올리기
비하인드 넥 프레스

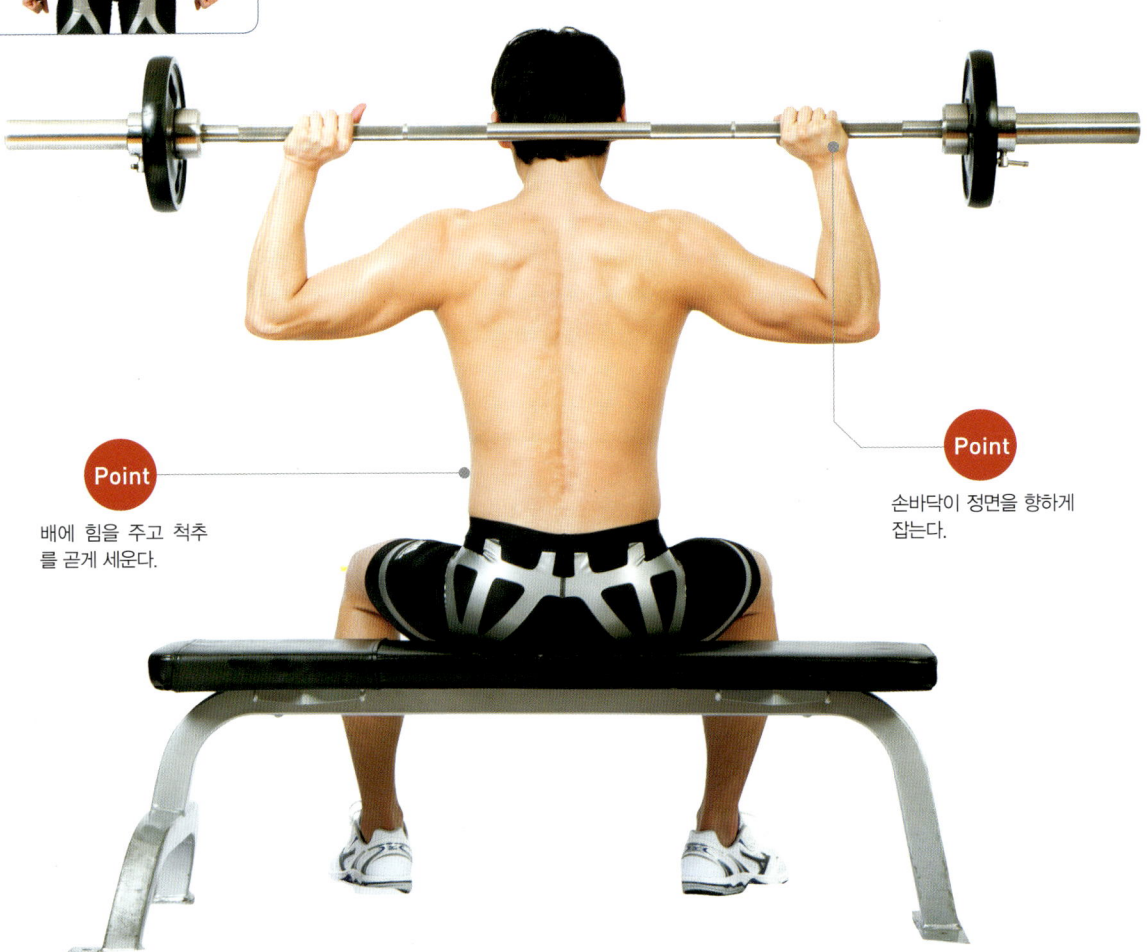

운동부위: 후면 삼각근

+ 운동효과
밀리터리 프레스가 어깨 앞쪽 삼각근을 발달시킨다면 이 운동은 어깨 뒤쪽 삼각근을 발달시킨다. 밀리터리 프레스와 함께 실시하면 코코넛 모양의 크고 둥근 어깨 근육을 완성할 수 있다. 어깨 운동을 할 때는 전면부와 함께 후면부도 반드시 실시한다.

+ 시작자세
벤치에 앉아 바벨을 어깨너비보다 넓게 잡고 머리 뒤로 귀 높이에 위치시킨다.

Point 배에 힘을 주고 척추를 곧게 세운다.

Point 손바닥이 정면을 향하게 잡는다.

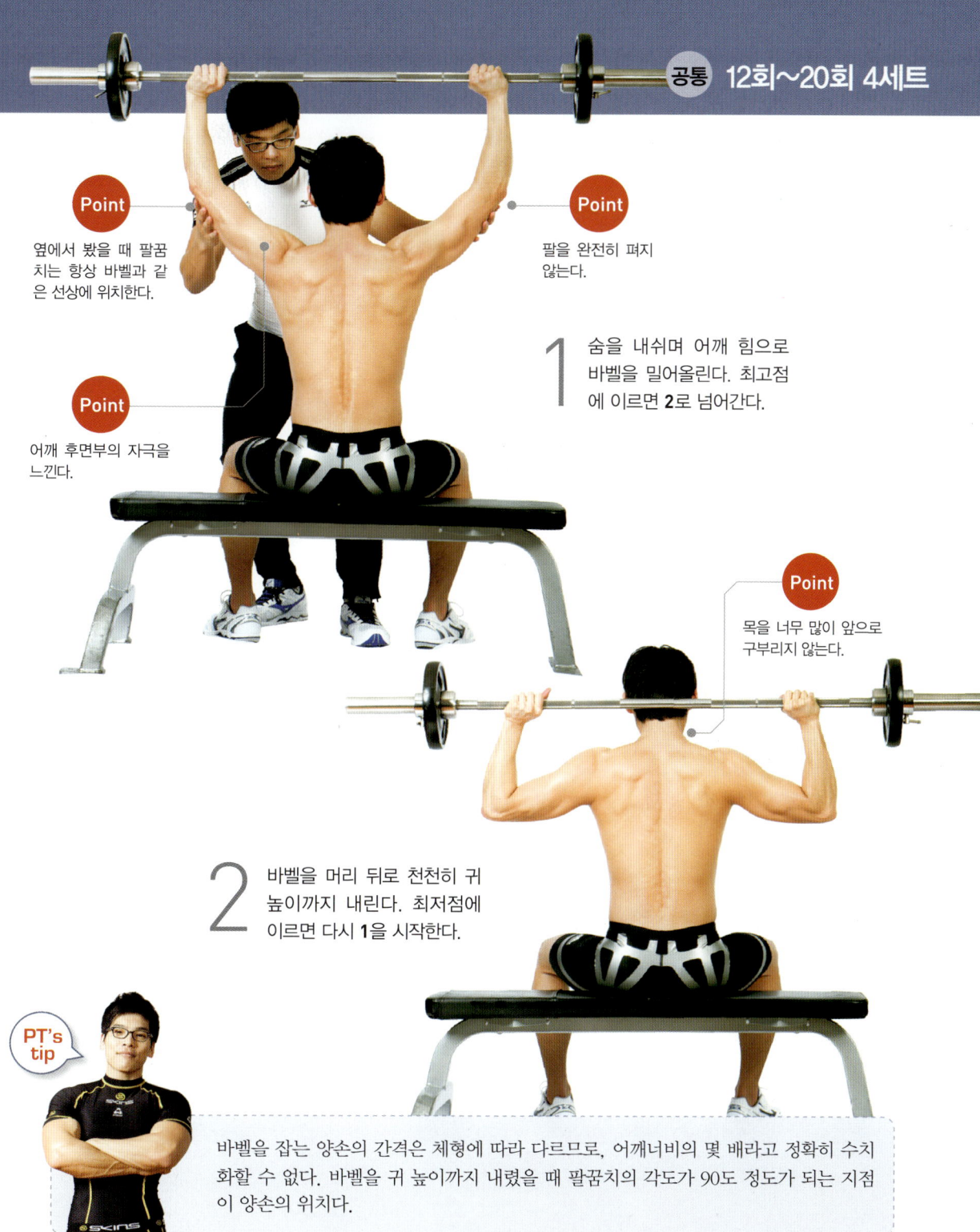

어깨

덤벨 옆으로 들어올리기
덤벨 사이드 레터럴 레이즈

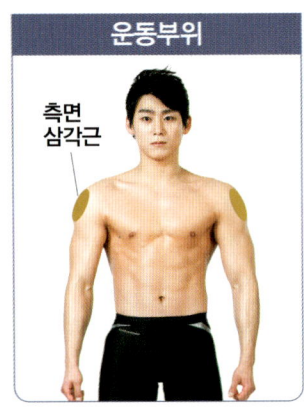

운동부위 — 측면 삼각근

+ 운동효과
어깨 측면을 발달시켜 민소매 옷을 입었을 때 어깨 근육을 돋보이게 한다. 어깨 근육의 선명도를 높여주므로 어깨 라인이 멋지게 다듬어지는 효과가 있다.

+ 시작자세
양발을 어깨너비로 벌리고 선다. 손등이 양옆으로 향하도록 덤벨을 몸 앞에 들고 선다.

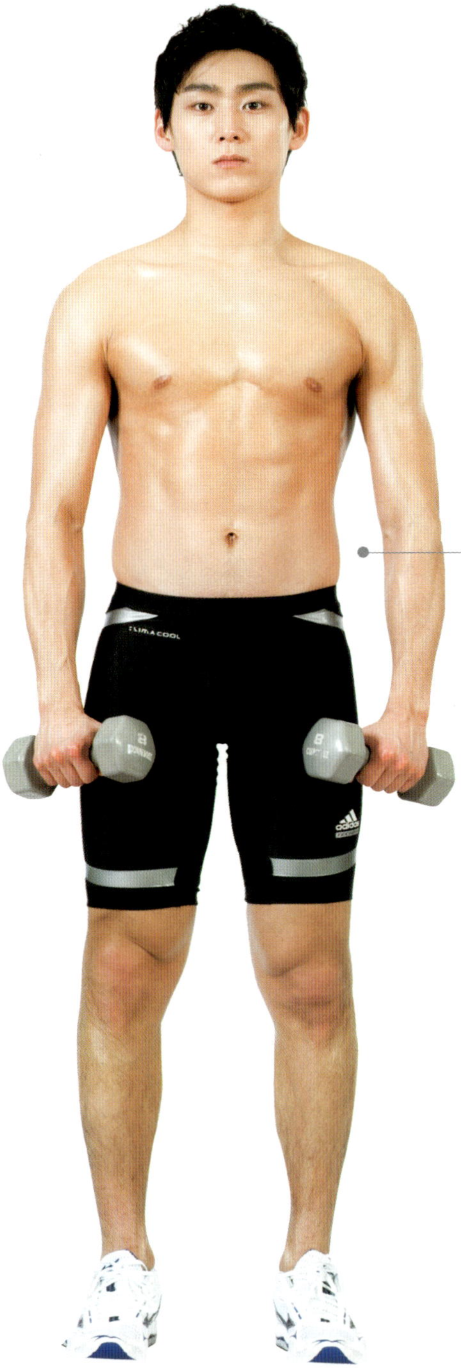

Point
척추를 곧게 세운다.

공통 12회~20회 4세트

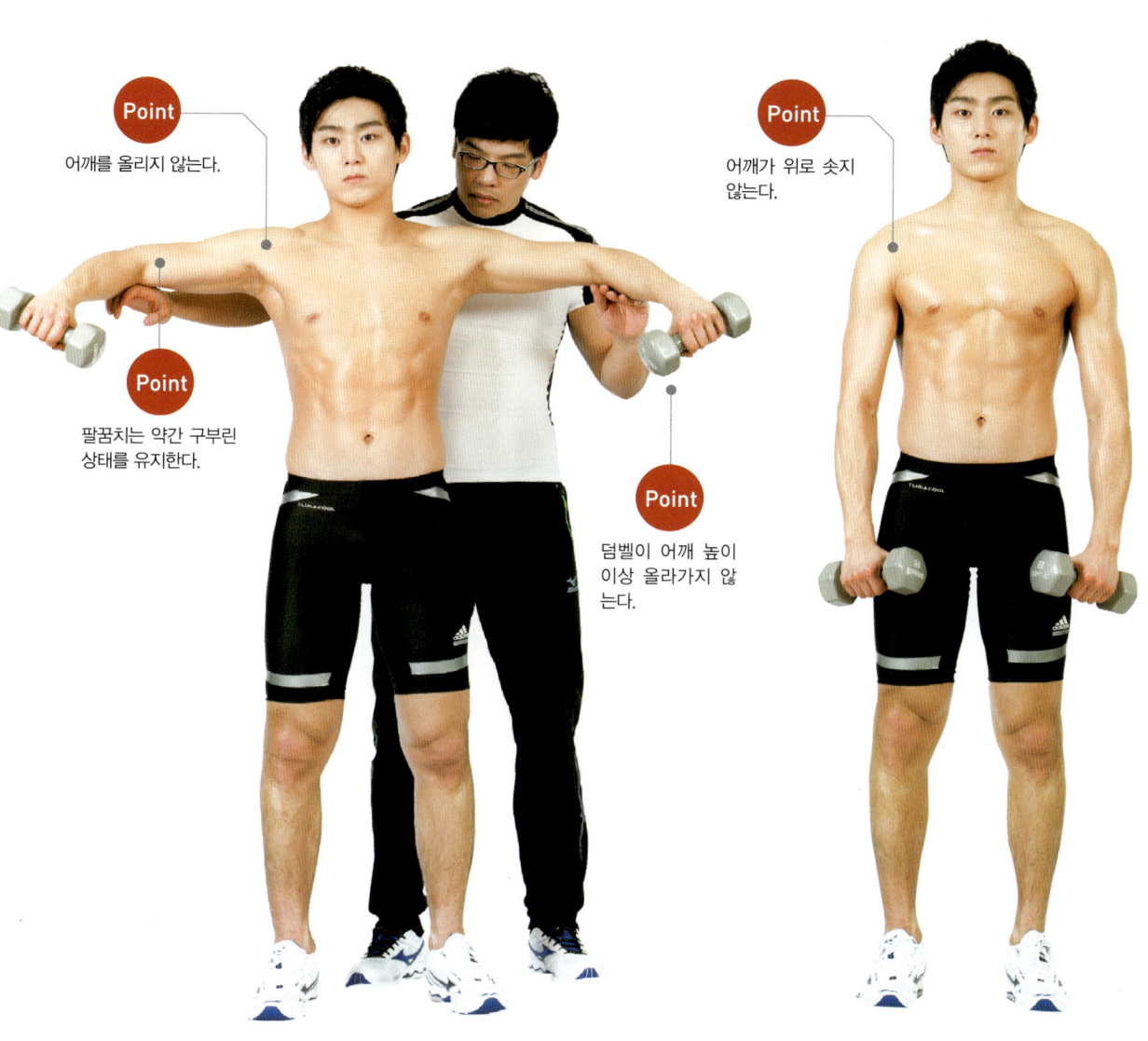

Point 어깨를 올리지 않는다.

Point 팔꿈치는 약간 구부린 상태를 유지한다.

Point 덤벨이 어깨 높이 이상 올라가지 않는다.

Point 어깨가 위로 솟지 않는다.

1 몸통에 힘을 준 상태에서 팔꿈치를 약간 구부려 어깨 높이까지 양쪽 덤벨을 천천히 들어올린다. 최고 지점에서 1초 간 멈추고 숨을 내쉰 다음 **2**로 넘어간다.

2 덤벨을 천천히 내려 시작자세로 돌아간 후, 다시 **1**을 시작한다. 덤벨을 내리는 동작 중에는 통증이 느껴질 정도로 어깨 근육에 강한 자극이 느껴져야 한다.

어깨

바벨 앞으로 들기
프론트 바벨 레이즈

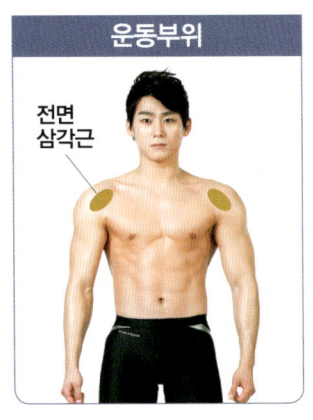

운동부위 — 전면 삼각근

＋운동효과
전면 삼각근, 즉 어깨 앞쪽을 강하게 자극하는 운동으로 어깨 근육을 볼륨감 있게 만들어준다. 쇄골 부위 근육까지 자극을 주기 때문에 가슴 윗부분의 볼륨을 만드는 데도 도움이 된다.

＋시작자세
양발을 어깨너비로 벌리고 양손은 어깨너비보다 약간 좁게 바벨을 잡고 똑바로 선다.

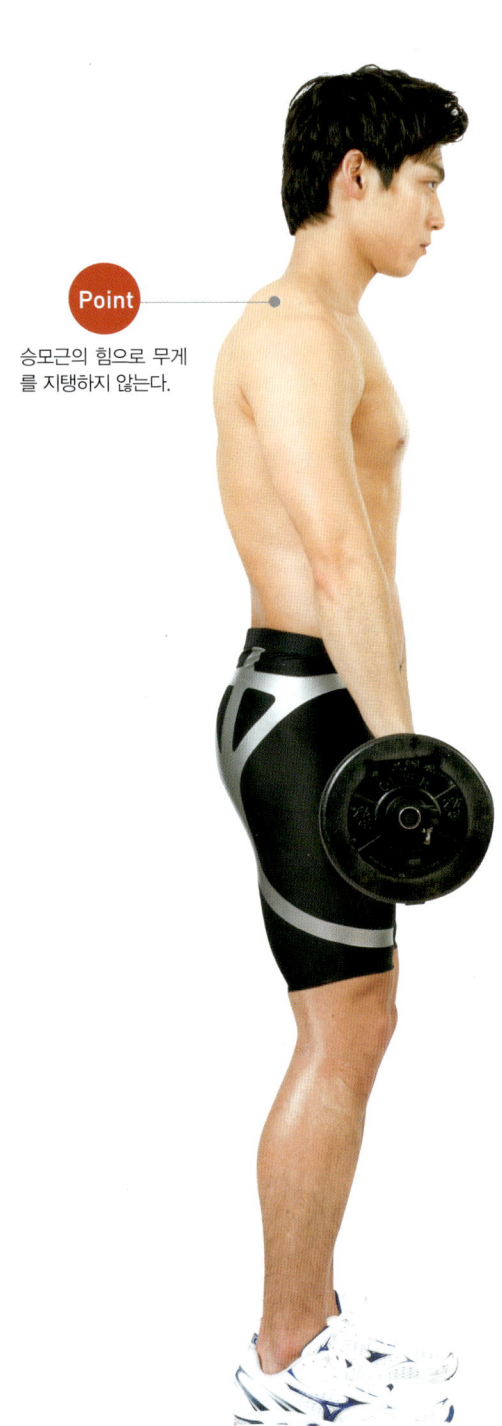

Point — 승모근의 힘으로 무게를 지탱하지 않는다.

공통 12회~20회 4세트

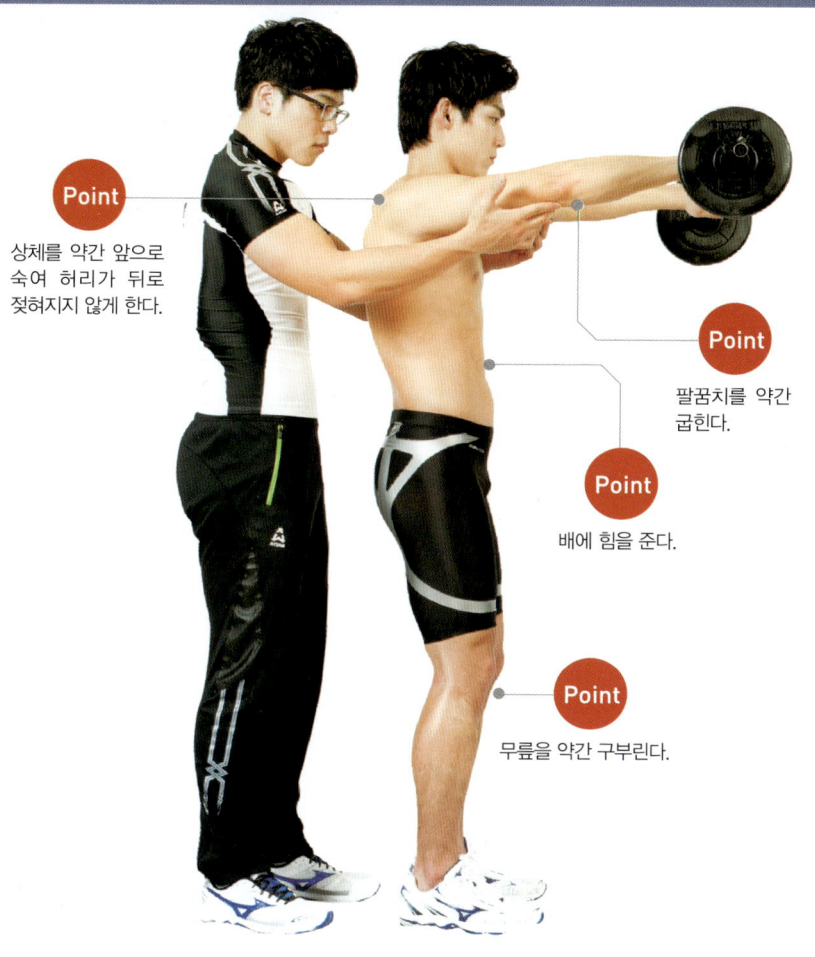

Point 상체를 약간 앞으로 숙여 허리가 뒤로 젖혀지지 않게 한다.

Point 팔꿈치를 약간 굽힌다.

Point 배에 힘을 준다.

Point 무릎을 약간 구부린다.

1 바벨을 팔이 아니라 어깨 힘으로 당겨 올린다는 느낌으로 눈높이까지 들어 올린다. 1초간 멈췄다가 숨을 내쉰 다음 **2**로 넘어간다. 바벨을 들어올릴 때 상체가 뒤로 젖혀지면 허리에 부담이 갈 수 있으므로 주의한다.

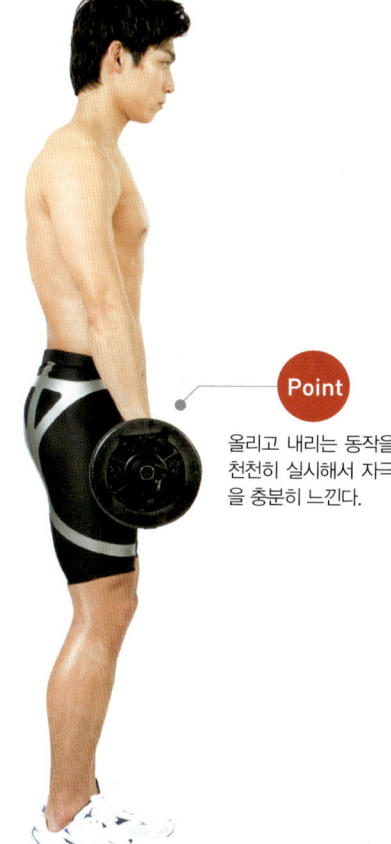

Point 올리고 내리는 동작을 천천히 실시해서 자극을 충분히 느낀다.

2 바벨을 천천히 내려 시작자세로 돌아 간다. 바벨이 몸에 닿지 않게 해서 어깨 근육의 긴장을 유지한다. 최저점에 이르면 다시 **1**을 시작한다.

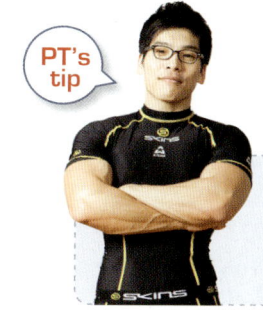

PT's tip 일반적으로 레이즈 종류의 운동을 할 때, 중량을 들어올리는 동작에만 집중을 하는 경우가 많다. 그러나 레이즈 운동은 중량을 내리는 동작에서 근육이 더 크게 자극된다. 내리는 동작은 최대한 천천히 실시해 자극에 집중할 수 있도록 한다.

어깨 > 머신에 앉아서 옆으로 들어올리기
머신 레터럴 레이즈

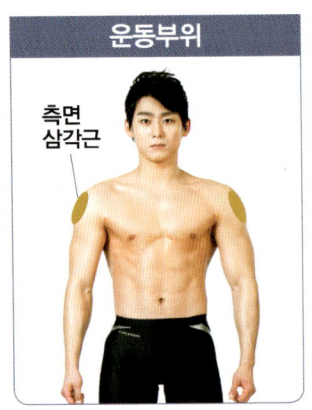

운동부위: 측면 삼각근

+ 운동효과
초보자는 덤벨로 레이즈 운동을 실시하면 자극도 제대로 느껴지지 않고, 정확한 자세도 나오기 힘들다. 이럴 때 머신을 이용하면 좀 더 쉽게 운동효과를 얻을 수 있다. 하지만 머신 운동에만 치중하면 균형 잡힌 어깨 근육을 발달시키기 어려우므로 주의한다.

+ 시작자세
패드에 무릎을 대고 손잡이를 잡는다.

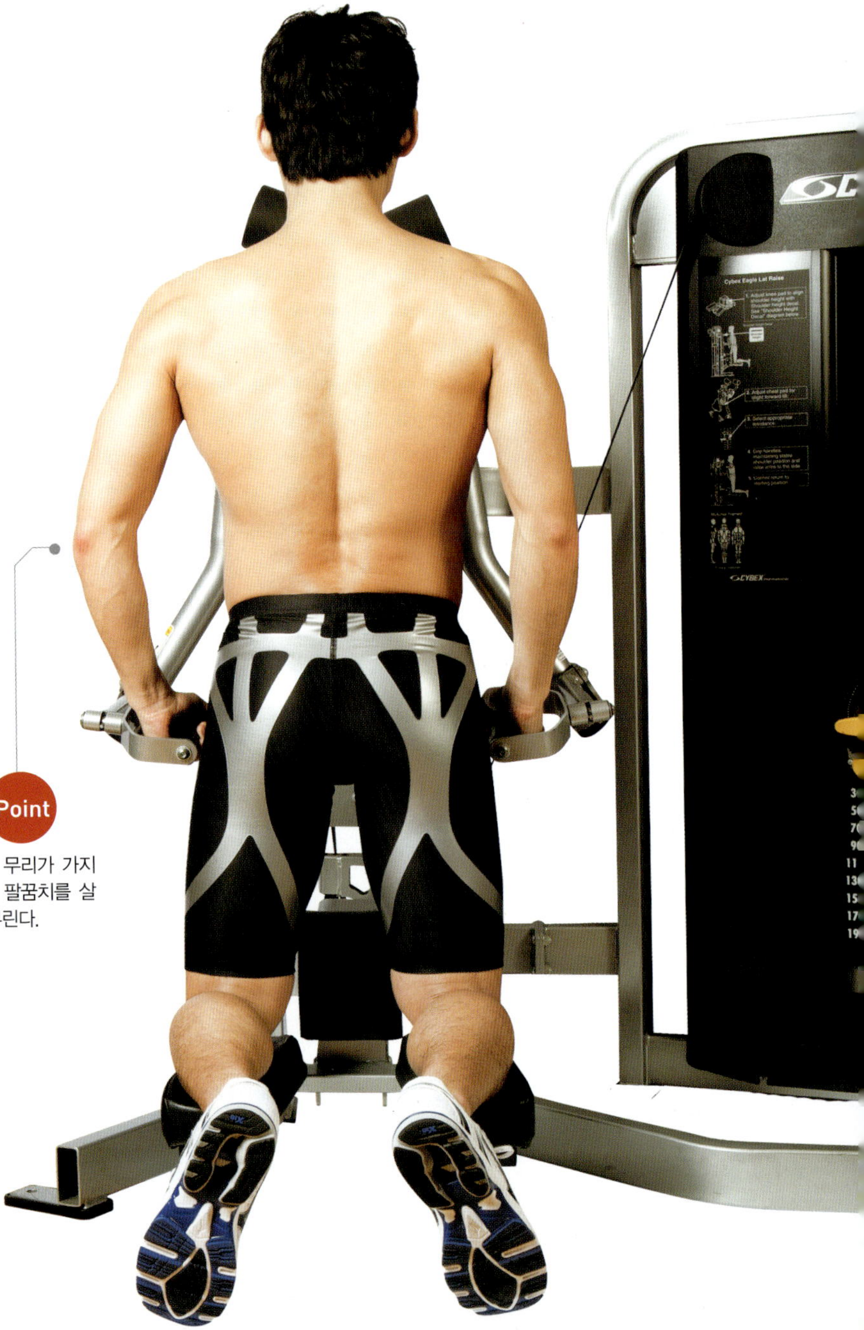

Point
관절에 무리가 가지 않도록 팔꿈치를 살짝 구부린다.

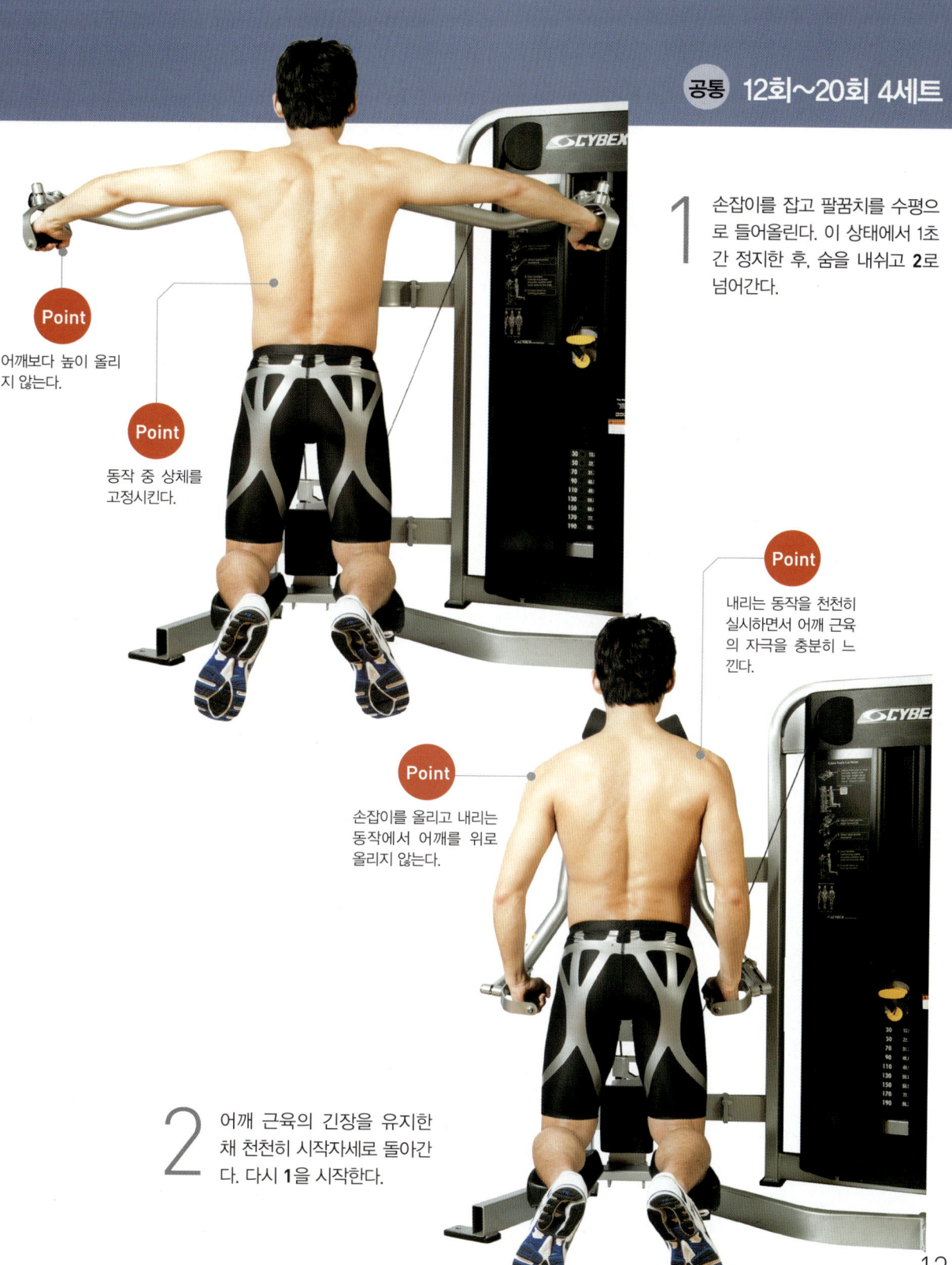

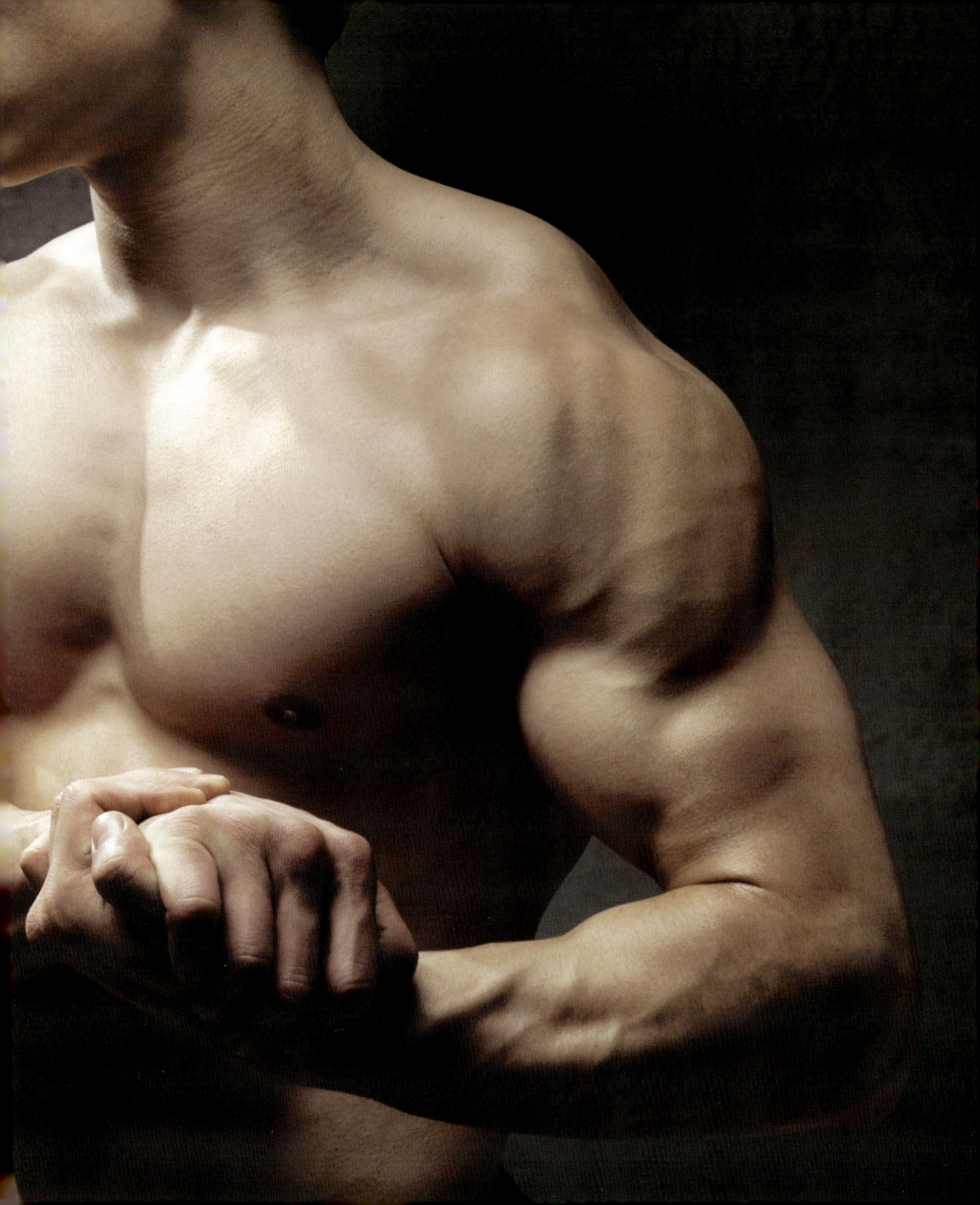

터질 듯 꽉 찬 강인한 매력
팔

반쯤 걷어 올린 소매 밑으로 노출되는 단단한 팔뚝은 일상 속에서 남성다움을 드러낼 수 있는 매력적인 부위입니다. 역삼각형 등과 넓은 가슴이 겉옷의 실루엣을 통해서만 상상된다면 강인한 팔뚝과 볼륨 있는 이두근은 오히려 노골적으로 사람들의 시선을 끌어당깁니다. 근육의 경계선이 확실히 드러나면서도 적당한 볼륨감을 가진 팔을 만들어야 합니다. 소매 속에서 꽉 차게 느껴지는 근육의 움직임은 남자의 또 다른 자신감이니까요.

– 이시진 트레이너

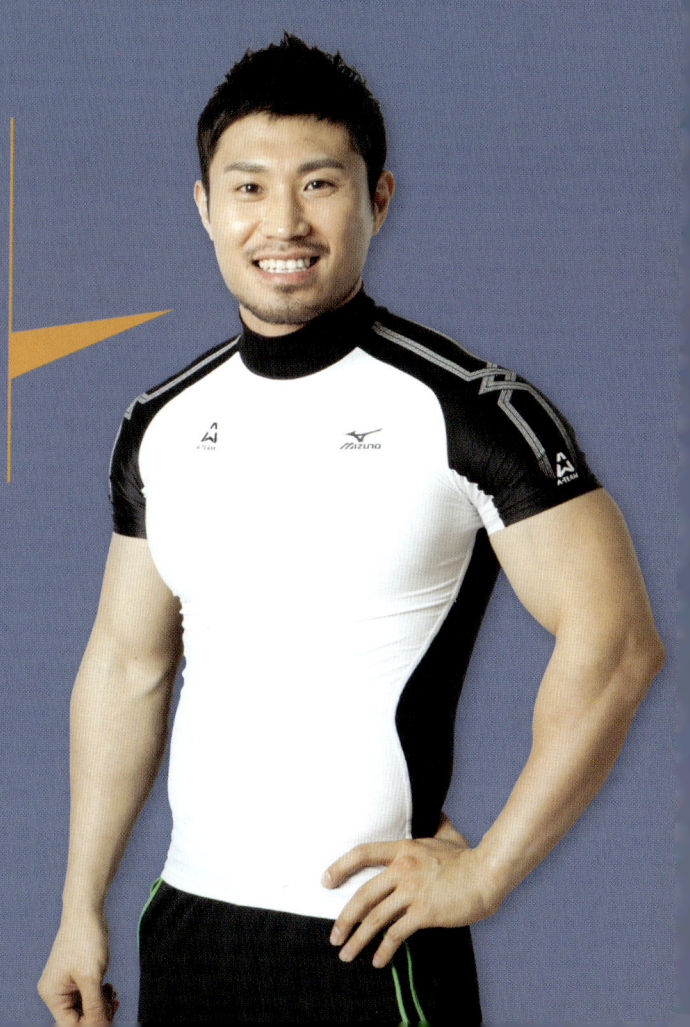

팔 운동 목표 부위

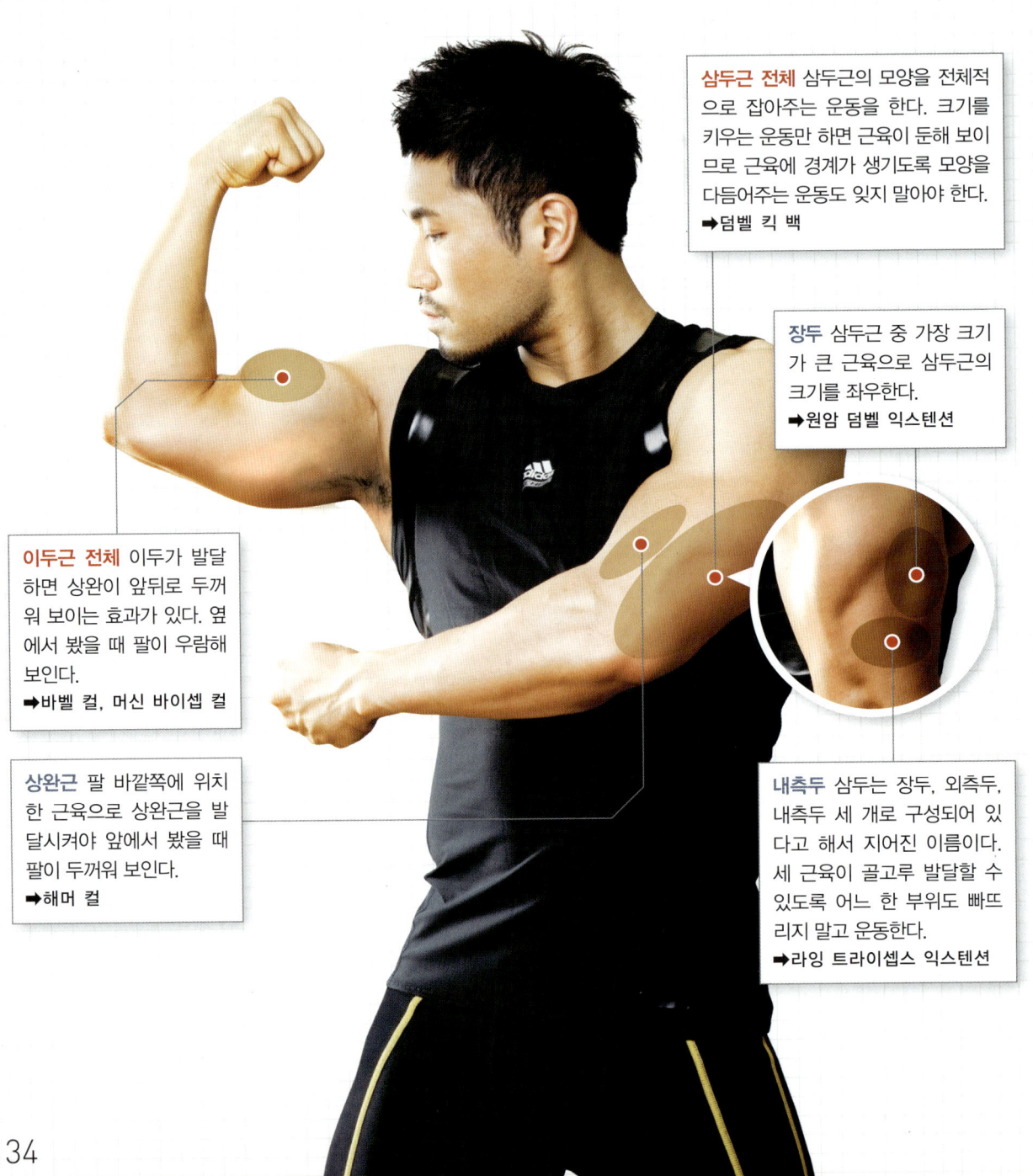

삼두근 전체 삼두근의 모양을 전체적으로 잡아주는 운동을 한다. 크기를 키우는 운동만 하면 근육이 둔해 보이므로 근육에 경계가 생기도록 모양을 다듬어주는 운동도 잊지 말아야 한다.
➡ 덤벨 킥 백

장두 삼두근 중 가장 크기가 큰 근육으로 삼두근의 크기를 좌우한다.
➡ 원암 덤벨 익스텐션

이두근 전체 이두가 발달하면 상완이 앞뒤로 두꺼워 보이는 효과가 있다. 옆에서 봤을 때 팔이 우람해 보인다.
➡ 바벨 컬, 머신 바이셉 컬

상완근 팔 바깥쪽에 위치한 근육으로 상완근을 발달시켜야 앞에서 봤을 때 팔이 두꺼워 보인다.
➡ 해머 컬

내측두 삼두는 장두, 외측두, 내측두 세 개로 구성되어 있다고 해서 지어진 이름이다. 세 근육이 골고루 발달할 수 있도록 어느 한 부위도 빠뜨리지 말고 운동한다.
➡ 라잉 트라이셉스 익스텐션

팔 스트레칭

세트가 끝날 때마다 동작당 10초씩 실시한다.

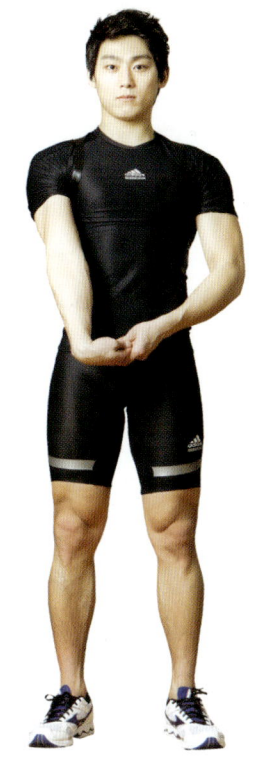

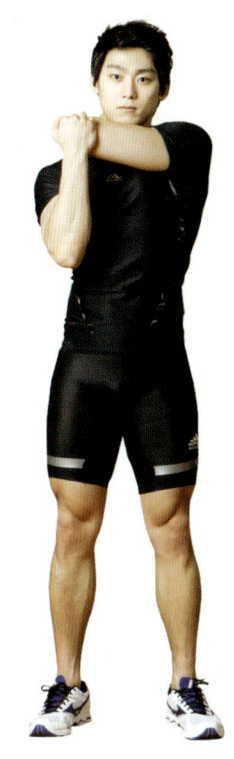

1 한쪽 팔을 완전히 펴고 손목을 구부린다. 다른 손으로 구부린 손끝을 잡아당기면서 팔을 최대한 펴준다. 좌우 실시한다.

2 한쪽 팔을 들어 반대쪽 어깨 뒤로 넘긴 다음 다른 손으로 팔꿈치를 눌러준다. 좌우 실시한다.

팔 운동 실행 포인트

1. 삼두는 가슴 운동과 함께 실시하고, 이두는 등 운동과 함께 실시한다.
2. 삼두는 라잉 트라이셉스 익스텐션 → 원암 덤벨 익스텐션 → 덤벨 킥 백 순서로, 이두는 바벨 컬 → 해머 컬 → 머신 바이셉 컬 순으로 실시한다.
3. 세트 간 휴식은 1분, 동작 간 휴식은 2분을 초과하지 않는다. 서서 팔 스트레칭을 하며 휴식을 취한다.
4. 근육을 수축하는 동작에서 숨을 내쉬고, 이완하는 동작에서 들이마신다. 팔 운동을 할 때는 팔을 올릴 때 숨을 내쉬고 팔을 내릴 때 들이마신다.
5. 중량을 들어올리는 동작에서는 약간 속도 있게, 내리는 동작에서는 중량을 버티면서 최대한 천천히 실시한다.
6. 봉을 잡는 양손의 간격에 따라 자극 부위가 달라진다. 동작에 익숙해지면 양손의 간격을 어깨너비보다 좁게, 혹은 더 넓게 잡으면서 자극 부위를 변화시킨다.

팔

벤치에 누워 이마 위로 바벨 올리기
라잉 트라이셉스 익스텐션

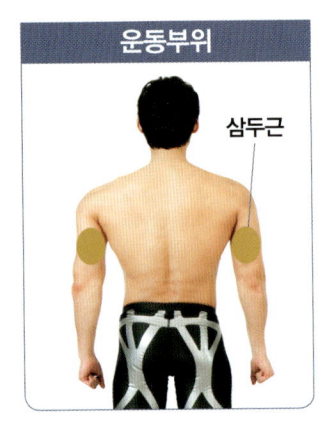
운동부위 — 삼두근

+운동효과
삼두근을 단련시킬 수 있는 가장 대표적인 운동으로 팔뚝 뒤쪽 근육을 전반적으로 발달시켜준다. 팔뚝을 두껍게 키우는 데에는 이두근 운동보다 삼두근 운동이 더 효과적이다. 삼두근이 팔 근육 중 가장 크기 때문이다. 또한 날개라고 불리는 팔뚝 체지방을 제거해 탄력 있고 매끈한 팔을 만들 수 있다.

+시작자세
벤치에 누워 어깨너비보다 약간 좁게 바벨을 잡고 위로 올린다.

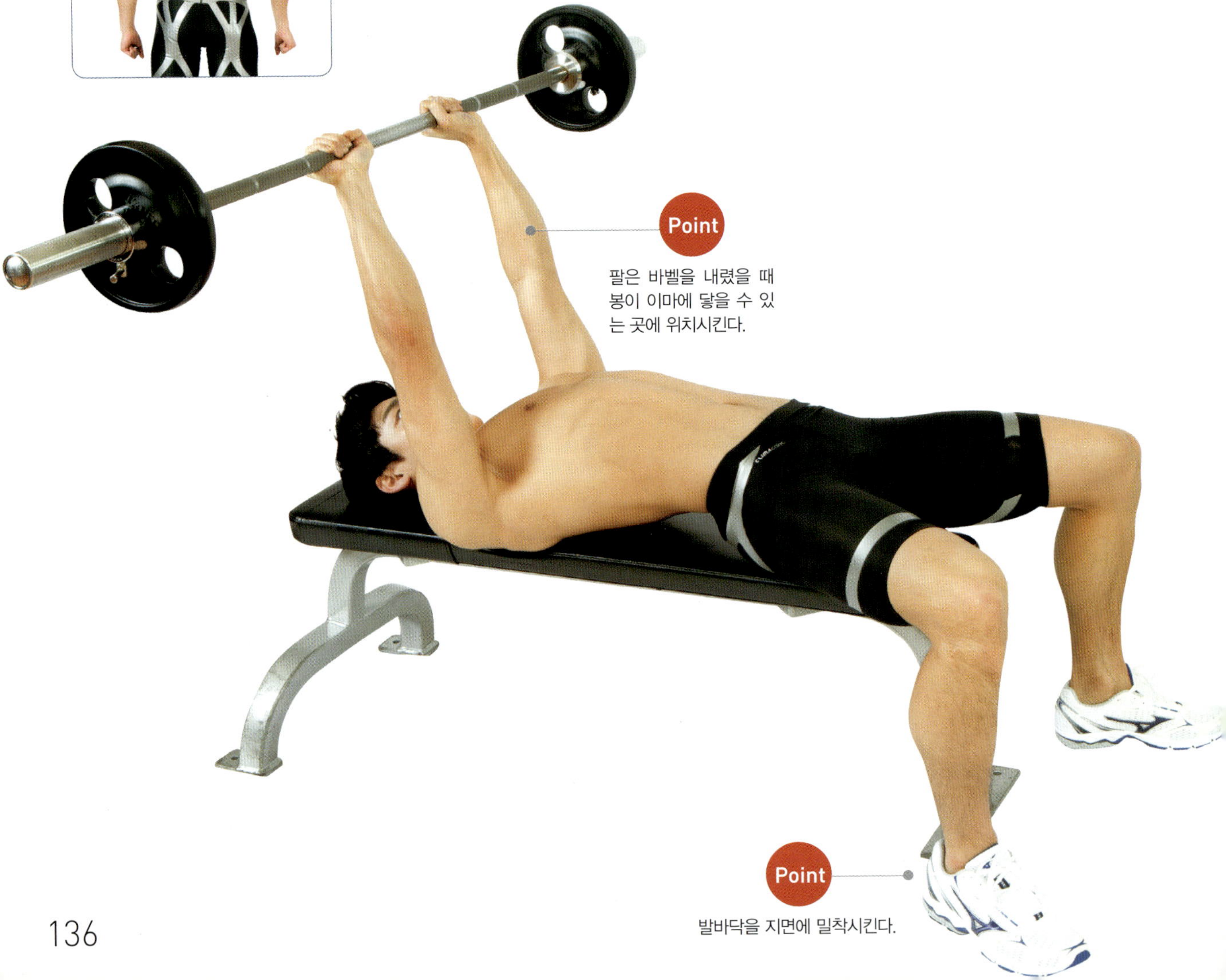

Point 팔은 바벨을 내렸을 때 봉이 이마에 닿을 수 있는 곳에 위치시킨다.

Point 발바닥을 지면에 밀착시킨다.

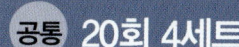 공통 **20회 4세트**

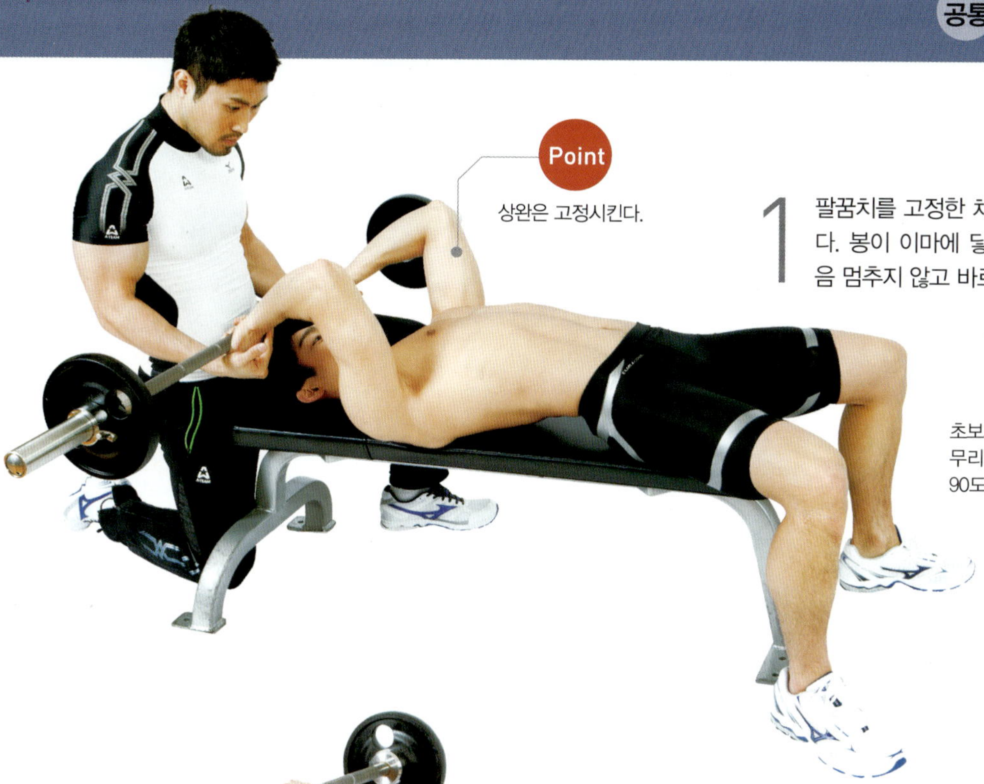

Point 상완은 고정시킨다.

1 팔꿈치를 고정한 채 바벨을 천천히 내린다. 봉이 이마에 닿을 정도까지 내린 다음 멈추지 않고 바로 **2**로 넘어간다.

Point 초보자는 팔꿈치 관절에 무리가 갈 수 있으므로 90도 각도를 유지한다.

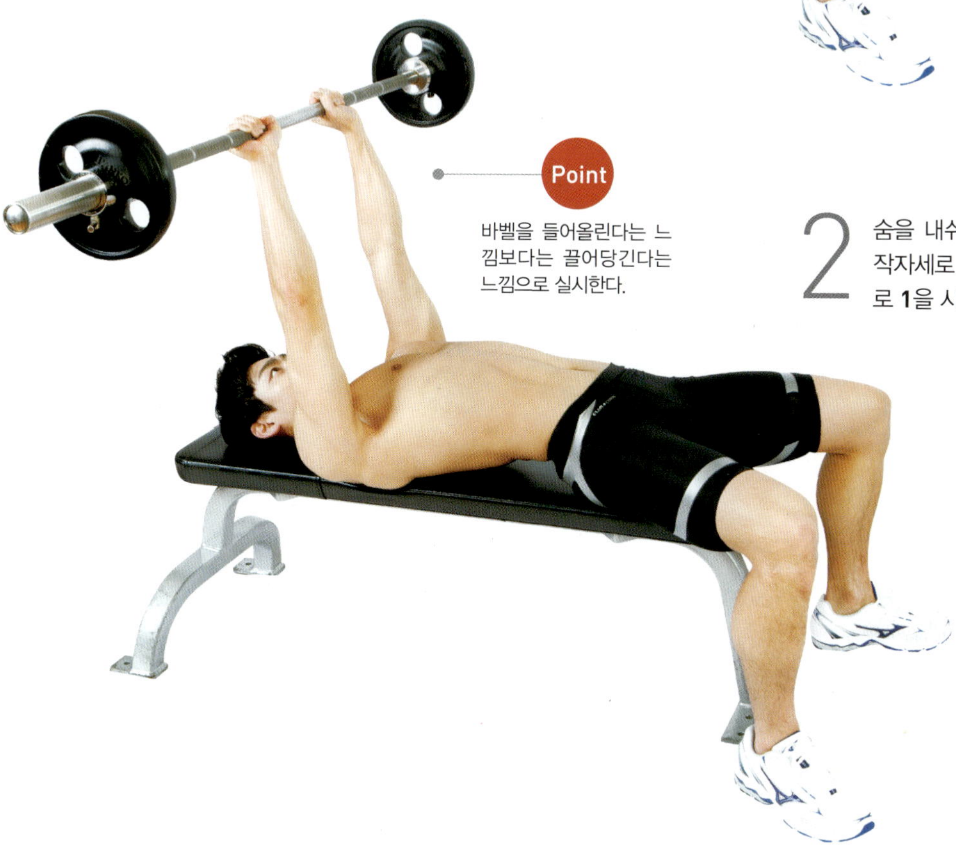

Point 바벨을 들어올린다는 느낌보다는 끌어당긴다는 느낌으로 실시한다.

2 숨을 내쉬고 천천히 팔을 펴면서 시작자세로 돌아간다. 팔이 펴지면 바로 **1**을 시작한다.

팔

한 손으로 덤벨 접고 펴기
원암 덤벨 익스텐션

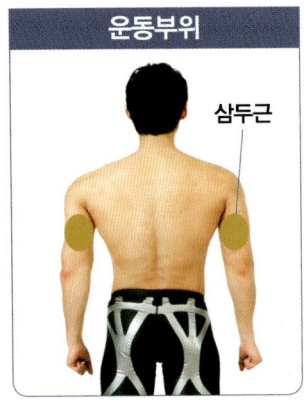

운동부위 — 삼두근

+ 운동효과
삼두근 가장 안쪽에 길게 위치한 장두를 단련시켜 처진 팔뚝을 탄력 있게 만들어주는 효과가 있다. 한 손씩 번갈아 실시하면 좌우 밸런스를 맞출 수 있어 균형 잡힌 팔뚝을 가질 수 있다.

+ 시작자세
어깨너비로 발을 벌린 상태에서 한 손에 덤벨을 들고 머리 위로 팔을 뻗어 올린다. 이때 반대쪽 손으로는 덤벨 든 팔의 아랫부분을 받쳐준다.

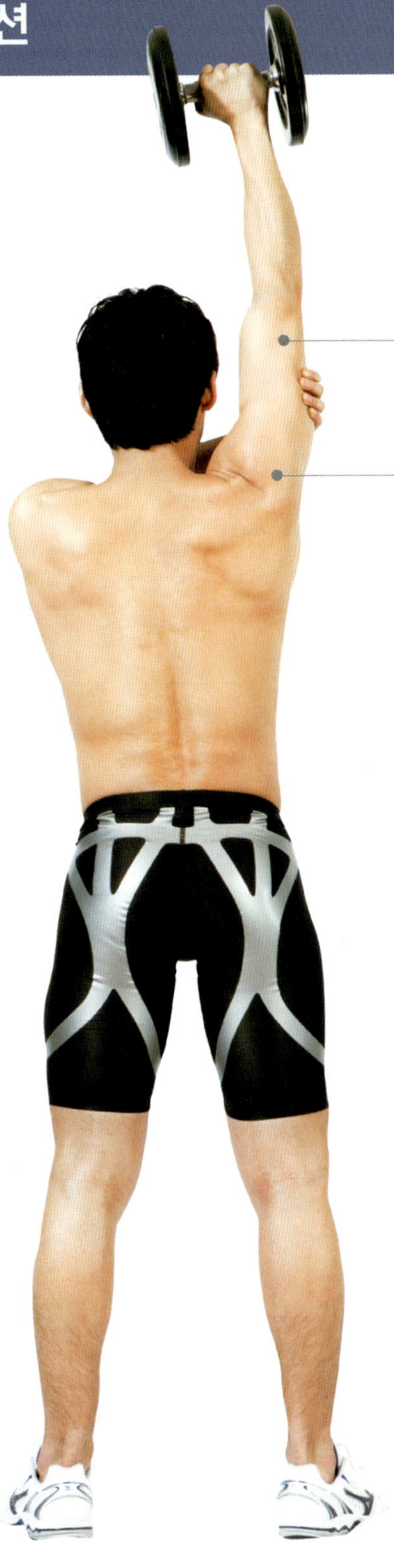

Point — 팔을 귀 가까이에 붙인다.

Point — 어깨에서 수직으로 팔을 올린다.

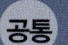 공통 좌우 각 12회~15회 4세트

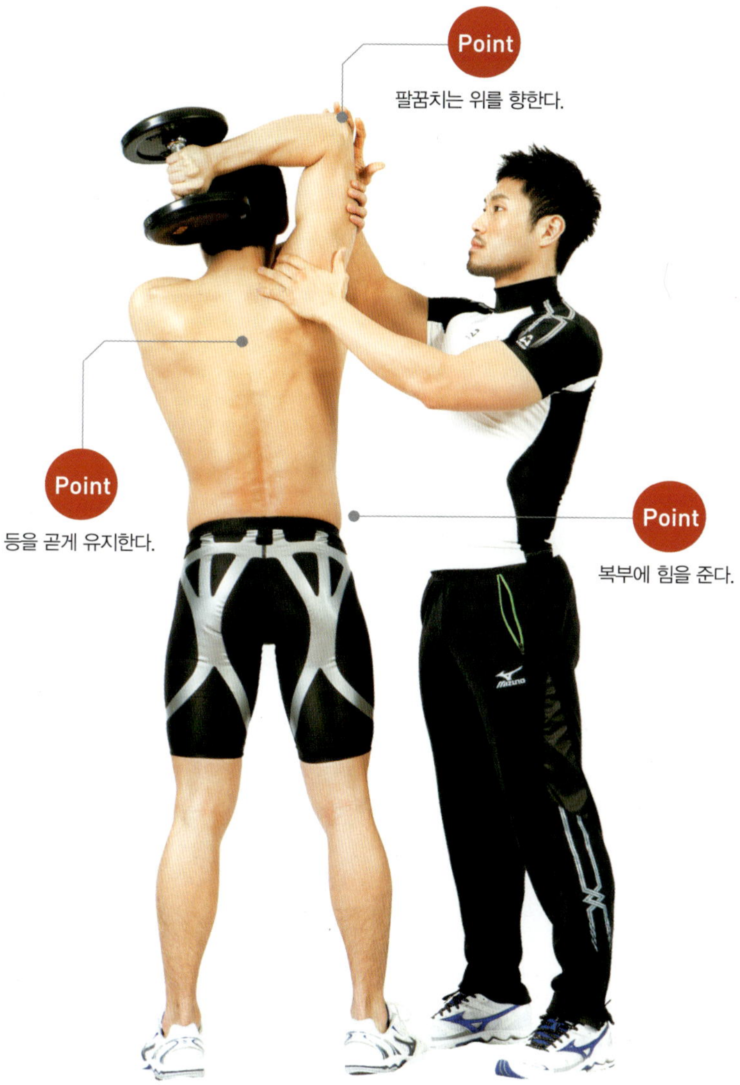

Point 팔꿈치는 위를 향한다.

Point 등을 곧게 유지한다.

Point 복부에 힘을 준다.

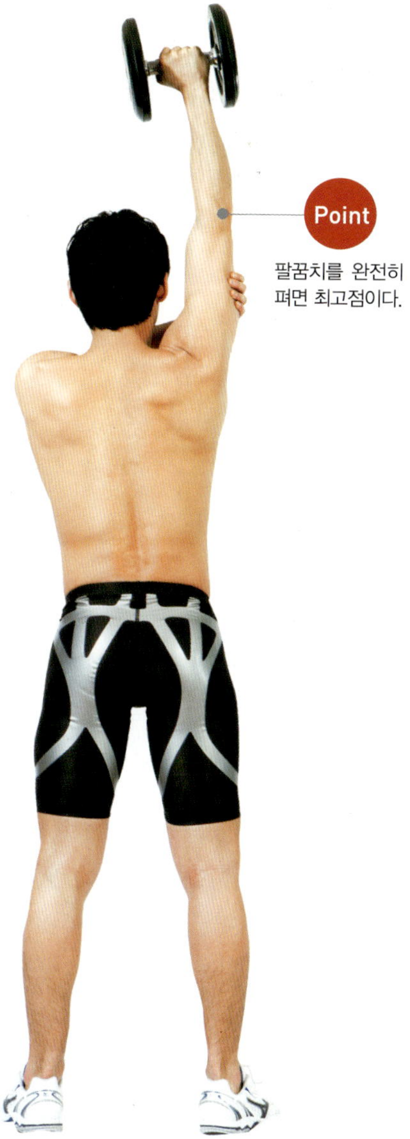

Point 팔꿈치를 완전히 펴면 최고점이다.

1 팔꿈치를 움직이지 않게 고정하고 덤벨을 머리 뒤쪽으로 천천히 내린다. 팔꿈치의 각도가 90도 정도를 이룰 때까지 내렸다가 바로 **2**로 넘어간다.

2 숨을 내쉬며 덤벨을 천천히 들어올린다. 팔이 다 펴지면 연결해서 바로 **1**을 시작한다.

팔

덤벨 잡고 팔꿈치 뒤로 펴기
덤벨 킥 백

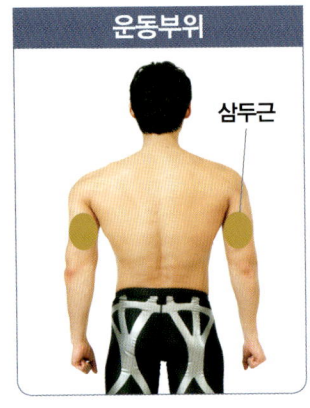

운동부위 - 삼두근

+ 운동효과
일명 날개라고 불리는, 늘어진 후면 팔뚝살을 없앨 수 있는 최고의 운동이다. 삼두근의 라인을 선명하게 만들어주므로 민소매 옷을 입었을 때 팔 근육이 돋보인다.

+ 시작자세
벤치에 한쪽 다리 무릎을 구부려 올리고 상체를 기울여 같은 쪽 손을 벤치에 올린다. 반대 손으로 덤벨을 잡는다.

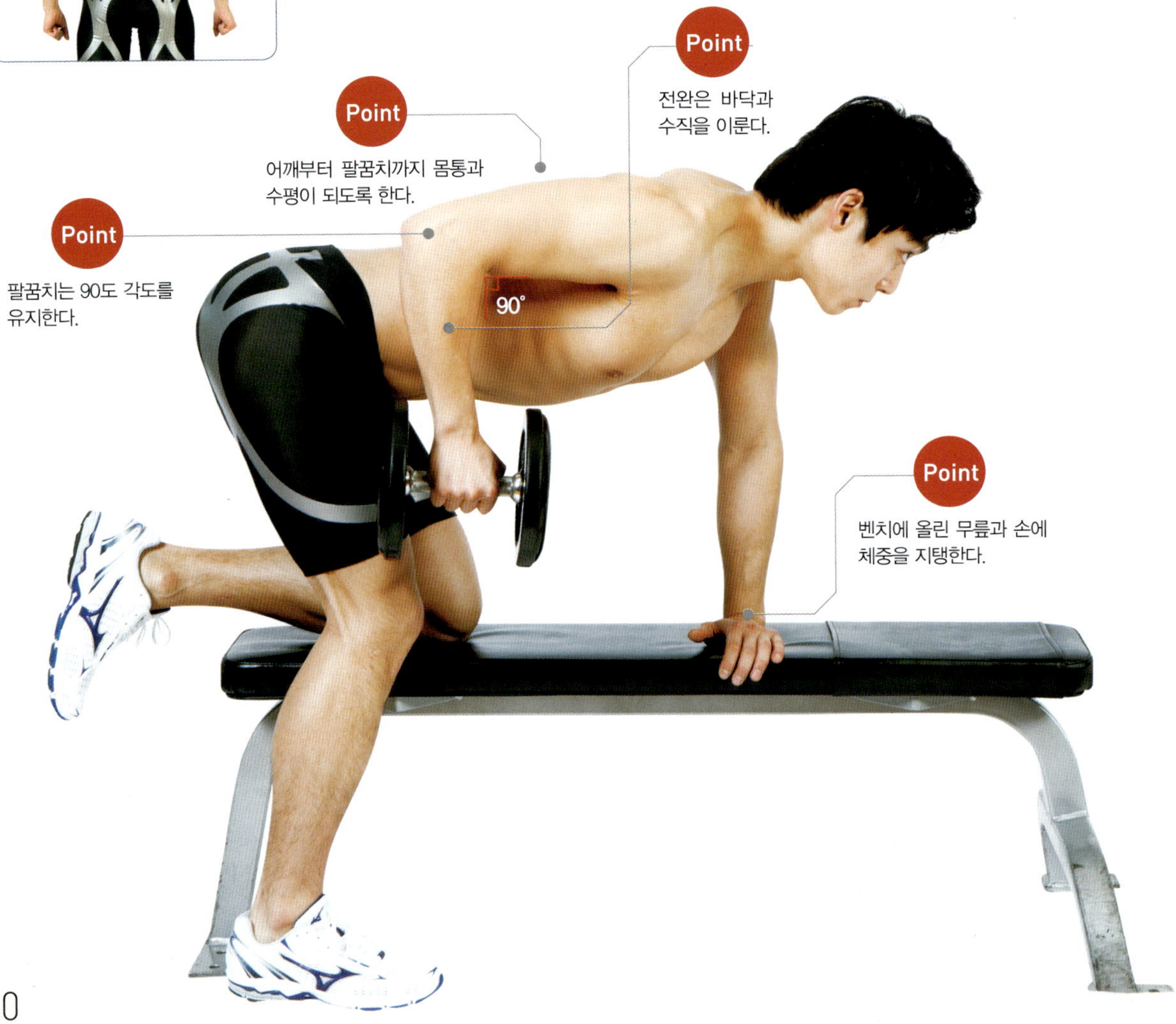

Point 전완은 바닥과 수직을 이룬다.

Point 어깨부터 팔꿈치까지 몸통과 수평이 되도록 한다.

Point 팔꿈치는 90도 각도를 유지한다.

Point 벤치에 올린 무릎과 손에 체중을 지탱한다.

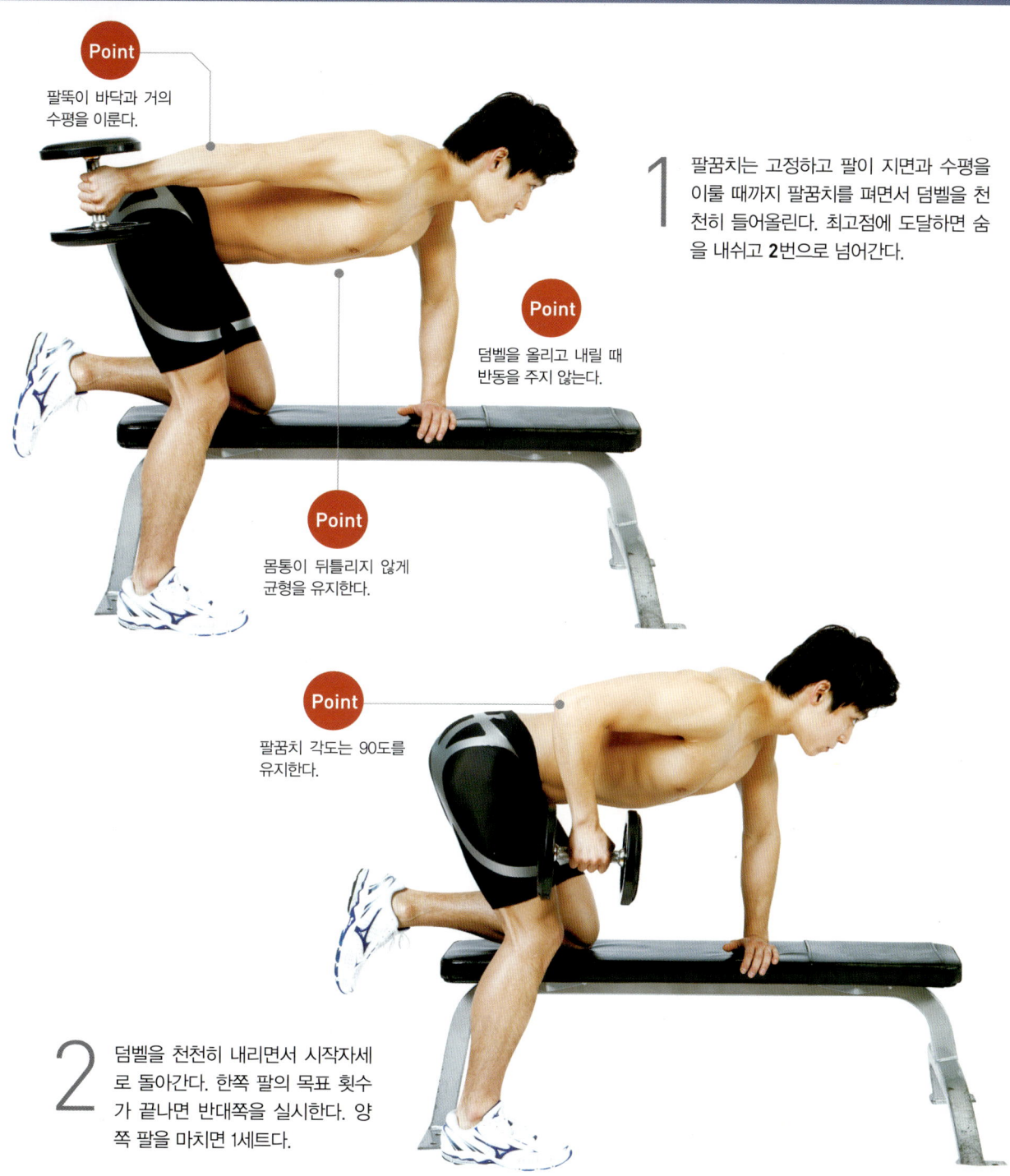

팔

바벨 앞으로 말아 올리기
바벨 컬

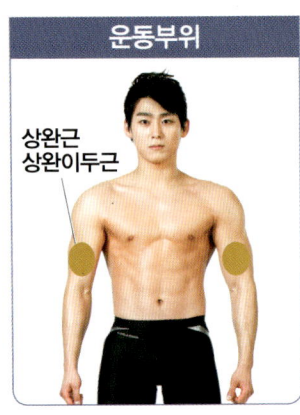

운동부위
상완근
상완이두근

➕ 운동효과
이두근을 단련시킬 수 있는 가장 대표적인 운동으로 팔 앞쪽 근육을 전반적으로 발달시켜준다. 덤벨 컬과 비슷한 동작이지만 이두근에 전체적인 자극을 주어 매끄러운 팔을 만들어준다.

➕ 시작자세
바벨을 잡고 양발을 어깨너비로 벌리고 선다. 두 팔을 완전히 펴서 바벨을 허리 아래로 내린다.

Point 동작 중 허리 힘을 사용하지 않도록 한다.

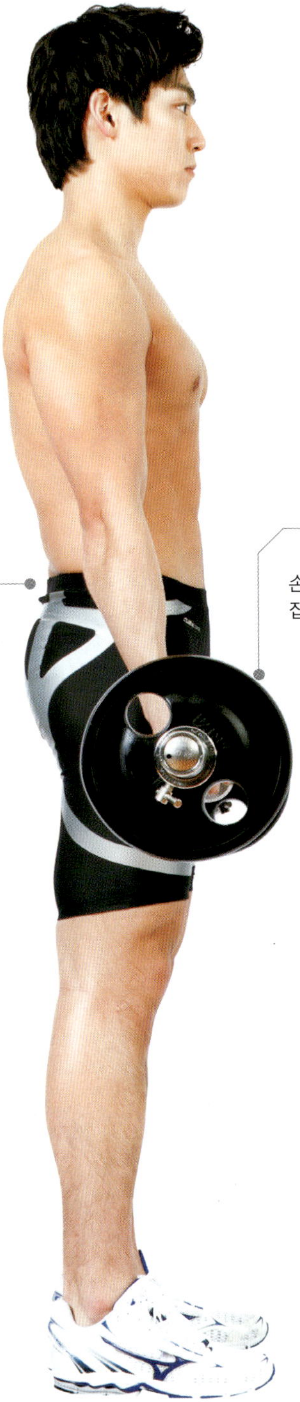

Point 손바닥이 앞쪽을 향하게 잡는다.

공통 20회 4세트

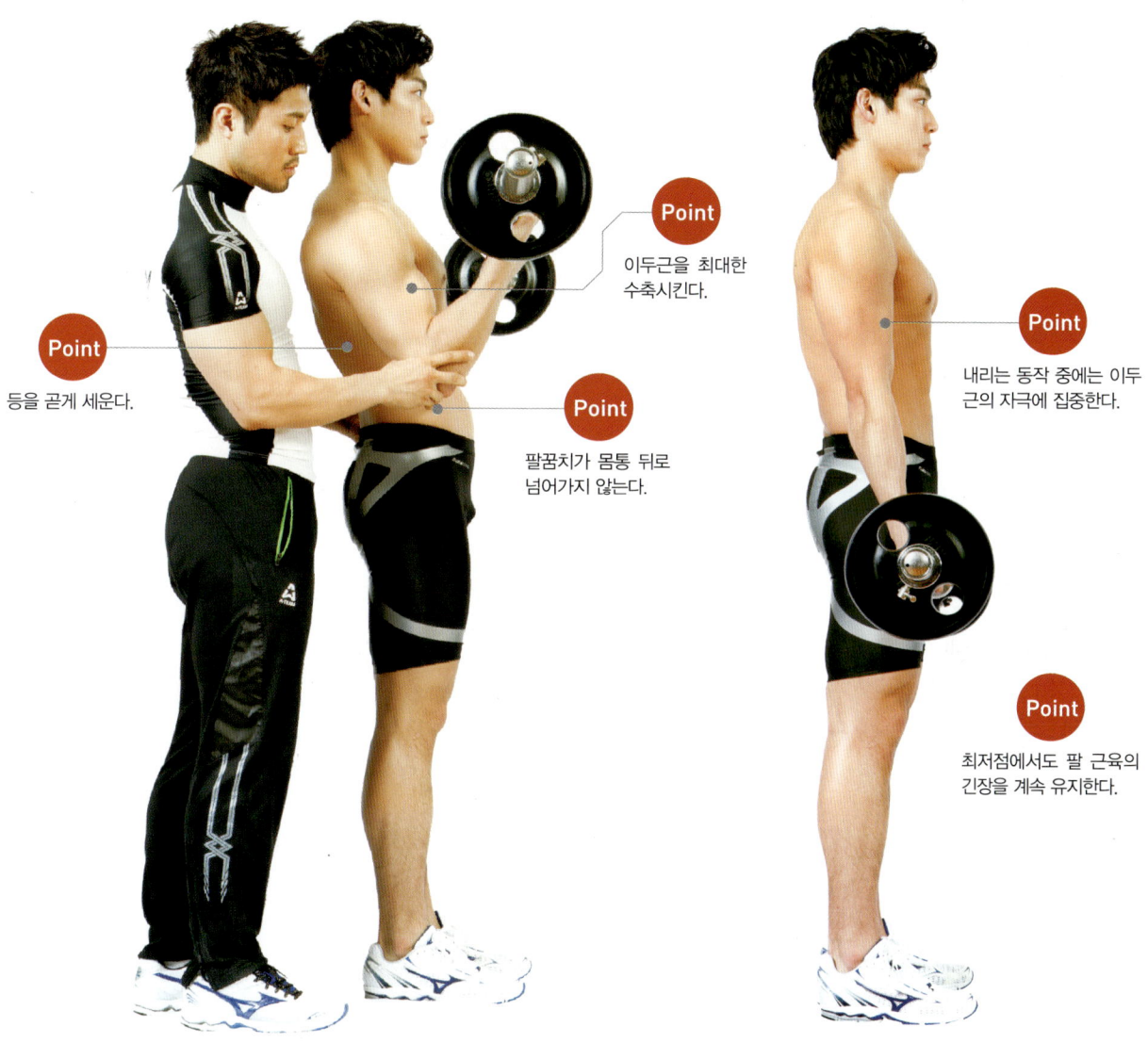

Point
등을 곧게 세운다.

Point
이두근을 최대한 수축시킨다.

Point
팔꿈치가 몸통 뒤로 넘어가지 않는다.

Point
내리는 동작 중에는 이두근의 자극에 집중한다.

Point
최저점에서도 팔 근육의 긴장을 계속 유지한다.

1 팔꿈치를 옆구리에 고정하고 바벨을 얼굴 쪽으로 높이 들어올린다. 숨을 내쉰 다음 **2**로 넘어간다.

2 팔뚝 근육의 자극을 느끼며 바벨을 천천히 내려 시작자세로 돌아간다. 팔에 힘을 준 상태에서 다시 **1**을 시작한다.

덤벨 세로로 말아 올리기
해머 컬

팔

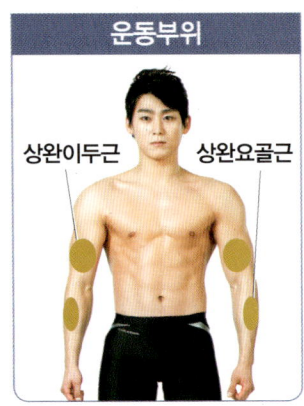

운동부위 — 상완이두근, 상완요골근

➕ 운동효과
상완이두근의 봉우리, 쉽게 말해 알통을 크게 만드는 데 효과적이다. 팔뚝 두께와 힘을 키우는 데도 도움이 되므로, 반소매 옷을 입었을 때 남성적인 팔뚝을 뽐내고 싶다면 잊지 말고 실시하자. 바벨 컬보다 팔 근육을 좀 더 섬세하게 다듬을 수 있다.

➕ 시작자세
양손에 덤벨을 들고 양발을 어깨너비로 벌려 곧게 선다.

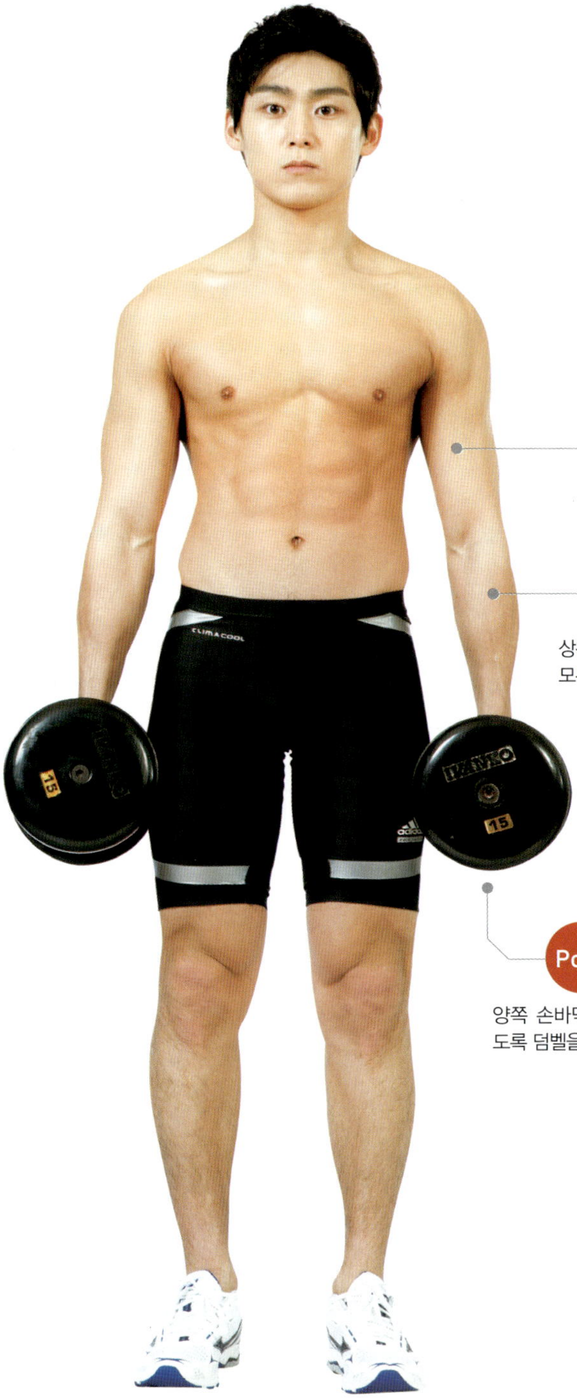

Point 상완과 전완의 자극을 모두 느낀다.

Point 양쪽 손바닥이 마주 보도록 덤벨을 잡는다.

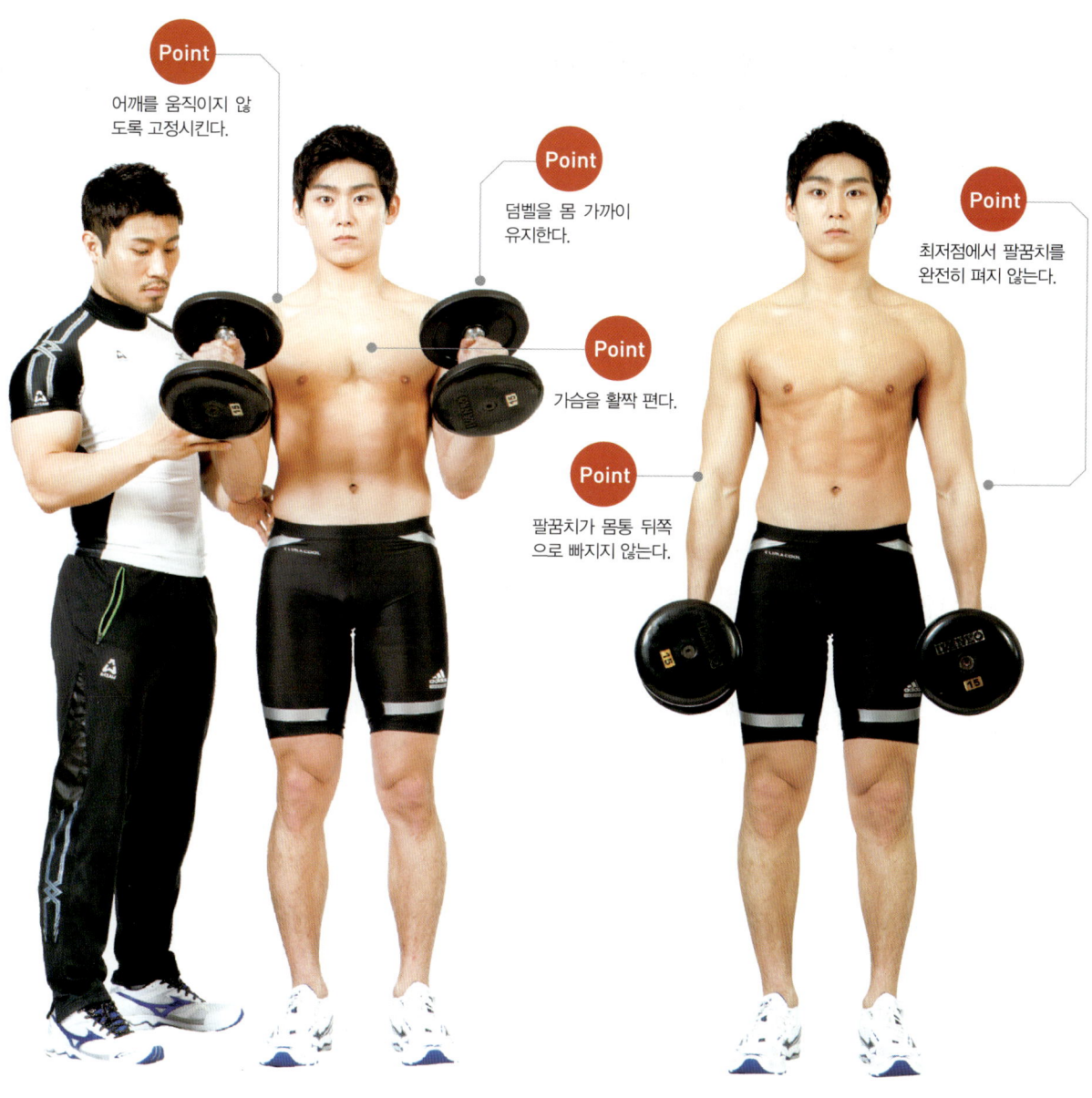

공통 **15회 4세트**

Point 어깨를 움직이지 않도록 고정시킨다.

Point 덤벨을 몸 가까이 유지한다.

Point 가슴을 활짝 편다.

Point 팔꿈치가 몸통 뒤쪽으로 빠지지 않는다.

Point 최저점에서 팔꿈치를 완전히 펴지 않는다.

1 팔꿈치를 옆구리에 붙이고 덤벨을 어깨 쪽으로 천천히 들어올린다. 이두근을 최대한 수축시킨 다음 숨을 내쉬고 **2**로 넘어간다.

2 천천히 덤벨을 시작 위치로 내려놓는다. 팔 근육의 긴장을 유지한 상태로 팔꿈치가 다 펴지기 전에 다시 **1**을 시작한다.

145

팔

머신에 앉아 팔 앞으로 접어 올리기
머신 바이셉 컬

운동부위

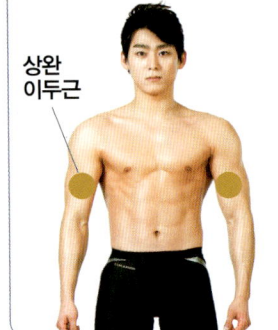

상완이두근

+ 운동효과
상완이두근을 집중적으로 발달시키는 운동으로 크고 우람한 알통을 만드는 데 효과적이다. 초보자도 덤벨을 이용하는 것과 같은 운동 효과를 얻을 수 있다.

+ 시작자세
좌석에 앉아 손잡이를 잡고 팔꿈치를 받침대 위에 올려놓는다.

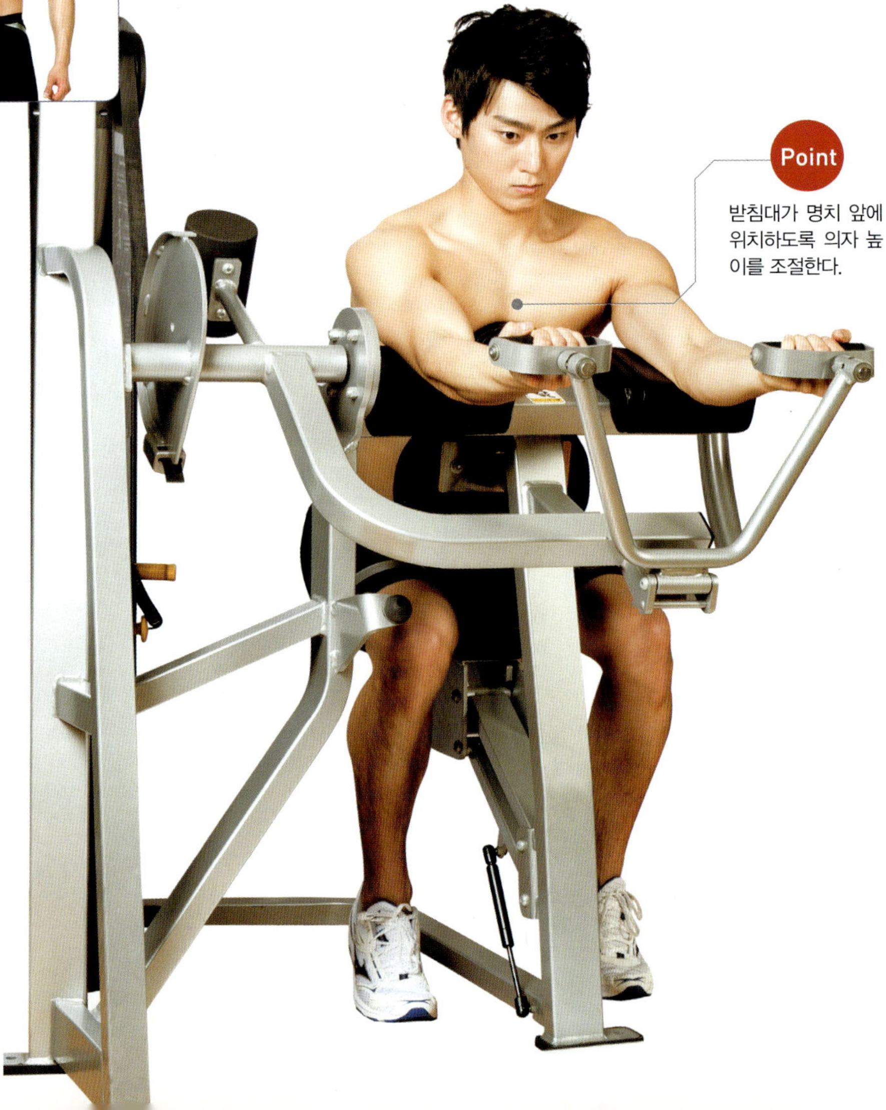

Point 받침대가 명치 앞에 위치하도록 의자 높이를 조절한다.

공통 12회~20회 4세트

Point 등을 곧게 편다.

Point 어깨를 움직이지 않는다.

Point 들어올리는 동작 중 몸이 흔들리지 않는다.

1 숨을 내쉬면서 손잡이를 들어올린다. 바로 **2**로 넘어간다.

2 시작자세로 돌아온 후 숨을 마신다. 팔 근육의 긴장을 유지한 상태에서 다시 **1**을 시작한다.

Point 팔꿈치가 다 펴지기 전에 1을 시작한다.

Point 이두근의 자극에만 집중한다.

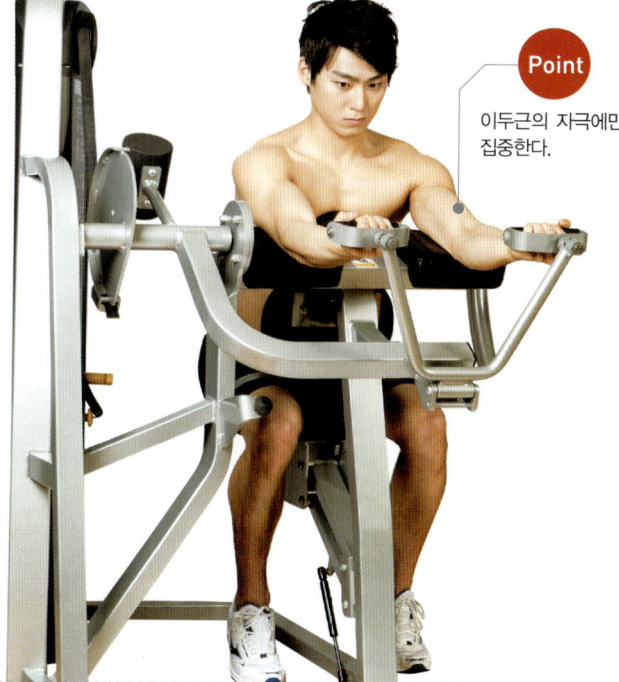

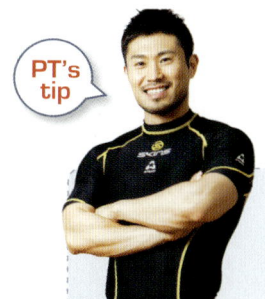

PT's tip

동작 시작부터 근육이 심하게 수축되므로 부상 위험이 있다. 처음부터 무거운 중량으로 동작을 실시하면 인대에 손상을 입을 수 있으므로 가벼운 무게로 충분히 워밍업을 해주어야 한다.

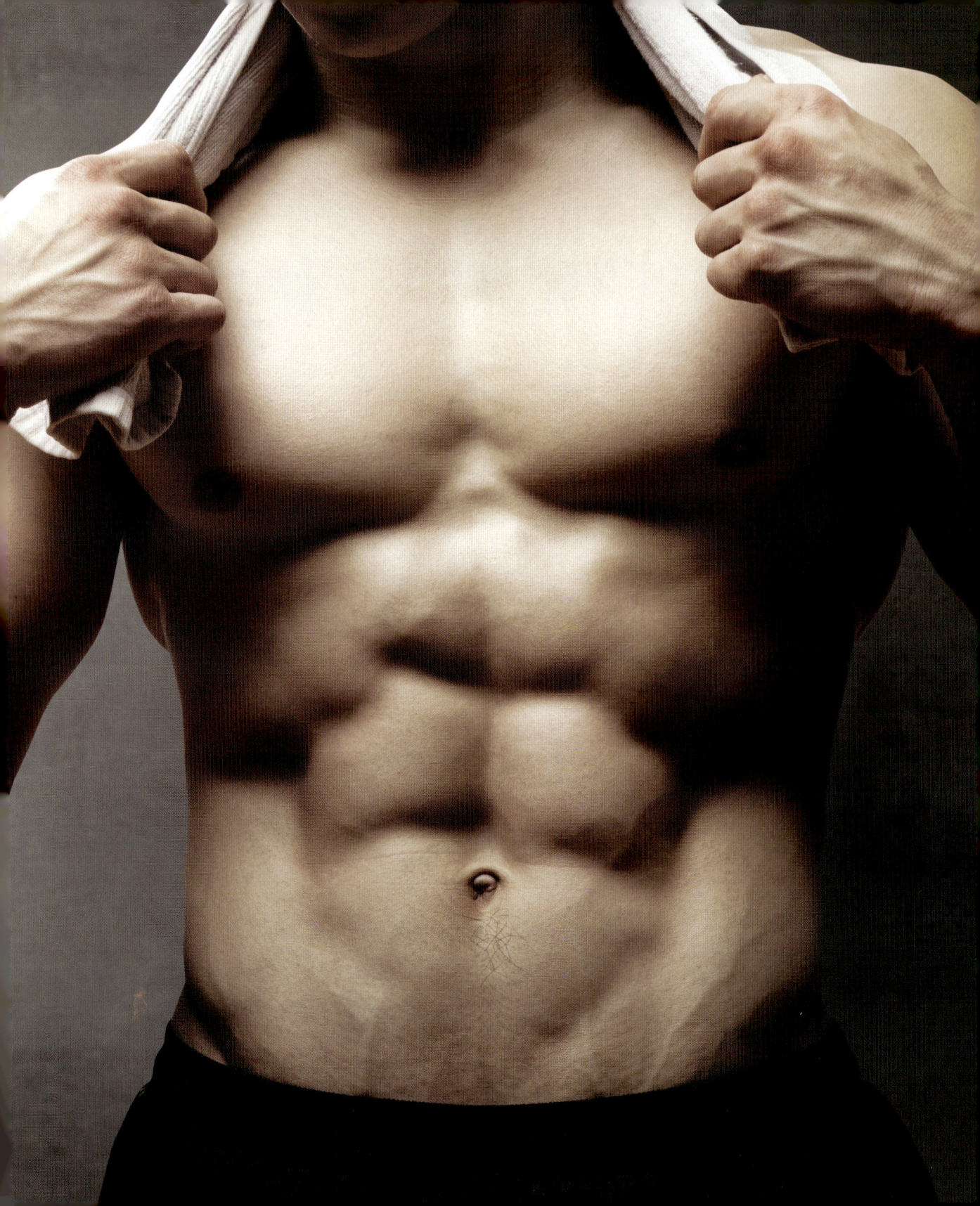

언제나 준비되어 있는 남자의 자존심
복부

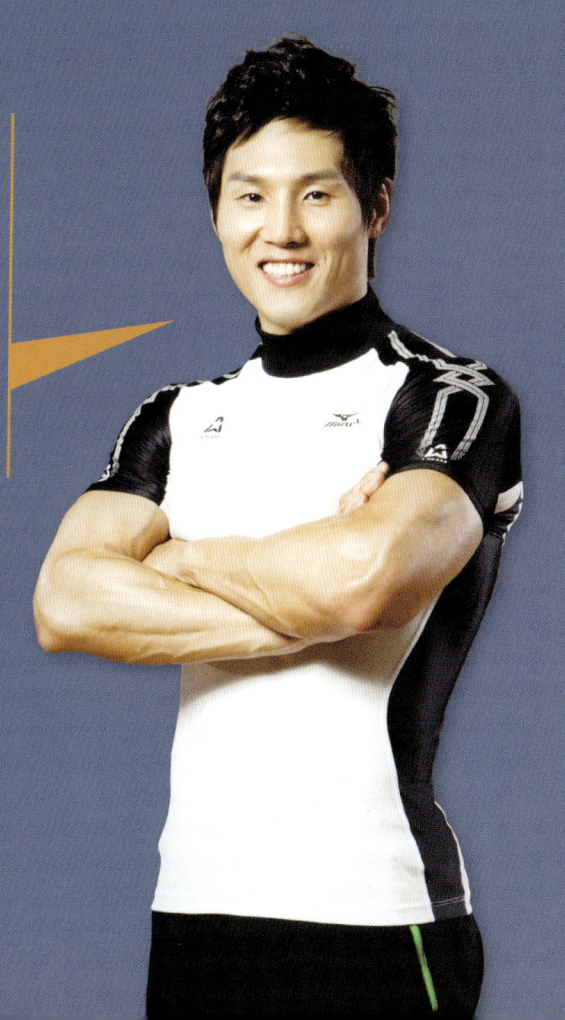

요즘은 넓은 어깨나 우람한 팔보다 초콜릿 복근을 위해 운동하는 사람이 많습니다. 그러나 식스팩은 단순히 웨이트트레이닝을 한다고 만들어지지 않습니다. 복부는 체지방이 쌓이기 쉬운 부위이며 복근은 쉽게 크기를 키울 수 있는 근육이 아니기 때문입니다. 꾸준한 운동만이 해결법입니다. 복부 운동을 통해 복근을 만든 후, 체지방을 걷어내면 마침내 식스팩이 모습을 드러낼 것입니다. 해변에서 자신 있게 웃옷을 벗고 걸어가는 모습, 올 여름에는 현실로 만들어보세요.

- 김지훈 트레이너

복부 운동 목표 부위

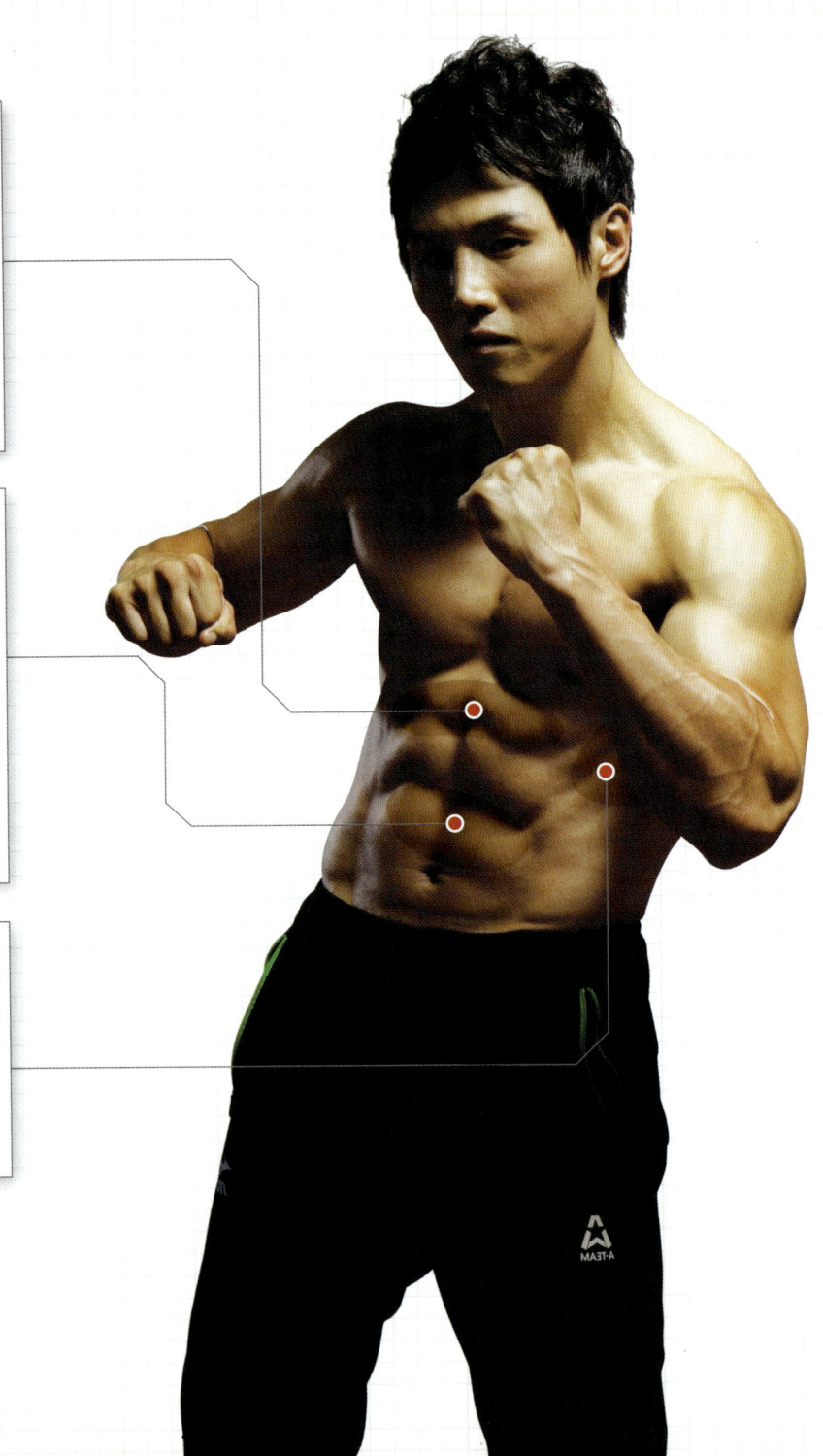

상복부 가슴 근육 바로 밑에서부터 시작되는 복근의 가장 윗부분이다. 체지방이 없는 저체중도 복근이 나타나지만 이런 경우 복근이 앞으로 튀어나오지 않고 갈라지기만 한다. 상복부를 단련하면 근육이 발달해 볼륨감이 생긴다.
➡ 싯업, 레그-업 크런치
　애브도미날 머신

하복부 완벽한 복근을 만들려면 반드시 공략해야 하는 부위지만 여간해서는 드러나지 않는다. 복부의 체지방을 완벽히 걷어내야만 보이기 때문에 가장 만들기 어려운 근육 중 하나다. 하지만 하복부 훈련을 통해 근육의 볼륨감을 만든다면 한층 더 선명하고 완벽한 식스팩을 완성할 수 있다.
➡ 레그 레이즈, 시티드 니업

외복사근 이소룡이나 권상우 같이 멋진 복근을 가진 남자들을 보면 완벽한 외복사근이 있다. 식스팩을 돋보이게 해주며 남성적인 섹시함을 한층 더해주는 근육이다.
➡ 트렁크 트위스트

복부 스트레칭

세트가 끝날 때마다 동작 당 10초씩 실시한다.

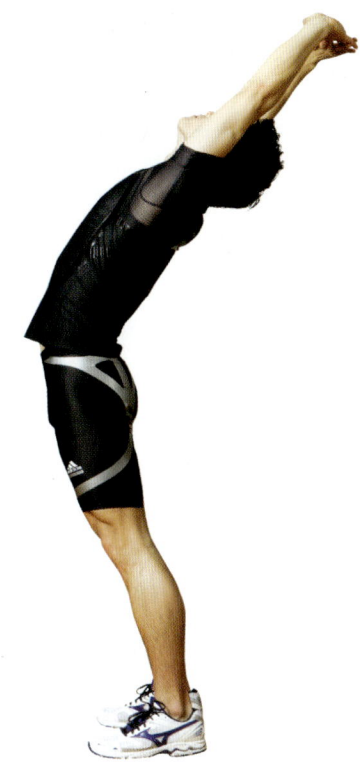

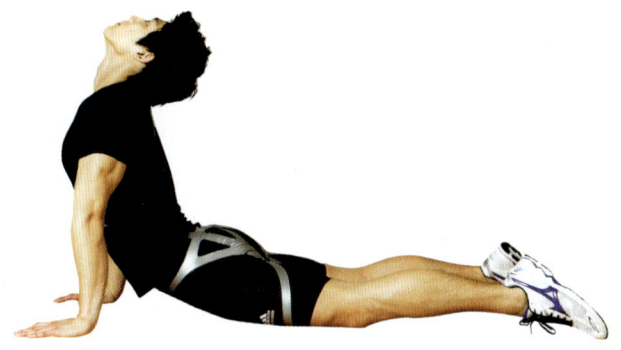

1 두 발을 벌리고 서서 양손을 깍지 끼고 머리 위로 올린다. 깍지 낀 손을 뒤로 넘기면서 최대한 복부 근육을 펴준다.

2 엎드려 발을 어깨너비로 벌리고 양손도 어깨너비로 벌린다. 손바닥으로 바닥을 밀면서 상체를 일으킨 후 고개를 뒤로 젖힌다. 목을 무리해서 젖히지 않도록 주의한다.

복부 운동 실행 포인트

1. 싯업 → 레그 레이즈 → 시티드 니업 → 레그-업 크런치 → 애브도미날 머신 → 트렁크 트위스트 순으로 실시한다. 가동 범위가 큰 운동은 집중하기 어려우므로 먼저 실시하고, 가동 범위가 작은 운동을 나중에 실시한다.
2. 세트 간 휴식은 1분, 동작 간 휴식은 2분을 초과하지 않는다. 가능하면 이보다 휴식 시간을 짧게 가지는 것이 좋다.
3. 복부 운동은 호흡에 영향을 많이 받고, 너무 빠른 속도로 실시하면 목표 부위에 집중하기 어렵다. 호흡법에 유의해서 최대한 천천히 실시한다.
4. 동작을 실시할 때 목에 지나치게 힘이 들어가지 않도록 주의한다. 목에 힘이 많이 들어가면 복부에 집중하기 어려워 자극이 떨어진다.
5. 복부는 적응이 빨라서 훈련을 반복하다보면 자극이 잘 느껴지지 않을 수 있다. 그럴 때는 부위 운동 마지막에 실시하지 말고, 다른 부위에 앞서 고강도로 실시한다.

복부 › 윗몸 일으키기
싯업

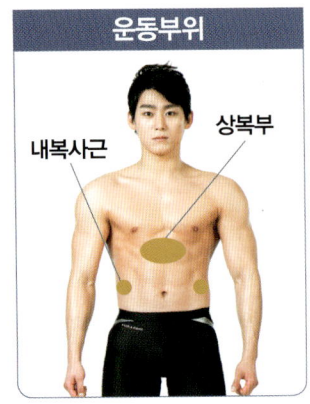

운동부위: 내복사근, 상복부

+ 운동효과
난이도가 높은 만큼 상복부를 강하게 자극하는 운동이다. 상체 근력이 약할 경우 정확한 동작으로 실시하기 어려우므로 처음에는 다리를 고정시킨 상태에서 실시한다. 일반적으로 체력을 평가할 때 윗몸 일으키기를 실시할 정도로 상체 근력 강화에 필수적인 운동이다.

+ 시작자세
바닥에 엎드려 양손을 귀 옆에 대고 발끝을 바닥에 붙인다.

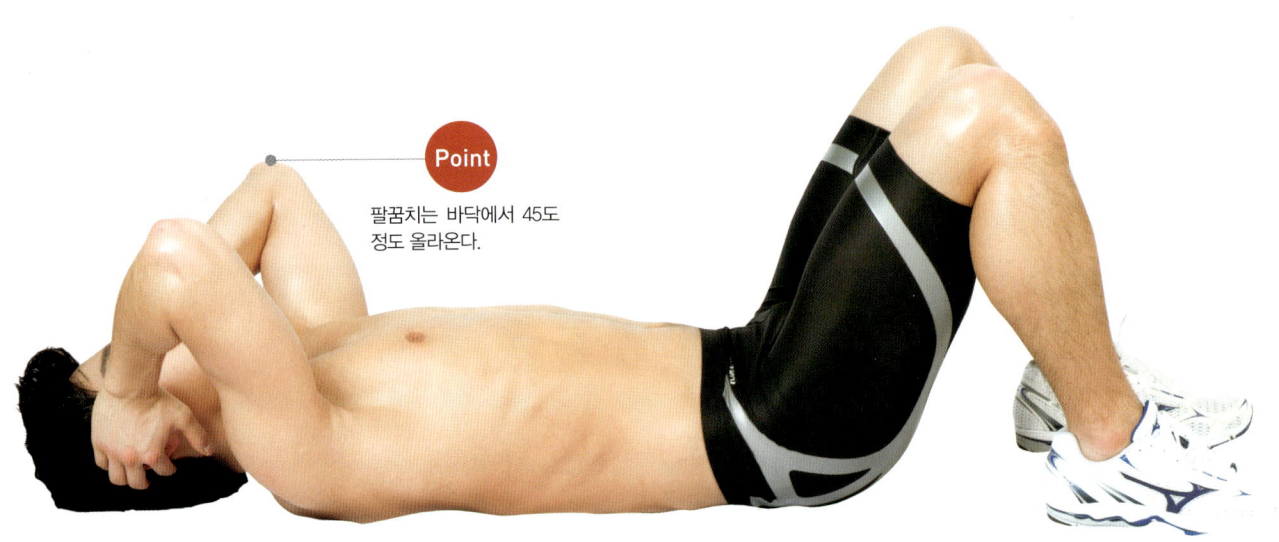

Point 팔꿈치는 바닥에서 45도 정도 올라온다.

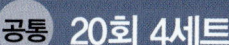 **공통 20회 4세트**

Point
상체를 말아 올린다는 느낌으로 실시한다.

Point
상복부에 강하게 힘을 준 상태를 유지한다.

1 숨을 내쉬면서 상체를 둥글게 말듯이 올라온다. 올라올 때 시선은 무릎을 향한다. 최대한 배를 수축시킨 상태에서 지면과 45도 정도 각을 이룰 때까지 상체를 들어올린 다음 **2**로 넘어간다.

Point
발바닥은 지면에 고정한다.

Point
천천히 일정한 속도로 상체를 내린다.

2 바닥을 향해 천천히 상체를 내려 시작자세로 돌아간다. 머리가 바닥에 닿기 전에 다시 **1**을 시작한다.

PT's tip
초보자는 혼자 실시하면 정확한 동작을 만들기 어려울 수 있다. 이런 경우에는 보조자가 발을 잡아주거나, 손을 귀에 대지 말고 양팔을 위로 쭉 뻗고 실시하면 좀 더 쉽게 할 수 있다.

복부 | 누워서 다리 들어올리기
레그 레이즈

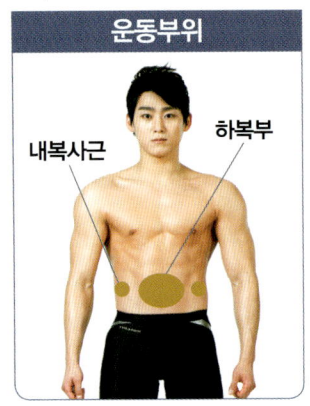

＋운동효과
섹시한 치골을 만들 수 있는 하복부 운동이다. 동작 속도가 너무 빠르면 허리에 상해를 입을 수 있으므로 다리를 천천히 지면으로 내리는 데 집중한다. 근력이 향상되면 다리를 점점 바닥 가까이까지 내린다.

＋시작자세
바닥에 누워 다리를 모으고 양팔을 어깨너비보다 약간 넓게 벌린다.

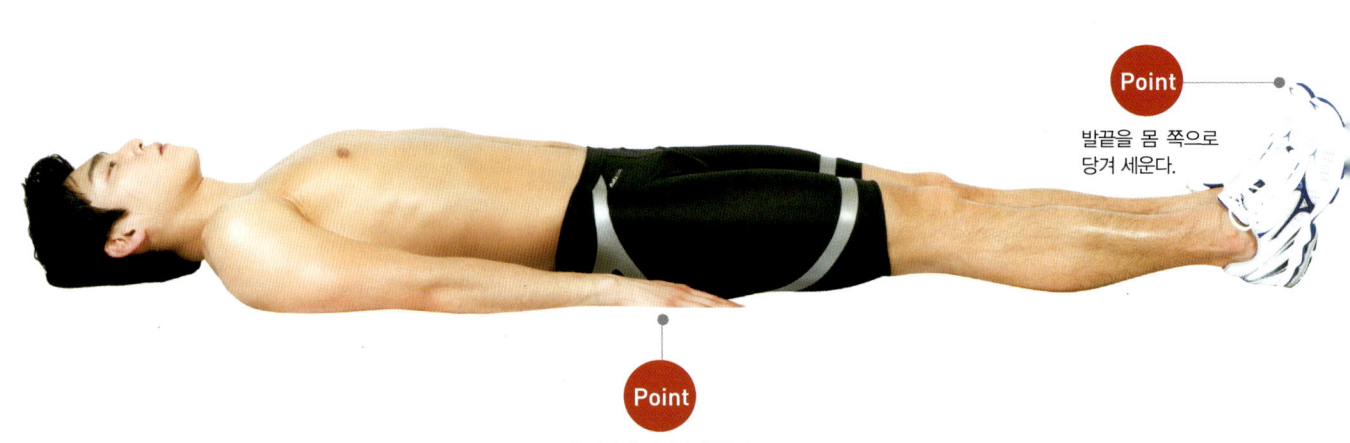

Point 발끝을 몸 쪽으로 당겨 세운다.

Point 손바닥이 바닥을 향한다.

공통 20회 4세트

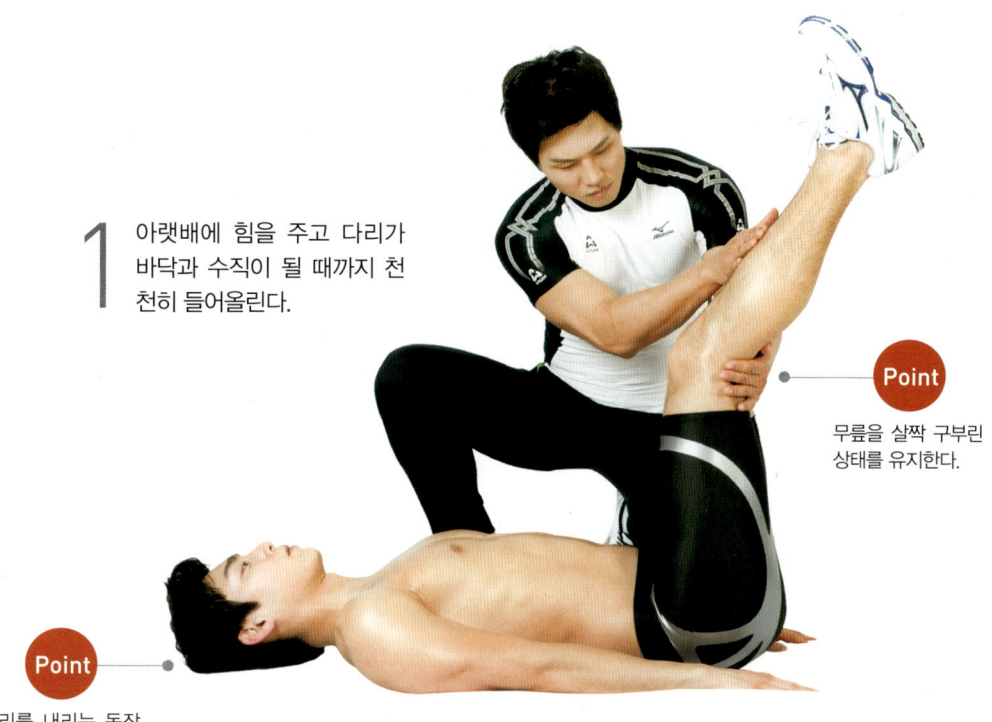

1 아랫배에 힘을 주고 다리가 바닥과 수직이 될 때까지 천천히 들어올린다.

Point 무릎을 살짝 구부린 상태를 유지한다.

Point 다리를 내리는 동작 중에 머리와 어깨는 바닥에 밀착한다.

Point 무릎을 살짝 구부린 상태를 유지한다.

2 숨을 내쉬며 다리가 바닥과 거의 수평이 될 때까지 천천히 내린다. 다리가 바닥에 닿기 직전에 바로 1을 시작한다.

| 복부 | 의자에 앉아 무릎 당기기
시티드 니업 |

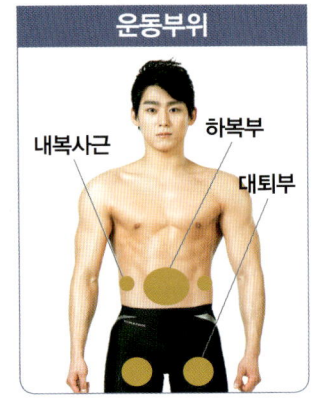

운동부위: 내복사근, 하복부, 대퇴부

+ **운동효과**

하복부 라인을 자극해서 불필요한 체지방을 줄여주는 운동이다. 대퇴부와 고관절 주변 근육들도 함께 자극해 늘어진 하복부 라인을 전체적으로 탄탄하게 만들어준다. 가장 만들기 어려운 하복부를 자극할 수 있는 중요한 운동이다.

+ **시작자세**

벤치나 의자에 앉아 양발을 모은다. 벤치나 의자 끝을 잡고 다리를 모아 앞으로 뻗는다.

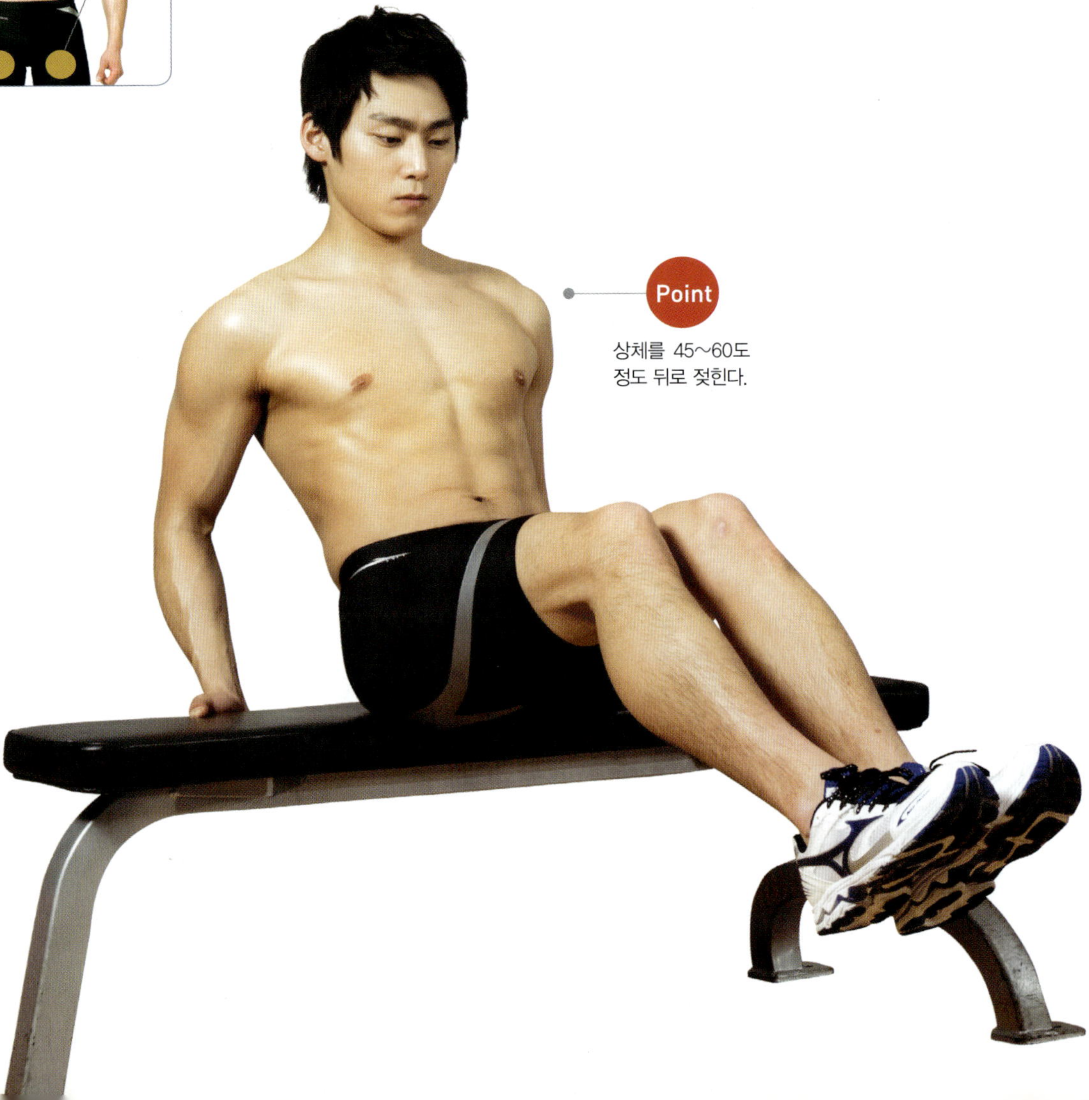

Point
상체를 45~60도 정도 뒤로 젖힌다.

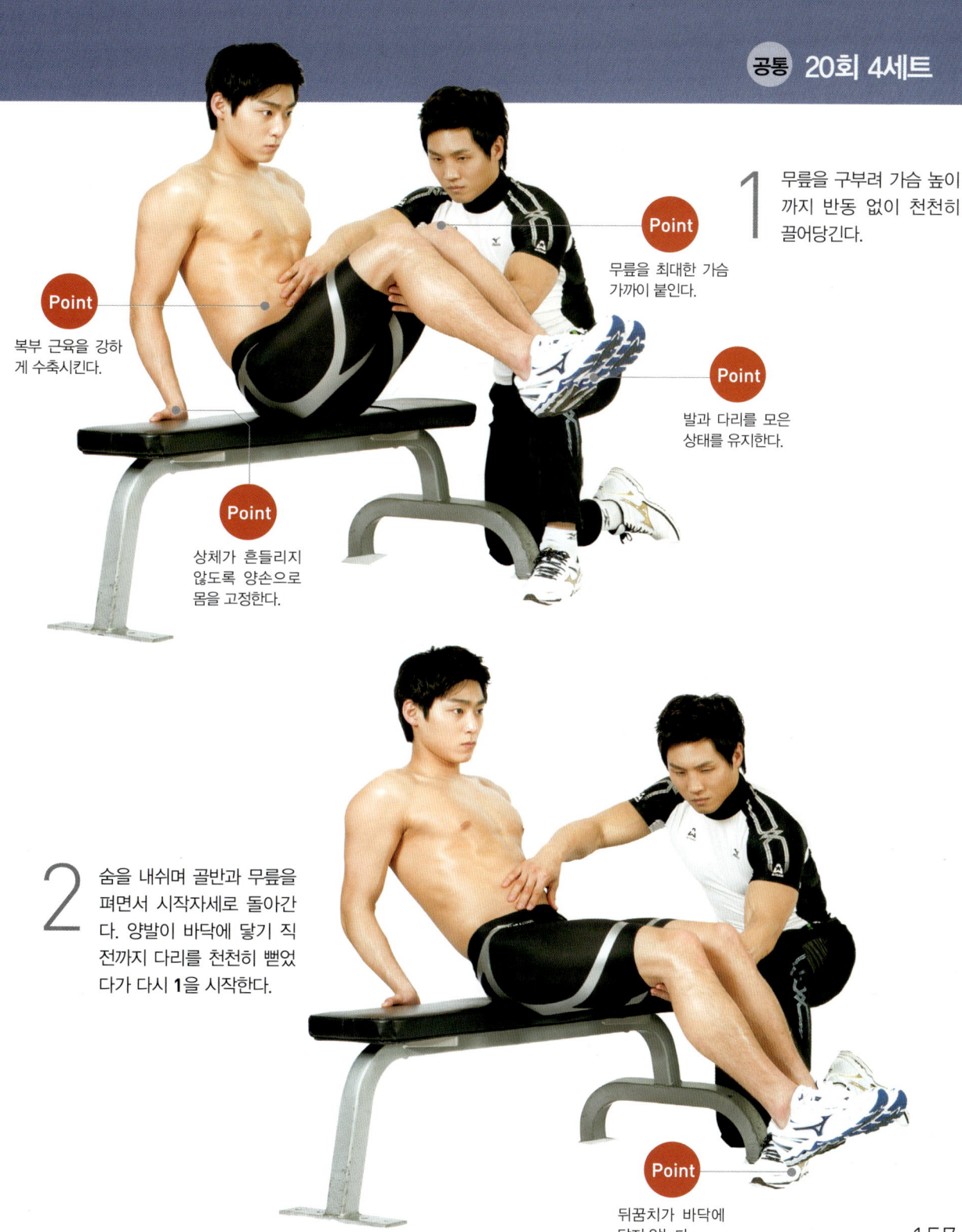

| 복부 | 누워서 상체 올리기
레그-업 크런치 |

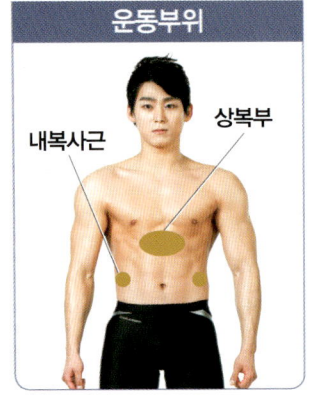

운동부위
내복사근 / 상복부

＋운동효과
상체를 올리는 동작은 상복부를 자극하여 식스팩의 윗부분을 돋보이게 만든다. 레그-업 크런치는 다리를 들어올린 상태에서 상체를 올리므로 하복부까지 긴장 상태를 유지시켜 복근 전체를 발달시켜주는 효과가 있다.

＋시작자세
바닥에 누워 다리를 수직으로 들고 무릎을 구부린 뒤, 손으로 머리 뒤를 감싼다.

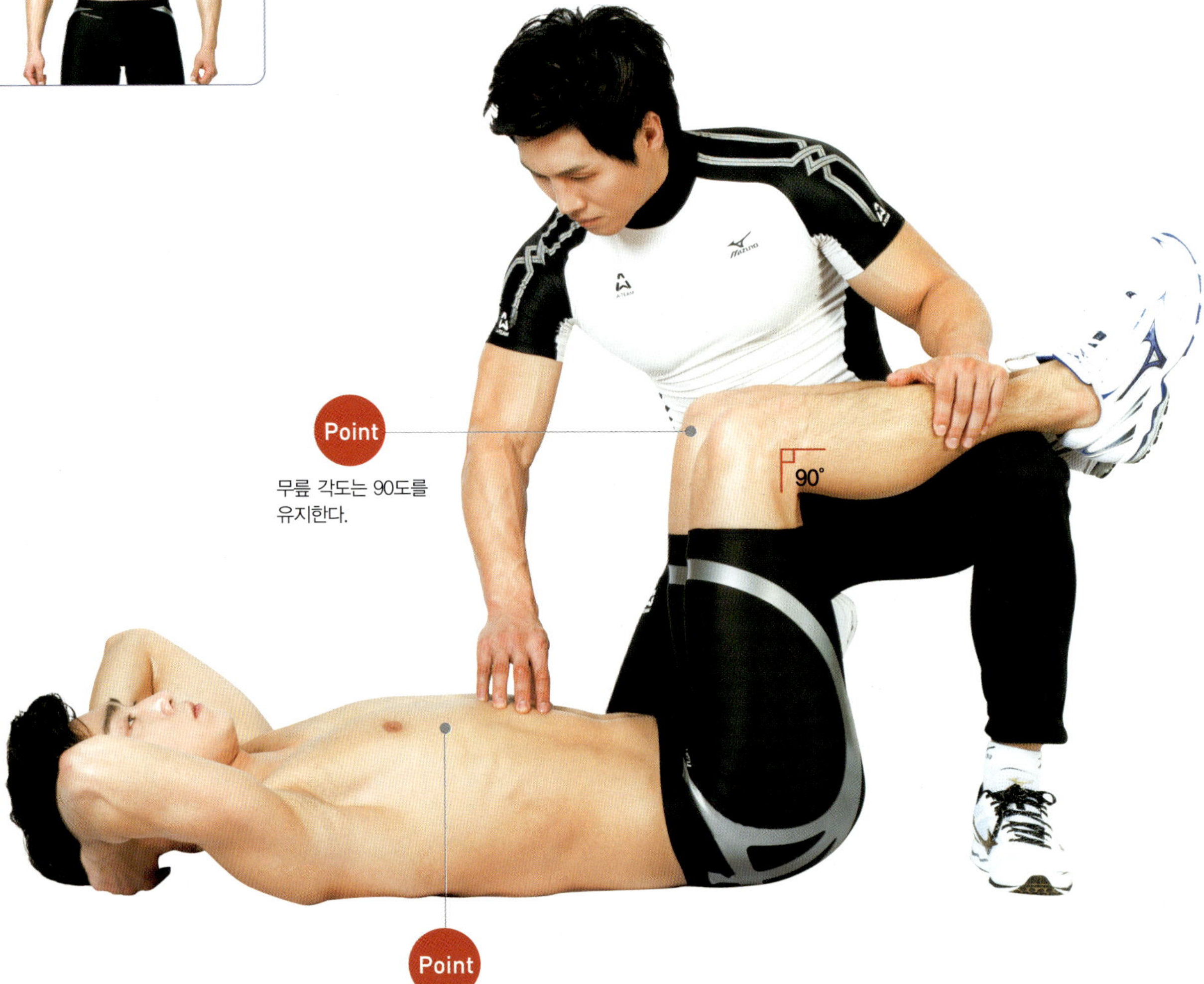

Point
무릎 각도는 90도를 유지한다.

90°

Point
상복부에 힘을 준다.

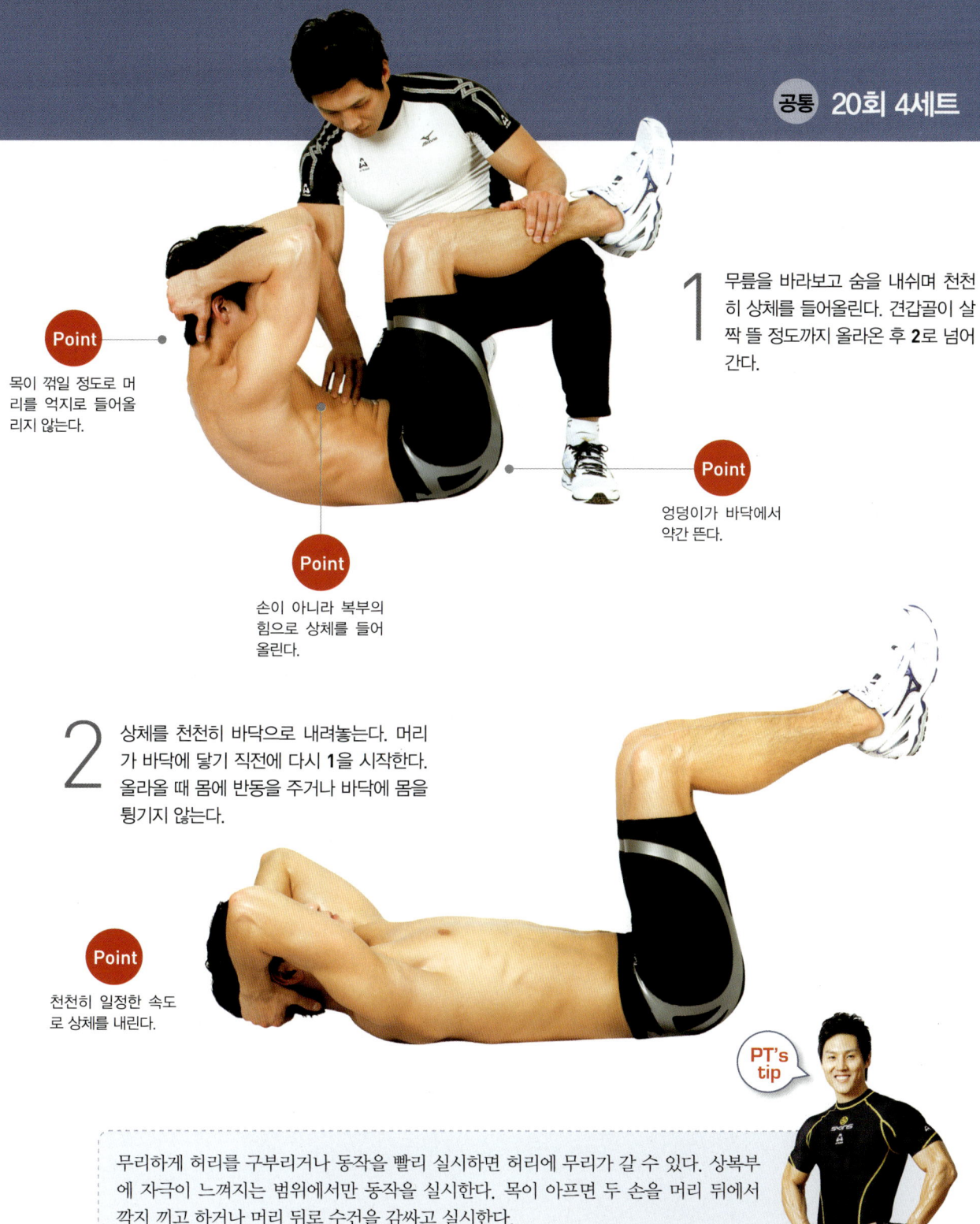

복부 › 상체 비틀기
트렁크 트위스트

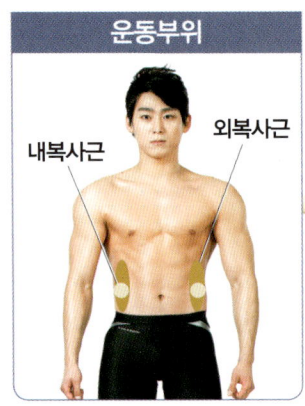

운동부위
내복사근 / 외복사근

＋ 운동효과
벨트 옆으로 튀어나온 옆구리 살을 없애주는 운동이다. 옆구리를 쥐어짜는 것 같은 느낌이 들 정도로 상체를 비틀어주면 탄탄한 옆구리 근육을 완성할 수 있다.

＋ 시작자세
두 발을 어깨너비로 벌리고 선다. 승모근 위에 봉을 올리고 양손을 자연스럽게 봉 위에 얹는다.

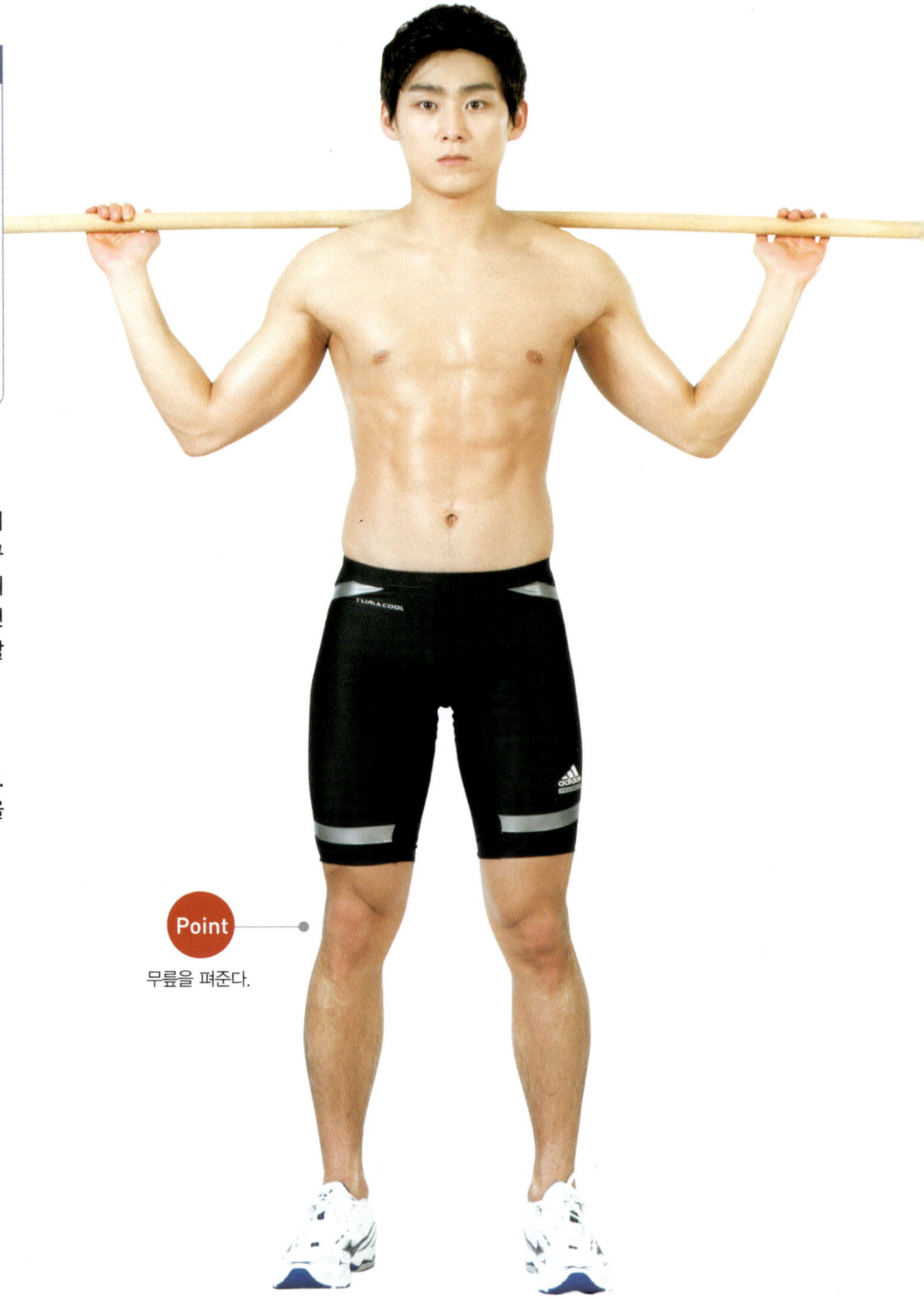

Point 무릎을 펴준다.

공통 20회 4세트

Point
시선은 몸통과 함께 이동한다.

Point
옆구리 근육에 자극을 느낀다.

1 골반이 움직이지 않도록 고정한 상태에서 상체를 왼쪽으로 회전시킨다. 완전히 회전시킨 후 숨을 내쉬고 바로 **2**로 넘어간다.

Point
배꼽에서 회전이 시작한다는 느낌으로 천천히 실시한다.

2 왼쪽에서 오른쪽으로 상체를 회전시켰다가 숨을 내쉬고 정면으로 돌아오면 1회다. 바로 **1**을 시작한다.

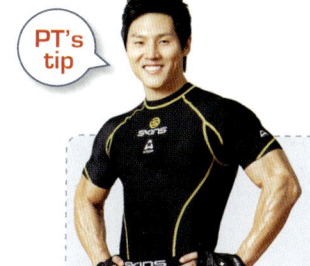 PT's tip

시간이 날 때마다 집에서 틈틈이 실시해도 좋다. 이때는 봉 대신 양손으로 수건을 길게 잡거나 도구 없이 양팔을 벌린 상태에서 실시해도 비슷한 효과를 얻을 수 있다.

복부

머신에 앉아 상체 말기
애브도미날 머신

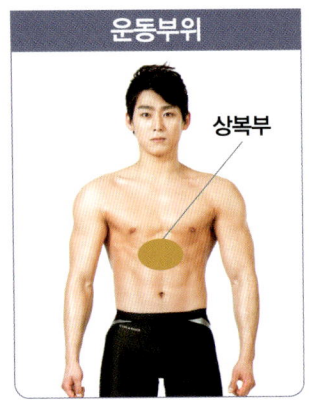

운동부위 — 상복부

+ 운동효과
복부 운동은 중량을 사용하기 어렵지만 머신을 이용하면 안정성이 확보된 상태에서 중량을 사용할 수 있어 식스팩을 만드는 데 효과가 높다. 헬스클럽에서 운동을 할 때 실시하면 상복부의 근력을 강화할 수 있다.

+ 시작자세
좌석에 앉아서 양손으로 손잡이를 잡고 받침대에 두 발을 고정한다.

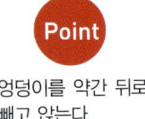

Point
엉덩이를 약간 뒤로 빼고 앉는다.

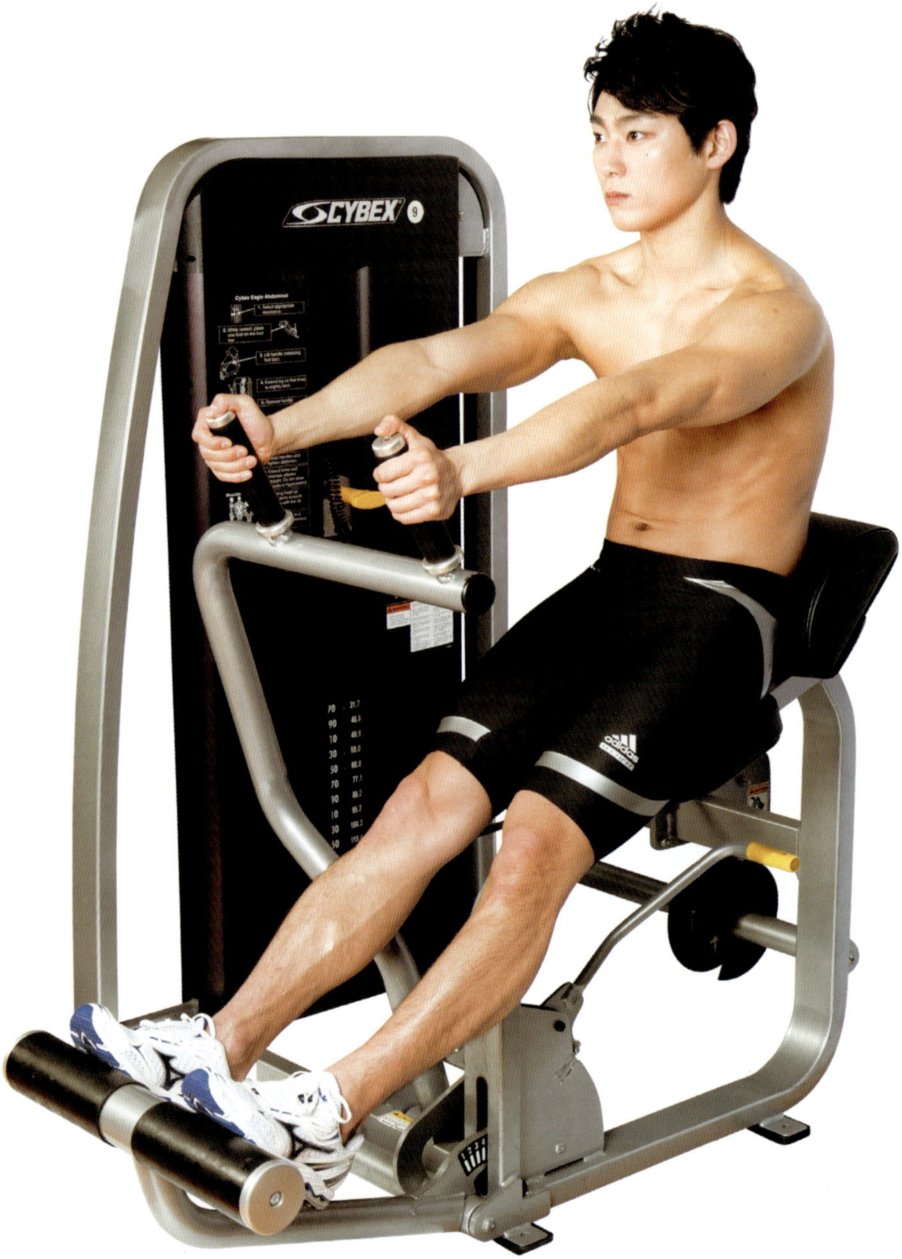

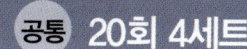 공통 20회 4세트

Point 팔의 힘으로 밀지 않는다.

Point 복부에만 집중한다.

1 숨을 내쉬면서 상체를 숙이며 손잡이를 앞으로 밀어낸다.

2 천천히 시작자세로 돌아간 후 숨을 마신다.

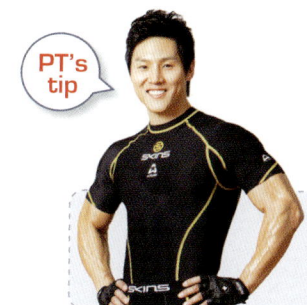

PT's tip

허리에 중량이 실리는 운동이므로 집중력이 떨어지면 허리에 상해를 입을 수 있다. 세트가 끝나는 마지막 순간까지 집중력을 잃지 않도록 주의한다.

163

스타 트레이너의 리얼 스토리 02
운동하기 싫을 때, 이렇게 극복한다

★ 쇳덩이는 잠시 잊고 즐길 수 있는 운동을 한다

웨이트트레이닝은 아무 반응 없는 무거운 쇳덩이와 싸우는 일이다. 나는 슬럼프가 찾아오면 반응 없는 무거운 쇳덩이들은 잠시 내던지고, 즐겁게 기능을 익힐 수 있는 운동을 한다. 둘이 할 수 있는 종목도 좋고, 혼자 할 수 있는 운동도 좋다. 매일 해왔던 운동 패턴을 과감히 바꿈으로써 몸에 새로운 활력을 주는 것이다. 평소 잘 쓰지 않던 근육에 자극이 가기 때문에 정체기를 극복할 수 있다. '웨이트트레이닝이 오늘만큼은 정말 지겹게 하기 싫다.'면 상대방과 혹은 혼자만의 스포츠를 즐기는 것도 방법이다. 다이어트를 위해 운동을 해왔더라도 이날만큼은 체중에도, 음식에도 신경 쓰지 말고 어떤 운동이든 즐겁게 해보자. _ 김지훈 트레이너

더 힘들게 혹은 아예 처음부터!

두 가지 방법이 있다. 먼저 운동 파트너의 도움을 받아 중량을 올리는 것이다. 근육에 전보다 큰 자극이 가해지면 다시 깨어난다는 느낌을 받게 된다. 이렇게 1개월 정도 운동한 후, 다시 중량을 내리면 근육의 자극이 더 잘 전달된다. 두 번째는 초보자 때 했던 방식 그대로 운동법과 식사법을 실시하는 것이다. 동작에 익숙해지면서 혹시 놓친 포인트가 없는지 처음부터 다시 점검한다. 초심으로 돌아가 운동을 하다보면 슬럼프도 지나간다. 처음 운동을 시작한 사람의 경우는 정확한 목표를 설정하는 것이 슬럼프 없이 운동을 지속할 수 있는 방법이다. 단지 건강한 몸, 멋진 몸, 아름다운 몸을 상상하지 말고 체지방 감소량이나 근육 증가량처럼 구체적인 목표를 정한다. 한 단계씩 목표에 도달하다보면 운동하는 재미도 계속 느낄 수 있다. _ K 트레이너

조깅만 하며 컨디션을 조절한다

운동을 시작한 지 1~2개월 안에 슬럼프가 오는 이유는 대부분 하나로 요약된다. 만족할 만큼 근육이 보이지 않기 때문이다. 하지만 피하 지방이 두꺼운 사람은 근육이 생겨도 겉에서 보이지 않는다. 운동을 통해 피하 지방이 점점 사라지면 그 아래에서 울끈불끈 만들어진 근육이 모습을 드러낼 것이다. 10년 이상 웨이트트레이닝을 해온 나에게도 슬럼프는 찾아온다. 3개월 정도 근력 운동을 전

혀 하지 않은 적도 있다. 대신 운동을 완전히 내려놓지는 않는다. 어떤 운동이든 하면 호르몬 분비가 왕성해지고 스트레스도 해소되어 몸을 유지하는 데 도움이 된다. 그래서 나는 웨이트트레이닝을 하지 않을 때도 일주일에 3~4번, 40분~1시간 정도 땀 흘리며 조깅을 한다. 초보자의 경우, 아예 운동을 건너뛰지 말고 15~20분씩 스트레칭이라도 실시한다. _ 이시진 트레이너

함께 운동할 수 있는 파트너를 찾는다

상황에 따라 슬럼프를 극복하는 방법이 다르다. 직업상 촬영을 해야 할 때가 많은데, 별다른 스케줄이 없다면 3~4일쯤 운동을 쉬면서 컨디션을 조절하지만, 촬영이 있다면 아무리 슬럼프가 와도 운동을 쉴 수 없다. 그래서 운동을 함께 할 수 있는 파트너를 찾는다. 마음 편한 선후배가 아니라, 오히려 덜 친한 후배나 선배에게 함께 운동을 하자고 부탁한다. 후배에게는 지기 싫어서, 선배에게는 어려워서, 열심히 목표량을 채우게 된다. 운동 초보자도 경쟁상대와 함께 운동을 하면 많은 도움이 된다. 경쟁상대가 열심히 하면 자극을 받아서 자연히 본인도 열심히 하게 된다. 특히 남자는 치열한 경쟁을 할수록 남성호르몬의 분비가 많아지는데, 남성호르몬이야말로 근육을 만드는 가장 중요한 요인이다. 다만 무리한 경쟁은 부상을 유발할 수 있으므로 경쟁도 적당히~! _ 김수창 트레이너

새로운 운동을 배운다

운동 초보의 경우, 빨리 멋진 몸을 만들고 싶다는 생각에 처음부터 강도 높은 운동을 실시하면 금방 흥미를 잃게 된다. 처음에는 가벼운 유산소 운동과 웨이트트레이닝을 병행하면서 기초 체력 증진에 힘을 써야 한다. 계획을 길게 잡고 한 단계씩 목표량을 정복해나가는 것이 슬럼프 없이 운동을 지속할 수 있는 방법이다. 나도 가끔 운동이 하기 싫어질 때가 있다. 그렇다고 아무것도 하지 않고 몸을 쉬게 하면 컨디션이 점점 더 나빠지므로 사이클, 복싱 등 새로운 운동에 도전한다. 새로운 운동에 흥미를 가지고 열심히 하다 보면 어느새 웨이트트레이닝에 대한 의욕이 다시 살아난다. 슬럼프가 왔을 때 오히려 더 움직이고 활동적인 생활을 하기 위해 노력하는 것, 이것이 나만의 방법이다. _ 알버트진 트레이너

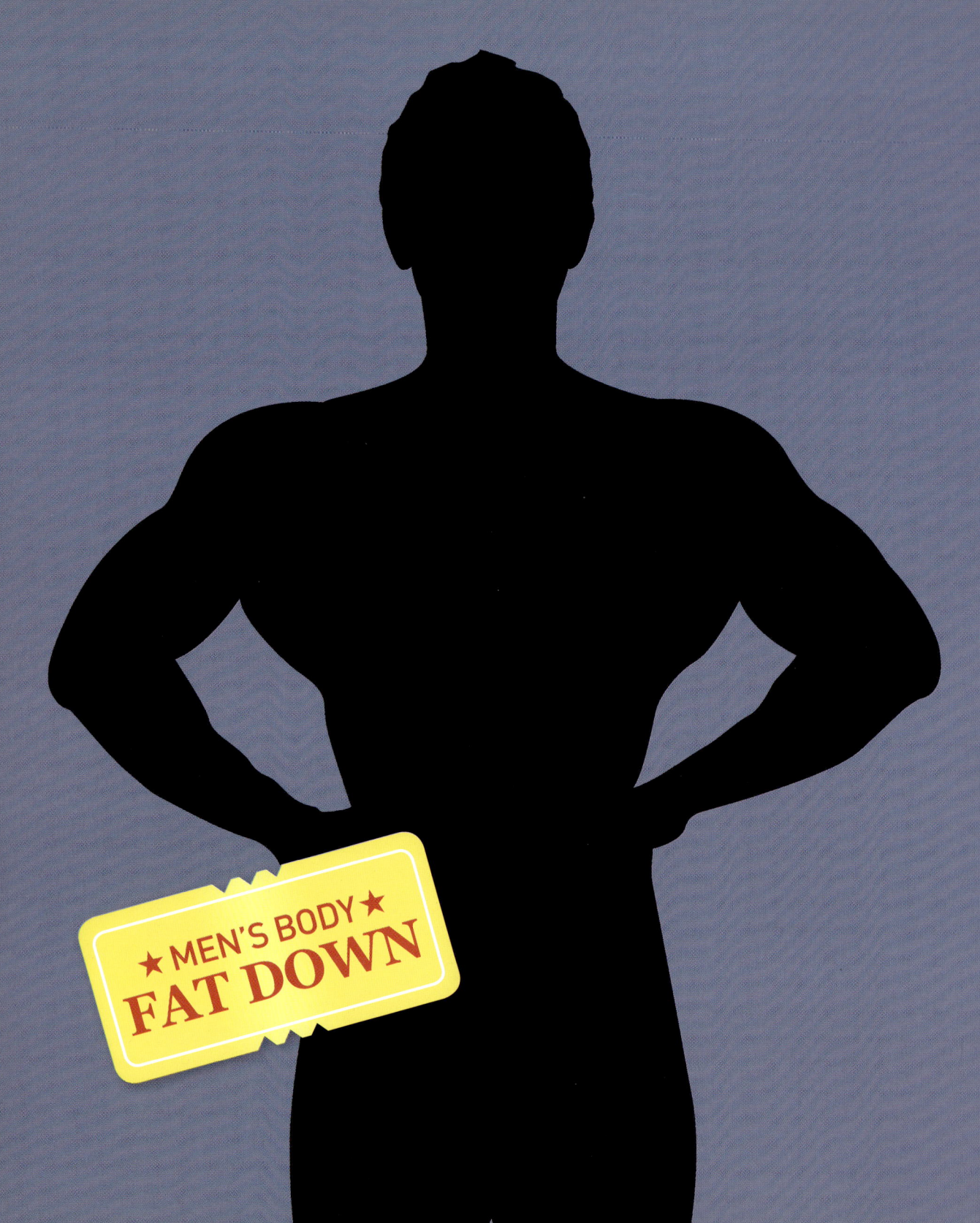

PART 3

3개월째, 복합 운동으로 남은 체지방을 태워라

이제부터 마지막 남은 체지방을 제거하고 근육을 입체적으로 다듬기 위한 복합 운동을 실시한다.
짧은 시간 안에 많은 운동량을 소화해야 하는 고난이도 운동으로, 그만큼 몸의 변화도 눈에 띄게 진행된다.
이제 곧 섬세하게 갈라지는 근육이 드러나게 될 것이다.

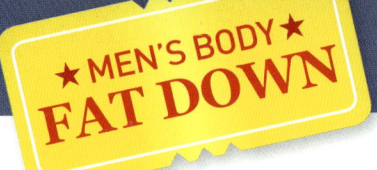

남은 체지방 제거해 선명한 근육 만드는 운동

➡ 근육 덮고 있는 체지방을 걷어낸다

부위별 집중 운동 프로그램을 끝내고 나면 어느 정도 근육질 몸매로 보이기 시작한다. 전체적으로 근육이 자리를 잡아 운동 전과는 확실히 다른 모습이다. 그러나 아직까지는 근육이 큰 덩어리로만 보일뿐 경계를 그리며 갈라지지는 않는다. 마지막 한 달은 근육을 섬세하게 다듬으면서 동시에 근육 위를 덮고 있는 체지방을 걷어내는 기간이다. 제대로 보이지 않던 삼두와 이두의 경계, 식스팩이 모습을 드러내게 될 것이다. 3개월 차에 실시할 복합 운동은 이전 운동 프로그램과는 비교할 수 없을 정도로 강도가 높다. 3개월에 접어들면 일반적인 운동으로는 몸에 자극을 줄 수 없다. 그동안의 프로그램으로 체력과 운동 능력이 많이 향상되었기 때문이다. 이전보다 더욱 강하고 자극적인 운동으로 운동 강도에 적응된 몸을 다시 한 번 깨어나게 만들어야 한다. 운동 강도가 센 만큼 몸의 변화도 눈에 띄게 나타날 것이다.

➡ 강력한 유산소성 근력 운동이다

3개월 차에 실시하는 복합 운동은 체지방 분해에 탁월하지만 단순히 체지방 제거 효과뿐만 아니라 전신 근력, 근지구력 향상 효과도 얻을 수 있다. 간단히 말해, 복합 운동은 짧은 시간 안에 근력 운동과 유산소 운동 효과를 동시에 얻을 수 있는 강력한 운동이다. 복합 운동은 부위별 운동에서 실시했던 근력 운동 동작 2개와 버피 테스트나 제자리 뛰기 같은 유산소성 동작 2개, 이렇게 총 4개 동작으로 구성된다. 여러 가지 운동을 조합해서 프로그램을 구성하므로 복합 운동이라고 불린다. 조합은 체력이 허락하는 한 자유롭게 구성할 수 있다. 근력 운동을 3~4개 실시하거나 유산소 운동을 3~4개 묶어 조합해도 상관없다. 그러나 운동을 실시해보면 4개 동작도 매우 힘들게 느껴질 것이다. 복합 운동은 근력 운동과 유산소 운동을 반복해서 최대한 빠른 속도로 쉬지 않고 진행하기 때문에 정확한 자세로 실시하지 않으면 부상의 위험이 있다. 정확한 자세가 몸에 배도록 충분히 연습한 후 본격적인 운동에 들어간다.

➡ 딱 1분만 휴식해야 운동 효과가 높아진다

부위별 운동은 시간보다 목표량 완수가 더 중요한 반면 복합 운동은 목표량 완수보다 운동 시간 준수가 더 중요하다. 휴식 없이 네 동작을 연결해서 실시하기 때문에 숨이 턱까지 차오를 정도로 한계에 다다른다. 따라서 그 어느 때보다 철저한 자기 감시가 필요하다. 복합 운동을 혼자 실시하면 적절한 속도 조절이 어려울 수 있다. 커다란 시계를 앞에 두고 시간을 확인하면서 운동을 진행한다. 네 동작을 목표 횟수와 시간만큼 연속해서 완료하면 1세트가 끝난다. 1세트가 끝나면 정확히 1분만 휴식을 취하고 바로 다시 시작한다. 개인의 체력과 근력에 따라 운동 진행 속도에 차이가 생길 수 있으므로 처음에는 정확한 동작을 취하는 데 중점을 둔다. 그러나 1분의 휴식 시간은 반드시 지켜야 한다. 50분 동안 3세트씩 4개의 복합 운동을 실시하는 것이 최종 목표지만, 자신의 체력에 맞추어 진행하는 것이 더 중요하다. 1세트 실시 후, 도저히 회복되지 않아 동작 실행이 불가능하다면 조금 더 쉬어야겠지만, 복합 운동은 휴식 시간이 1분 이상 지속되면 운동효과가 떨어질 수밖에 없다. 심박수가 올라가 있는 상태, 즉 어느 정도 숨이 찬 상태에서 다시 시작해야 체지방 분해 효과를 높일 수 있다.

➡ 1개월이면 선명한 근육질 몸매가 완성된다

체중을 더 감량해야 하는 사람은 주 5회 복합 운동을 실시하고, 나머지 하루는 유산소 운동과 복부 운동을 실시한다. 복합 운동은 생각보다 체력 소모가 큰 운동이므로 처음부터 주 5회를 실시하기는 힘들 수 있다. 초반에는 주 3회부터 시작해 4회, 5회로 자신의 상태에 맞춰 횟수를 늘려간다. 반면 체중을 더 증량해야 하는 사람은 주 2회만 복합 운동을 실시하고 나머지 요일에는 파트 2의 부위별 운동을 실시한다. 복합 운동은 체지방 감량 효과가 크므로 증량이 필요한 경우에는 복합 운동보다 부위별 운동을 더 많이 실시하는 것이 좋다. 3개월 차에 실시할 복합 운동은 모두 5개의 루틴으로 구성되어 있다. 각 루틴은 두 부위를 자극할 수 있는 동작으로 구성되어 있으므로 부위별로 근육을 보다 선명하게 다듬을 수 있다. 3개월 차에 접어들면 몸이 어느 정도 모양을 갖추기 때문에 운동 초기에 가졌던 다짐이 흐트러질 수 있다. 그러나 지금이 가장 중요한 시기다. 지금 나태해지면 지난 2개월 동안의 노력이 물거품이 될 수 있다. 마지막 남은 1개월에 최선을 다하자. 이제 불필요한 체지방이 사라지면 입체적인 근육이 선명하게 드러날 것이다.

➡ 이후, 주 3회 운동으로 몸매를 유지한다

12주 프로그램으로 원하는 결과를 얻은 사람들은 대부분 자신이 노력해서 성취했다는 만족감과 무엇이든 할 수 있다는 자신감이 생겨 이후에도 식단 관리와 운동을 지속한다. 그러나 한두 번 나태한 생활을 한다고 바로 몸 상태가 나빠지지 않기 때문에 점차 관리에 소홀해지는 경향이 있다. 12주 프로그램이 끝났다고 운동을 그만두어서는 안 된다. 단, 지난 12주처럼 매일 운동할 필요는 없다. 일주일에 3회, 파트 2의 부위별 운동을 실시하면 지금의 몸을 유지할 수 있다. 체중 감량 후, 섭취량이 지나치게 늘지만 않는다면 음식 종류가 바뀌어도 몸이 크게 변하지 않는다. 그러나 일주일에 두 번 정도는 음식의 양이나 종류에 상관없이 자유롭게 식사하고 싶다면 12주 프로그램 동안 실시했던 운동 강도와 운동량을 유지하는 것이 좋다. 증량한 경우도 운동을 통해 소화·흡수 능력이 향상되었으므로 크게 문제될 것은 없다. 앞으로 운동을 오랫동안 꾸준히 실시하면 근육량이 많아지고 운동 강도도 높아져 별다른 식사 관리 없이 운동만으로 몸을 유지할 수 있게 된다. 단, 몸은 일정한 자극에 적응되면 더 이상 변화하지 않으므로, 1~2개월에 한 번씩 운동 종목이나 운동 순서를 바꿀 필요가 있다. 세트 간 휴식 시간, 중량, 유산소 운동 강도, 반복 횟수, 세트수 등으로 강도를 조절한다.

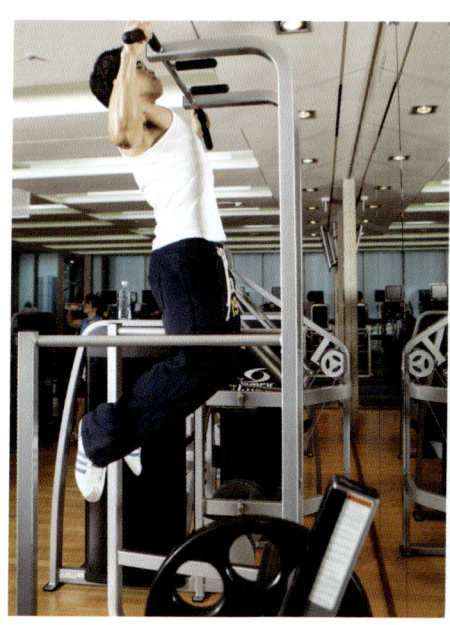 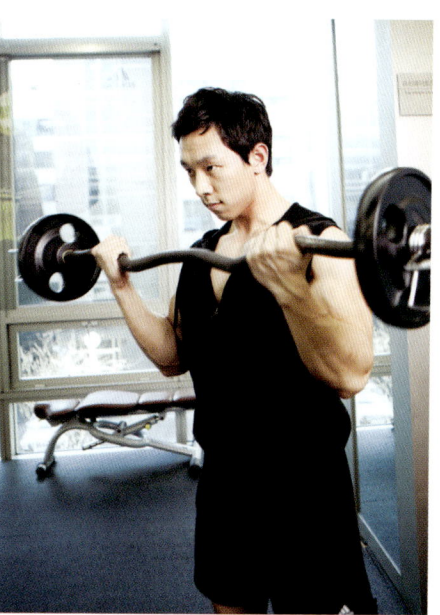

복합 운동 프로그램, 이렇게 실시한다

프로그램 구성 방법

1, 2주에는 50분 동안 3개 루틴을 3세트씩 실시하고 3, 4주에는 50분 동안 4개 루틴을 3세트씩 실시한다.

감량이 더 필요한 경우
복합 운동 주 5회, 유산소 운동과 복부 운동 주 1회, 1일 휴식

월요일	루틴 3~4개×3세트	목요일	루틴 3~4개×3세트
화요일	루틴 3~4개×3세트	금요일	루틴 3~4개×3세트
수요일	유산소 운동 30분(컨디션에 따라 걷기부터 조깅까지의 강도), 복부 운동(4개 동작)	토요일	루틴 3~4개×3세트
		일요일	휴식

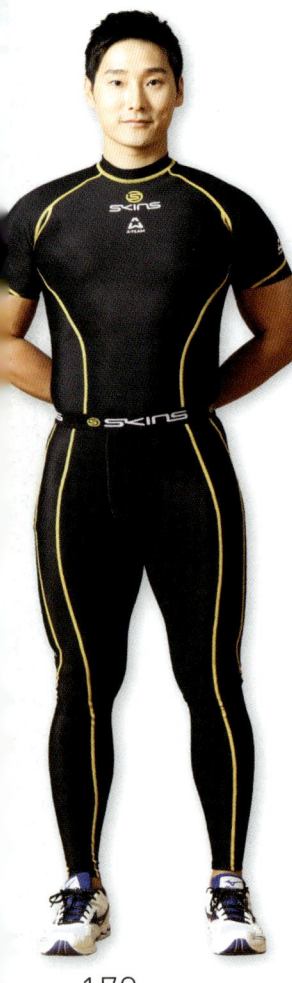

증량이 더 필요한 경우
복합 운동 주 2회, 부위 운동 주 4회, 1일 휴식

월요일	부위 운동	금요일	부위 운동
화요일	복합 운동	토요일	부위 운동
수요일	부위 운동	일요일	휴식
목요일	복합 운동		

- 운동 부위가 중복되지 않도록 프로그램 구성
- 체력이 가장 좋은 월요일에 제일 약한 부위 운동 실시

복합 운동 실시
- 워밍업 10분 | 빠르게 걷기
- 워밍업 스트레칭 5분
- 복합 운동 50분 | 1세트가 완료되면 서서 1분간 휴식
- 정리 운동 10분 | 걷기

부위 운동 실시
앞서 소개된 파트 2의 부위별 집중 운동 프로그램과 동일(p.066 참조)

복합 운동 실행 원칙

1 몸이 회복되지 않는다면 유산소 운동을 실시한다
운동을 진행하기 힘든 날에는 가볍게 유산소 운동을 실시한다. 가벼운 유산소 운동은 근육에 쌓인 피로 물질 분해에 도움을 준다.

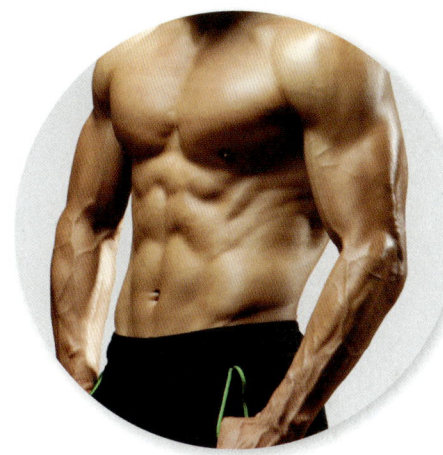

2 동작마다 중요 포인트를 살려 실시한다
각각 네 가지 운동을 정확하게 실시하지 않으면 운동 효과를 기대하기 어렵다. 동작 하나하나의 포인트를 살릴 수 있도록 집중력을 갖고 실시한다.

3 2개월 차 중량의 70~80%로 중량을 낮춘다
복합 운동에도 파트 2의 부위별 운동 동작이 포함된다. 같은 동작이지만 복합 운동 시에는 휴식 없이 빠르게 진행되므로 중량을 낮게 설정한다. 2개월 차에 실시했던 중량의 70~80% 정도면 적당하다.

4 그 어느 시기보다 엄격한 식사 조절이 필요하다
특별히 달라지는 것은 없지만 리셋 운동 프로그램에서 제시한 식사법을 보다 엄격하게 실시한다. 간혹 자극적이거나 칼로리가 높은 패스트푸드를 먹었다면 이 기간에는 절대 금지한다.

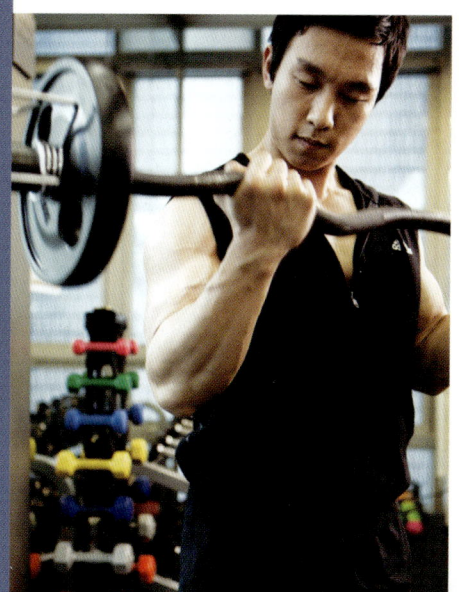

5 보조자의 도움을 받으면 효과적이다
시간을 체크하고 운동을 격려해줄 보조자를 구할 수 있다면 도움을 받는다. 혼자 실시하는 것보다는 훨씬 큰 운동효과를 얻을 수 있다.

Routine 1
가슴, 이두

볼륨 있는 가슴 라인을 디자인한다

3세트 | 1세트 = 인클라인 덤벨 벤치 프레스 20회 >> 버피 테스트 & 푸시업 20회 >> 바벨 컬 20회 >> 버피 테스트 20회

버피 테스트 & 푸시업

+ 운동효과
유산소 운동 효과가 있어 체중 감량에 도움이 된다. 가슴 윗부분의 쇄골 라인을 다듬어주고 가슴 근육을 강화해 넓은 가슴으로 만들어준다.

+ 시작자세
차렷 자세로 선다.

Point
시선은 정면을 향한다.

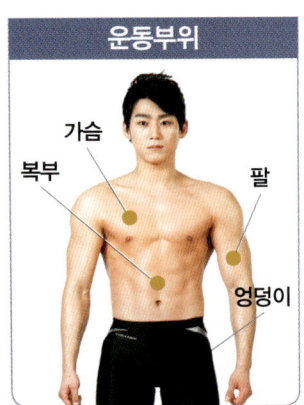

운동부위 — 복부, 가슴, 팔, 엉덩이

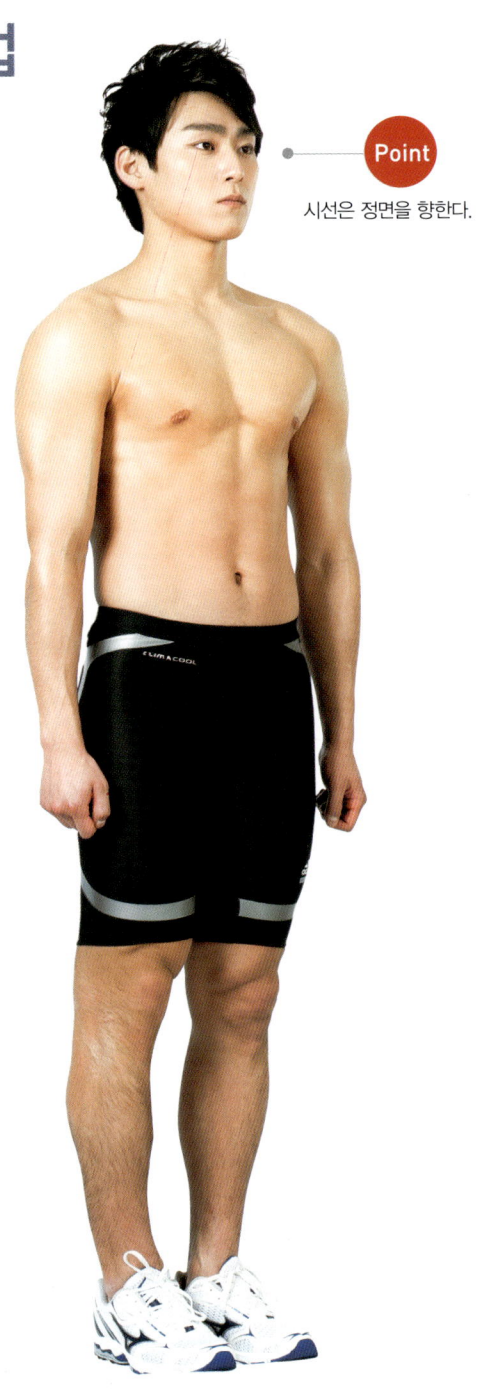

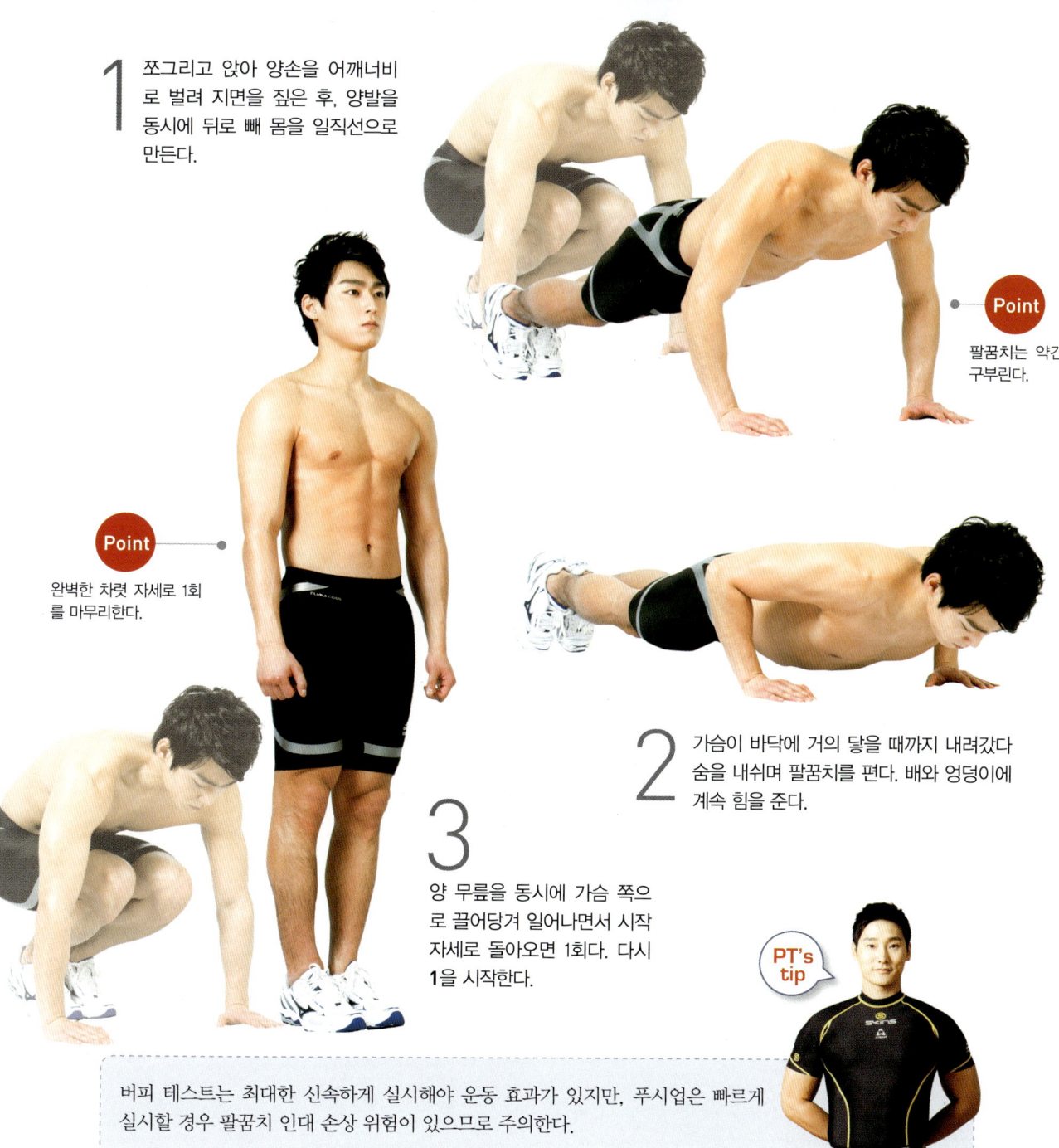

가슴에서 팔로 이어지는 부위를 자극해서 넓은 가슴과 단단한 팔을 만든다.
특히 V 네크라인을 입었을 때 자연스럽게 노출되는 가슴 윗부분에 볼륨감이 생긴다.

1 쪼그리고 앉아 양손을 어깨너비로 벌려 지면을 짚은 후, 양발을 동시에 뒤로 빼 몸을 일직선으로 만든다.

Point
팔꿈치는 약간 구부린다.

Point
완벽한 차렷 자세로 1회를 마무리한다.

2 가슴이 바닥에 거의 닿을 때까지 내려갔다 숨을 내쉬며 팔꿈치를 편다. 배와 엉덩이에 계속 힘을 준다.

3 양 무릎을 동시에 가슴 쪽으로 끌어당겨 일어나면서 시작 자세로 돌아오면 1회. 다시 1을 시작한다.

PT's tip

버피 테스트는 최대한 신속하게 실시해야 운동 효과가 있지만, 푸시업은 빠르게 실시할 경우 팔꿈치 인대 손상 위험이 있으므로 주의한다.

Routine 1
가슴, 이두

볼륨 있는 가슴 라인을 디자인한다

3세트 | 1세트 = 인클라인 덤벨 벤치 프레스 20회 >> 버피 테스트 & 푸시업 20회 >> 바벨 컬 20회 >> 버피 테스트 20회

버피 테스트

+ 운동효과

전신 근력을 강화하면서 유산소 운동 효과까지 얻을 수 있는 운동이다. 특히 팔 앞쪽 이두에 자극을 주는 동작으로 탄력 있는 팔 라인을 만드는 데 도움이 된다.

+ 시작자세

차렷 자세로 선다.

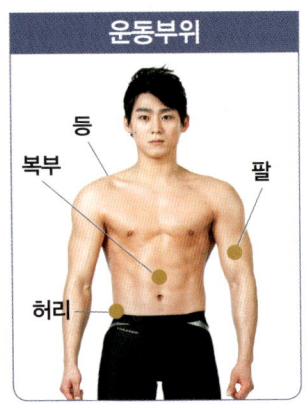

운동부위: 등, 복부, 팔, 허리

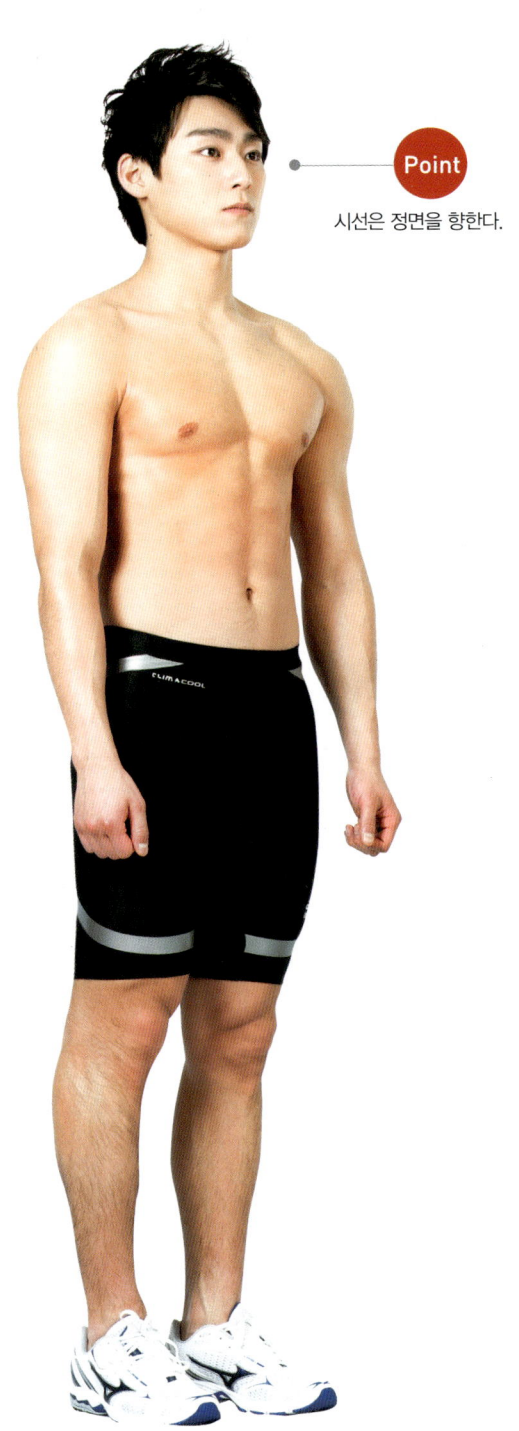

Point
시선은 정면을 향한다.

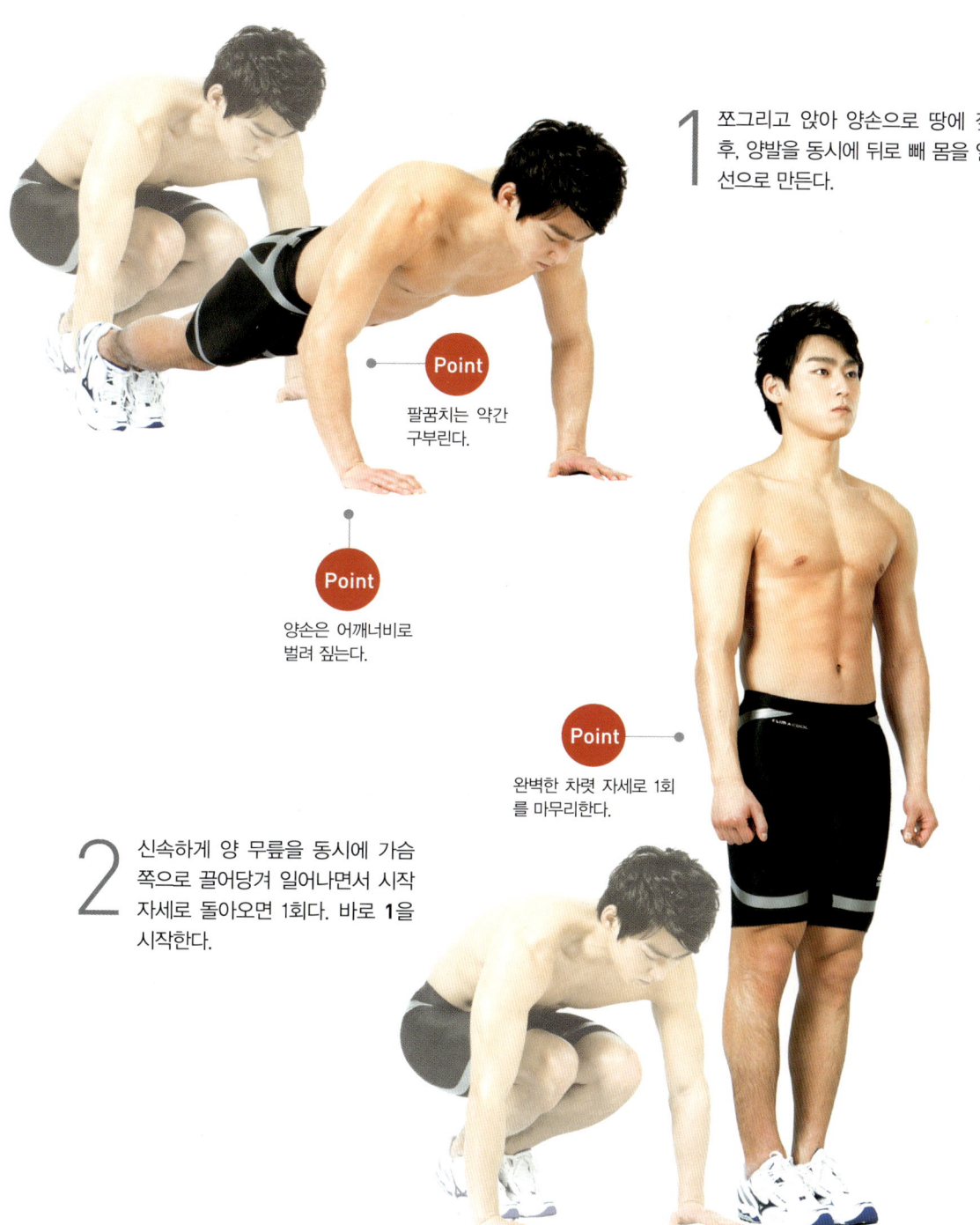

1 쪼그리고 앉아 양손으로 땅에 짚은 후, 양발을 동시에 뒤로 빼 몸을 일직선으로 만든다.

Point
팔꿈치는 약간 구부린다.

Point
양손은 어깨너비로 벌려 짚는다.

Point
완벽한 차렷 자세로 1회를 마무리한다.

2 신속하게 양 무릎을 동시에 가슴쪽으로 끌어당겨 일어나면서 시작 자세로 돌아오면 1회다. 바로 **1**을 시작한다.

177

Routine 2
등, 삼두

목표는 넓고 선명한 역삼각형 등이다

3세트 1세트 = 덤벨 로우 20회 》 스프린트 피치 30초~1분 》
라잉 트라이셉스 익스텐션 20회 》 제자리 크로스 점프 30초~1분

스프린트 피치

+운동효과

육상 선수들이 발을 빠르게 번갈아 왔다갔다 하는 피치 동작에서 나온 응용 동작으로, 팔 운동효과를 더했다. 체중 감량은 물론 팔을 매끄럽고 탄력 있게 만들어주는 효과도 있다.

+시작자세

두 발을 어깨너비로 벌린 상태에서 오른발을 30cm 정도 앞으로 내밀고 몸을 낮춘다. 왼쪽 무릎은 바닥에 닿기 직전, 오른쪽 무릎은 90도로 구부린 상태에서 주먹을 쥐고 팔꿈치를 90도로 구부려 옆구리에 붙인다.

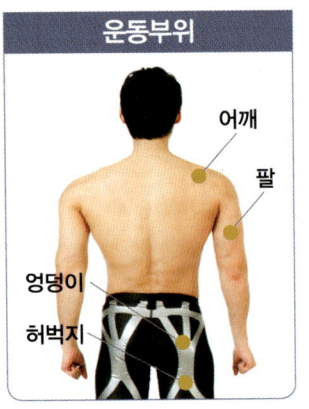

운동부위: 어깨, 팔, 엉덩이, 허벅지

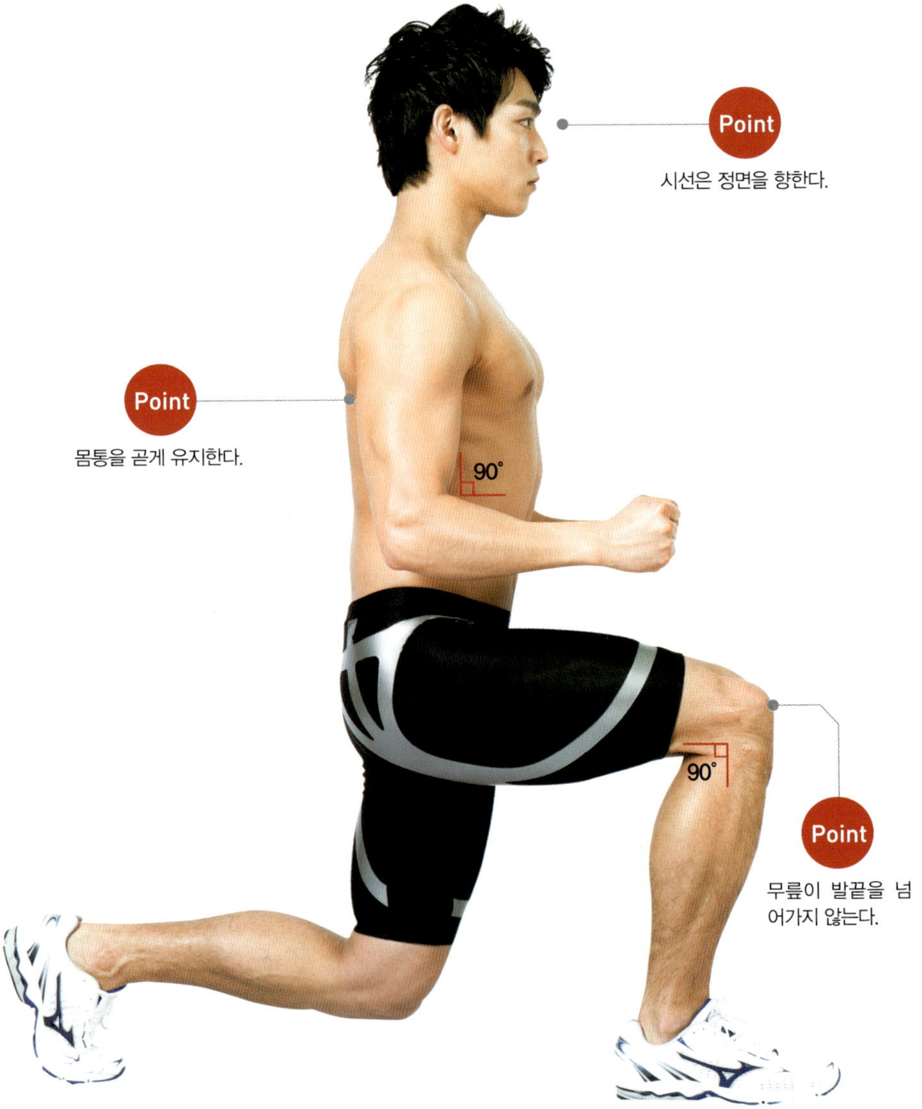

Point — 시선은 정면을 향한다.

Point — 몸통을 곧게 유지한다.

Point — 무릎이 발끝을 넘어가지 않는다.

상체에서 가장 큰 근육인 등 근육이 발달되고 등과 연결되는 팔 뒤쪽이 탄탄해지므로 역삼각형 몸매를 갖고 싶다면 이 운동을 적극 추천한다.

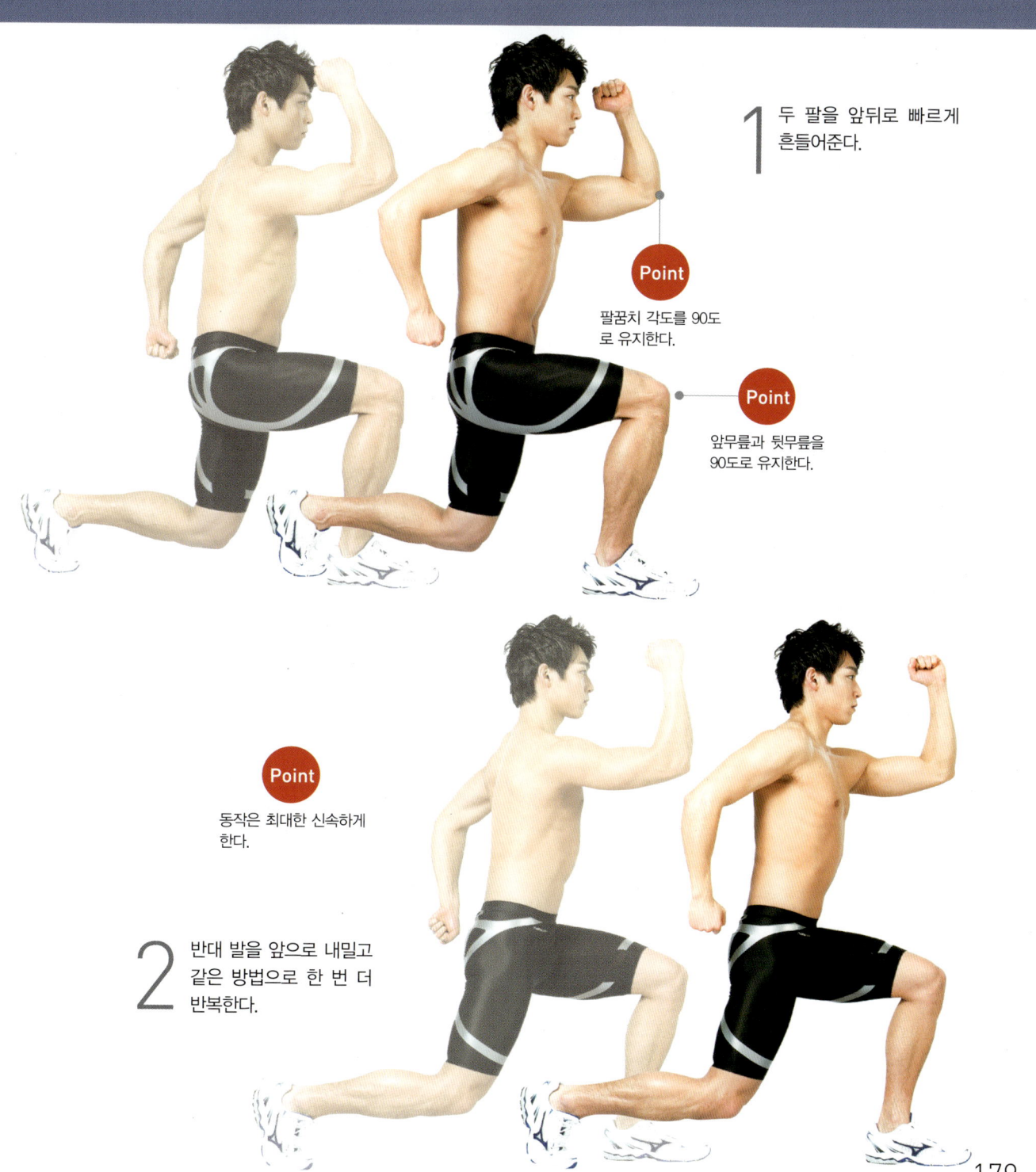

1 두 팔을 앞뒤로 빠르게 흔들어준다.

Point 팔꿈치 각도를 90도로 유지한다.

Point 앞무릎과 뒷무릎을 90도로 유지한다.

Point 동작은 최대한 신속하게 한다.

2 반대 발을 앞으로 내밀고 같은 방법으로 한 번 더 반복한다.

Routine 2
등, 삼두

목표는 넓고 선명한 역삼각형 등이다

3세트   1세트 = 덤벨 로우 20회 》 스프린트 피치 30초~1분 》
라잉 트라이셉스 익스텐션 20회 》 제자리 크로스 점프 30초~1분

제자리 크로스 점프

＋운동효과
점프 스쿼트 응용 동작으로 허벅지 안쪽과 바깥쪽, 엉덩이, 종아리 등 하체를 전반적으로 자극한다. 청바지가 잘 어울리는 하체 라인을 만드는 데 탁월한 효과가 있다.

＋시작자세
두 발을 어깨너비로 벌리고 손을 허리에 놓는다.

Point
시선은 정면을 향한다.

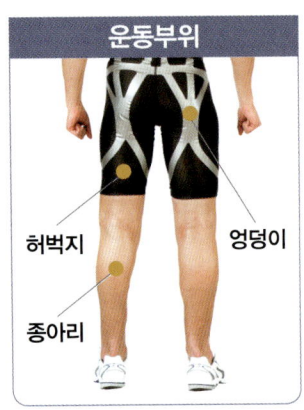

운동부위: 허벅지, 엉덩이, 종아리

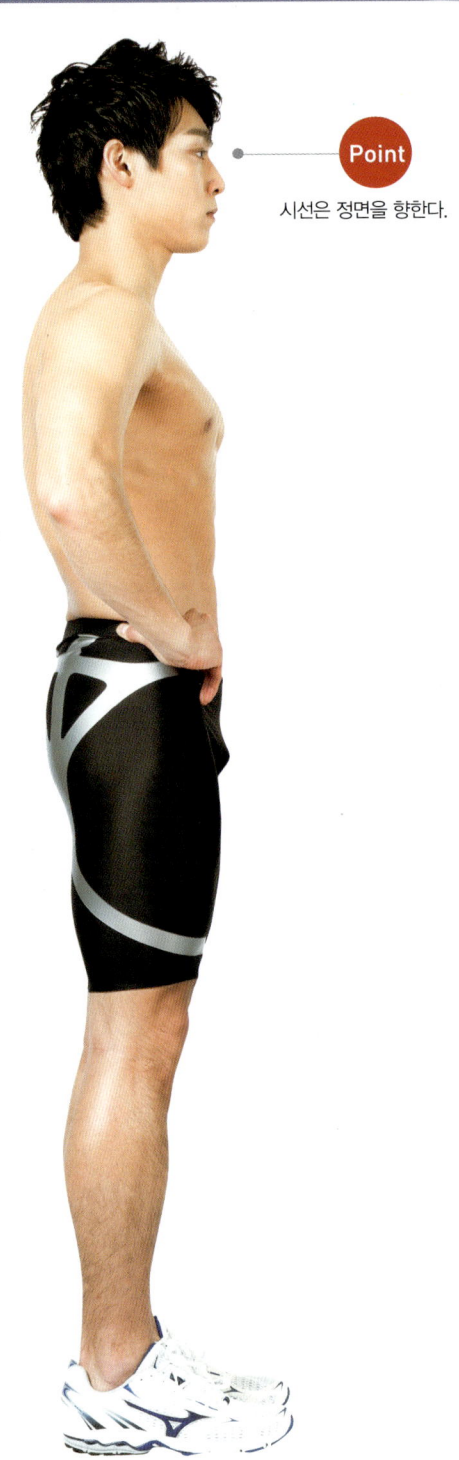

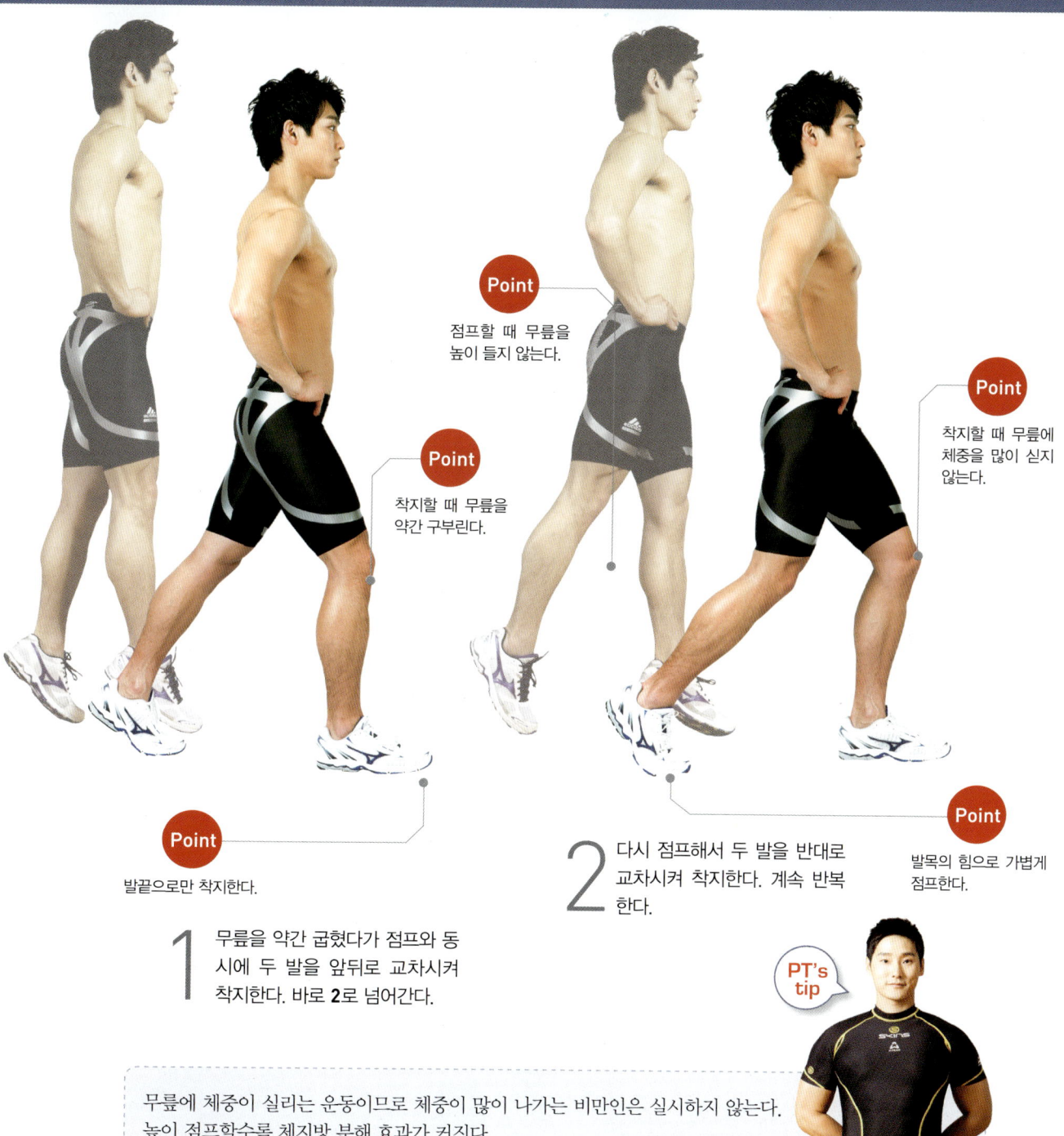

Routine 3
하체, 복부

힘의 원천인 하체와 복부를 단련한다

3세트   1세트 = 바벨 스쿼트 20회 ≫ 제자리 뛰기 30초~1분 ≫ 크런치 30회 ≫ 엎드려 사이클 30초~1분

제자리 뛰기

+운동효과

100미터 달리기 응용 동작으로, 강한 팔 동작과 함께 실시하여 팔과 다리 근력 향상에 모두 효과적이다. 특히 다리 뒤쪽 체지방 제거에 효과적이며 무릎을 허리 이상 높이 들어올릴 경우, 아랫배 운동 효과도 얻을 수 있다.

+시작자세

양발을 모으고 서서 주먹을 쥐고 팔꿈치를 90도로 구부려 옆구리에 위치시킨다.

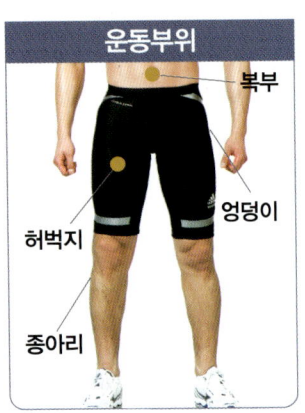

운동부위: 복부, 엉덩이, 허벅지, 종아리

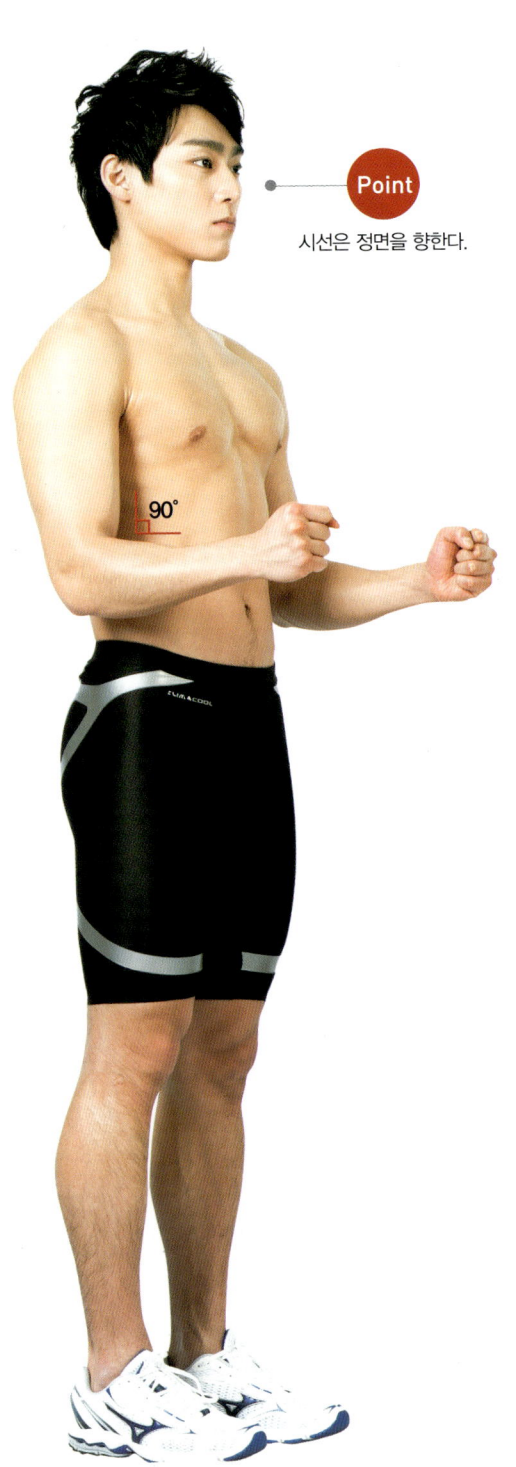

Point
시선은 정면을 향한다.

하체와 복부를 동시에 발달시킬 수 있는 운동으로 스태미나 향상에 뛰어난 효과가 있다. 성인병의 원인으로 알려진 복부비만도 예방할 수 있으므로 상체 운동만큼 신경 써서 실시한다.

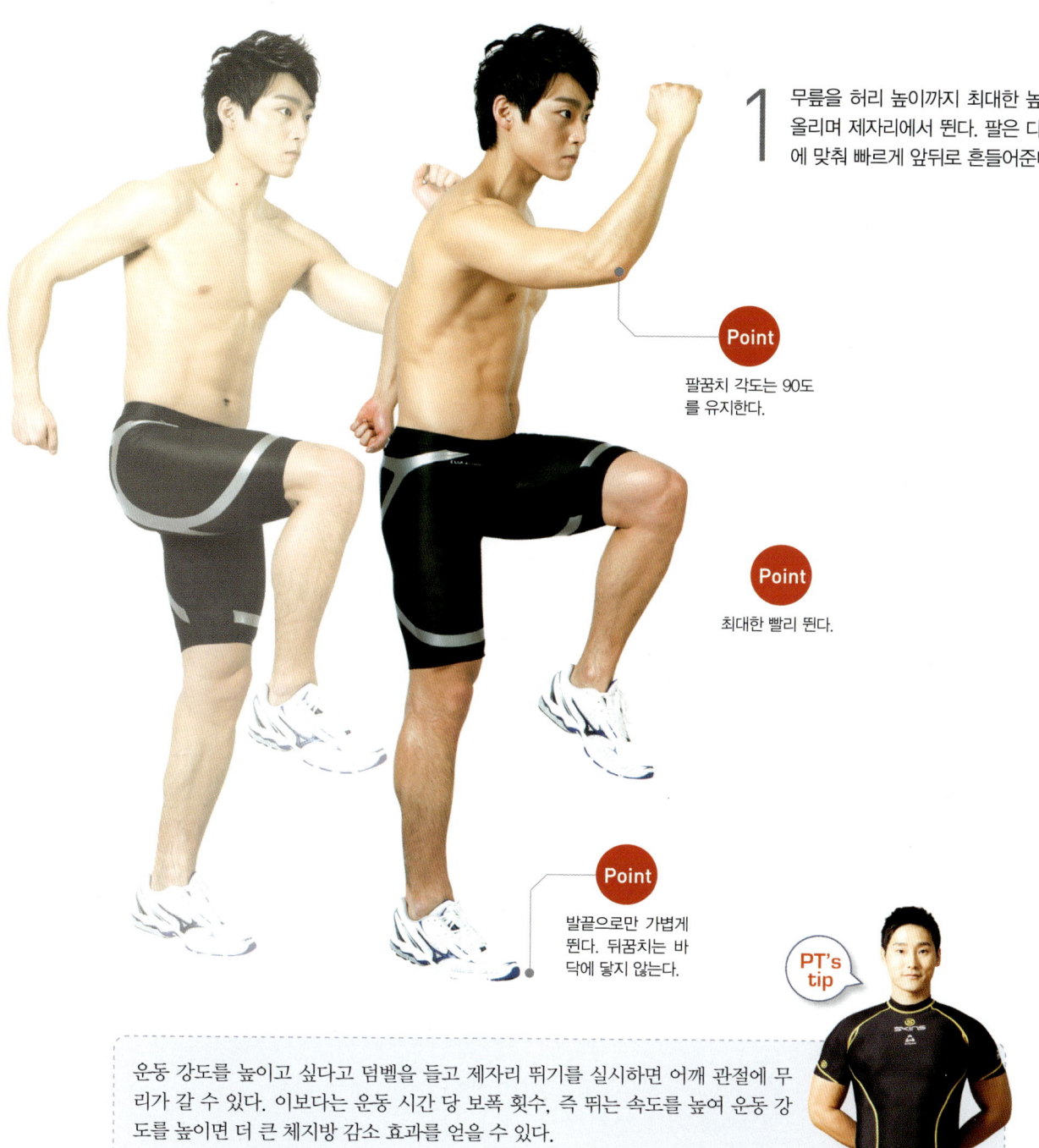

1 무릎을 허리 높이까지 최대한 높이 올리며 제자리에서 뛴다. 팔은 다리에 맞춰 빠르게 앞뒤로 흔들어준다.

Point 팔꿈치 각도는 90도를 유지한다.

Point 최대한 빨리 뛴다.

Point 발끝으로만 가볍게 뛴다. 뒤꿈치는 바닥에 닿지 않는다.

PT's tip
운동 강도를 높이고 싶다고 덤벨을 들고 제자리 뛰기를 실시하면 어깨 관절에 무리가 갈 수 있다. 이보다는 운동 시간 당 보폭 횟수, 즉 뛰는 속도를 높여 운동 강도를 높이면 더 큰 체지방 감소 효과를 얻을 수 있다.

Routine 3
하체, 복부

힘의 원천인 하체와 복부를 단련한다

3세트　1세트 = 바벨 스쿼트 20회 》 제자리 뛰기 30초~1분 》 크런치 30회 》 엎드려 사이클 30초~1분

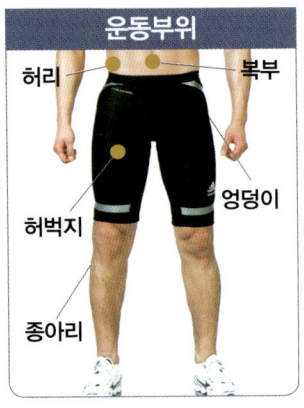
운동부위: 허리, 복부, 허벅지, 엉덩이, 종아리

엎드려 사이클

✚ 운동효과
사이클링 동작을 응용한 운동으로 실제 사이클 선수들도 실시하는 강도 높은 훈련이다. 엉덩이에서 허벅지, 종아리까지 이어지는 근육을 자극해서 탄력 있는 뒷모습을 만들어주며 복부에도 강한 자극을 주어 내장 지방 감소에도 탁월한 효과가 있다.

✚ 시작자세
두 발과 양손을 어깨너비로 벌리고 엎드린다. 팔꿈치와 무릎은 곧게 편다.

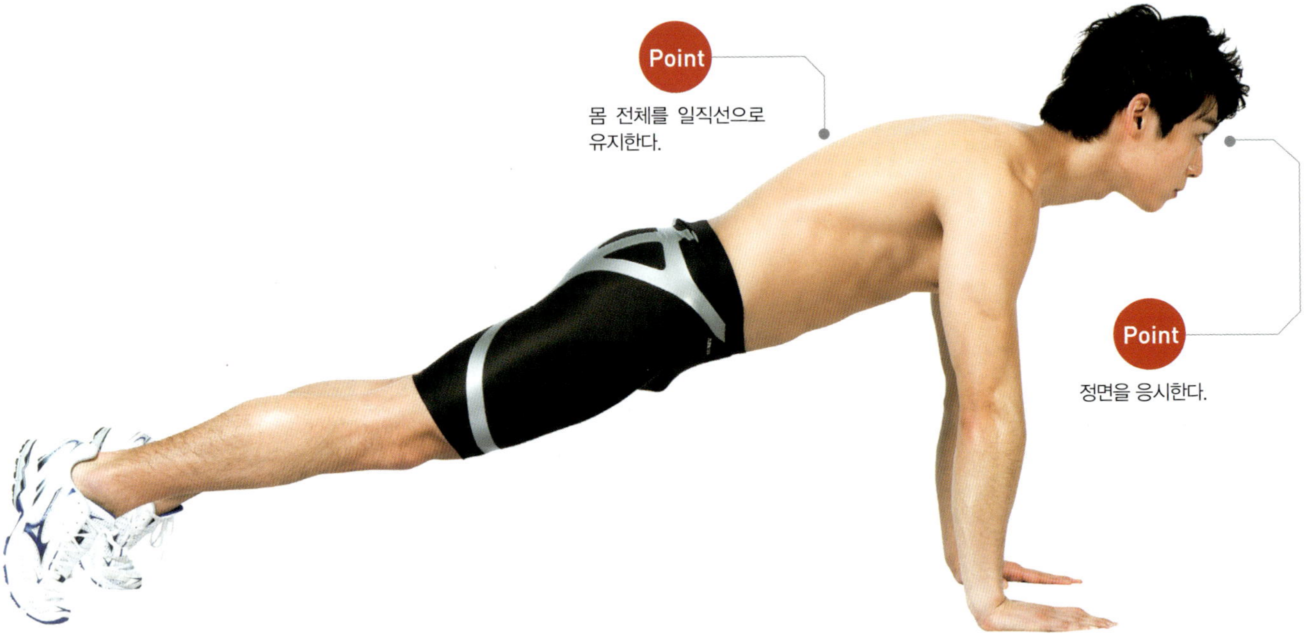

Point 몸 전체를 일직선으로 유지한다.

Point 정면을 응시한다.

1. 오른쪽 무릎을 가슴 쪽으로 끌어당긴다.

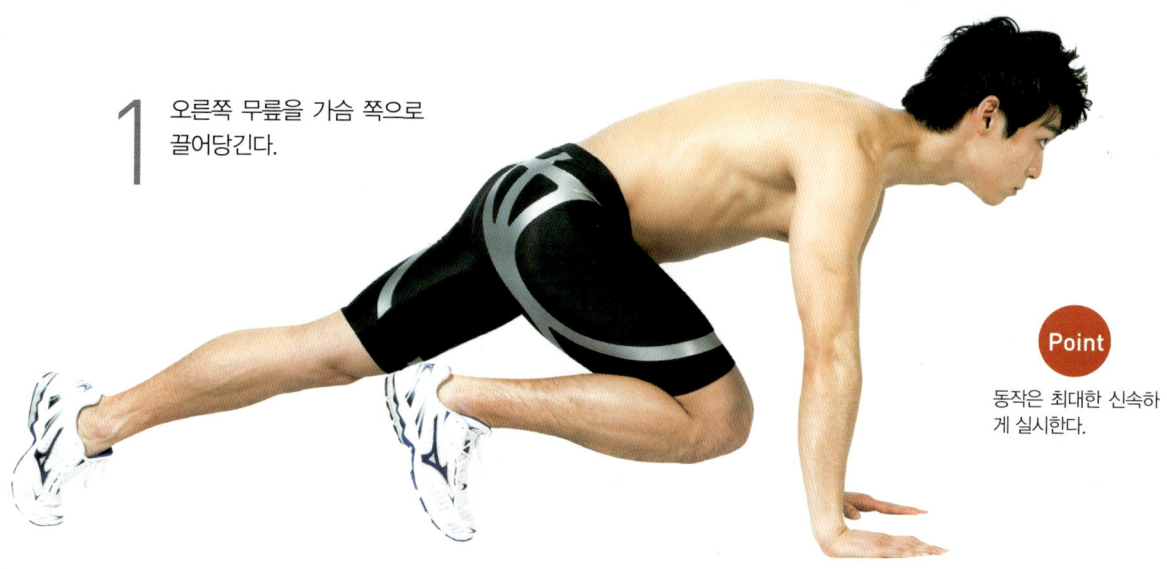

Point
동작은 최대한 신속하게 실시한다.

2. 오른쪽 다리를 원위치로 가져감과 동시에 반대쪽 무릎을 가슴으로 끌어당긴다.

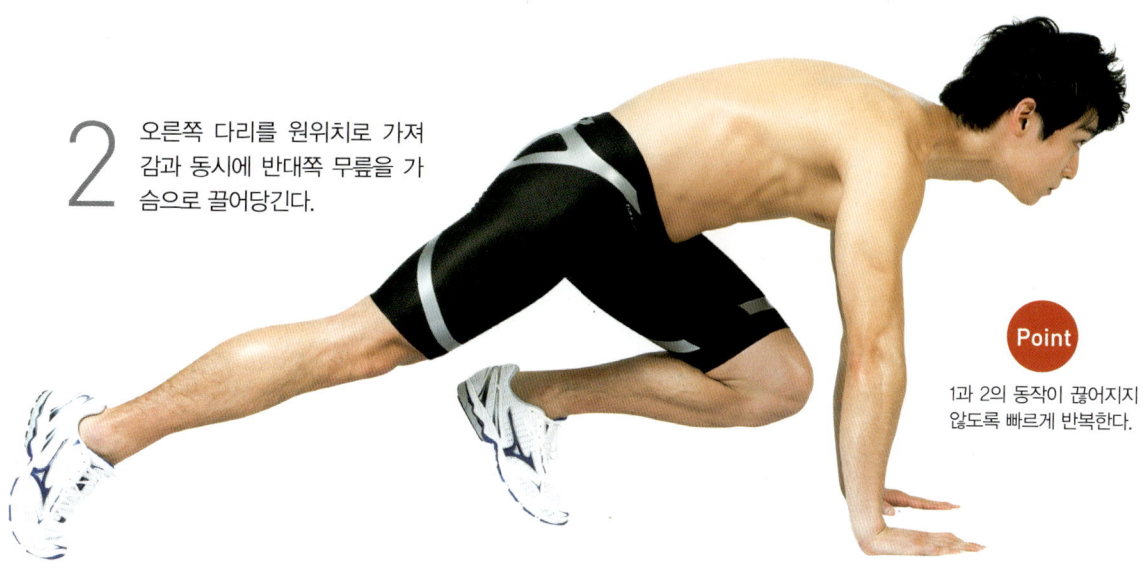

Point
1과 2의 동작이 끊어지지 않도록 빠르게 반복한다.

Routine 4
등, 복부

허리를 더욱 강하고 매력적으로 만든다

3세트 1세트 = 루마니안 데드 리프트 20회 ≫ Y 스텝 뛰기 30초~1분 ≫ 레그 레이즈 30~40회 ≫ 사이드 니업 70회

Y 스텝 뛰기

+ 운동효과

한 발씩 실시하면서 틀어진 하체의 좌우 밸런스를 맞추고 점프 동작을 통해 탄력 있는 하체를 만드는 운동이다. 올라붙은 엉덩이에서 탄탄한 허벅지까지, 매력적인 뒤태를 완성할 수 있다.

+ 시작자세

스텝 뒤에 양발을 어깨너비로 벌리고 서서 손을 허리에 놓는다.

Point 어깨와 가슴을 편다.

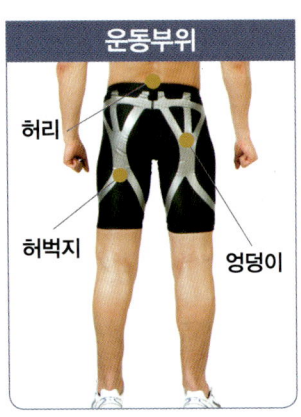

운동부위: 허리, 허벅지, 엉덩이

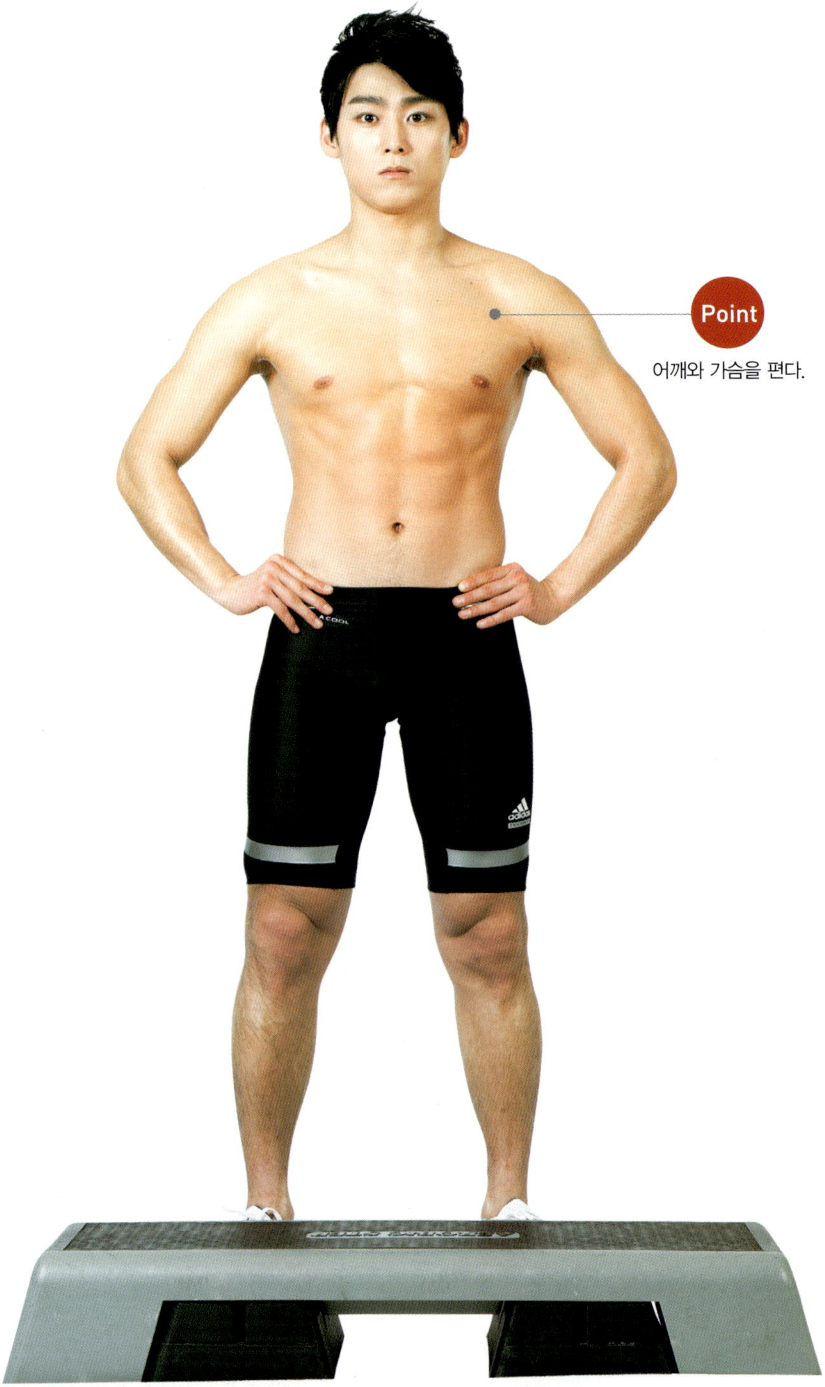

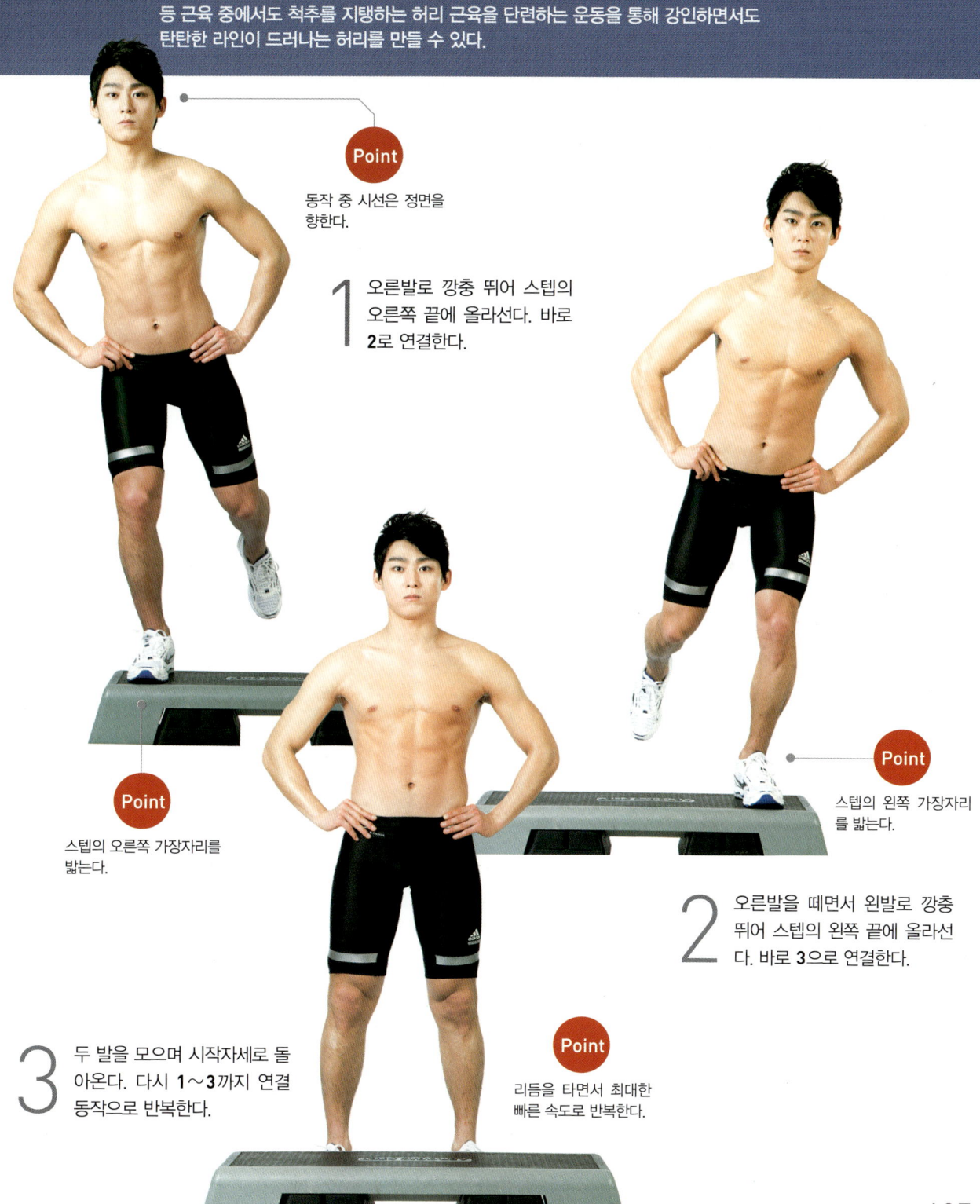

Routine 4
등, 복부

허리를 더욱 강하고 매력적으로 만든다

3세트 | 1세트 = 루마니안 데드 리프트 20회 >> Y 스텝 뛰기 30초~1분 >> 레그 레이즈 30~40회 >> 사이드 니업 70회

사이드 니업

＋운동효과
몸의 군살 중 가장 빼기 어려운 곳이 바로 옆구리 살이다. 사이드 니업은 골반에서 상체까지 이어지는 옆 라인의 근육을 자극하는 운동으로 허리 사이즈 감소에 효과가 있다.

＋시작자세
두 발을 어깨너비보다 넓게 벌리고 양손은 머리 뒤에서 깍지 낀다.

Point
팔꿈치가 어깨선과 일직선이 되도록 한다.

Point
엉덩이가 뒤로 빠지지 않는다.

Point
발끝은 바깥쪽을 향한다.

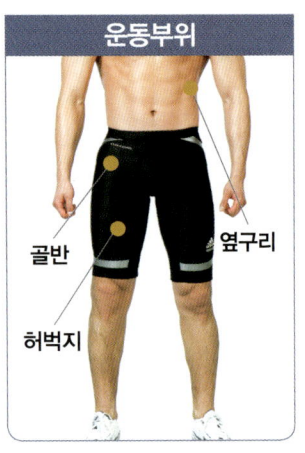

운동부위
골반 / 옆구리 / 허벅지

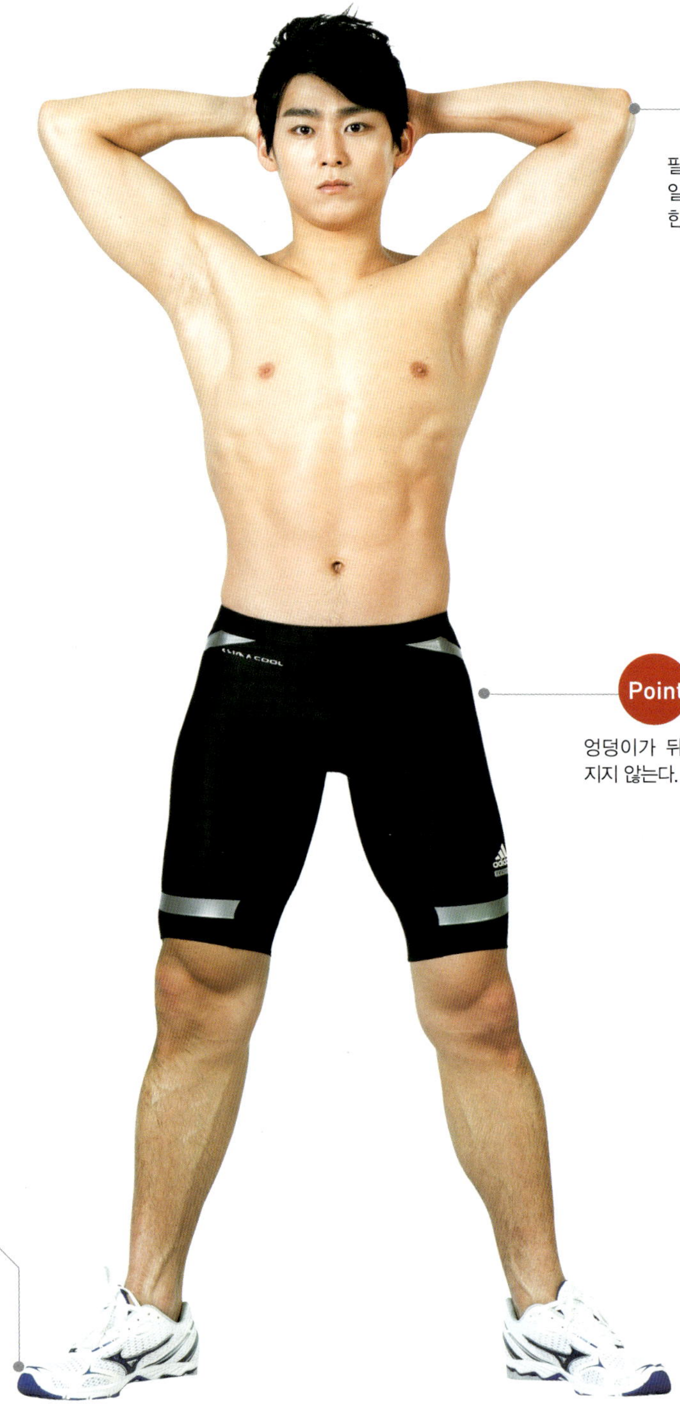

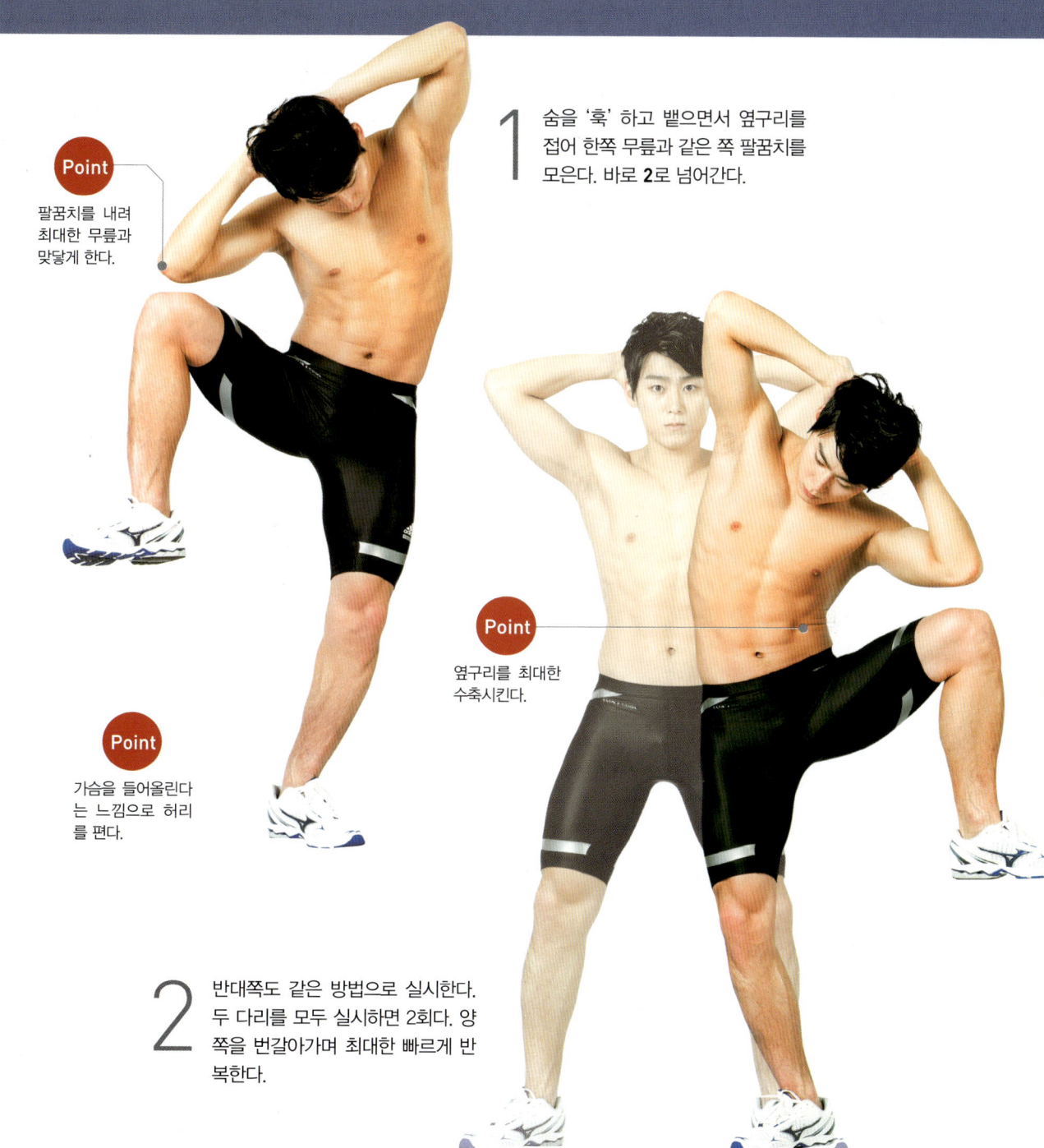

Point
팔꿈치를 내려 최대한 무릎과 맞닿게 한다.

1 숨을 '훅' 하고 뱉으면서 옆구리를 접어 한쪽 무릎과 같은 쪽 팔꿈치를 모은다. 바로 **2**로 넘어간다.

Point
옆구리를 최대한 수축시킨다.

Point
가슴을 들어올린다는 느낌으로 허리를 편다.

2 반대쪽도 같은 방법으로 실시한다. 두 다리를 모두 실시하면 2회다. 양쪽을 번갈아가며 최대한 빠르게 반복한다.

Routine 5
어깨, 이두

딱 벌어진 어깨 라인을 완성한다

3세트 1세트 = 밀리터리 바벨 프레스 20회 >> 스텝 와이드 점프 20회 >> 해머 컬 20회 >> 사이드 뛰기 30초~1분

스텝 와이드 점프

+ 운동효과

힙업 운동의 종결자라고 불리는 운동이다. 엉덩이가 탄력 없이 처졌거나 체지방이 몰려 있어 고민이라면 반드시 실시한다. 청바지를 입었을 때 탄력 있게 올라붙은 엉덩이가 자신감을 불어넣어 줄 것이다.

+ 시작자세

스텝 뒤에서 양손을 허리에 놓고 스쿼트 자세를 취한다.

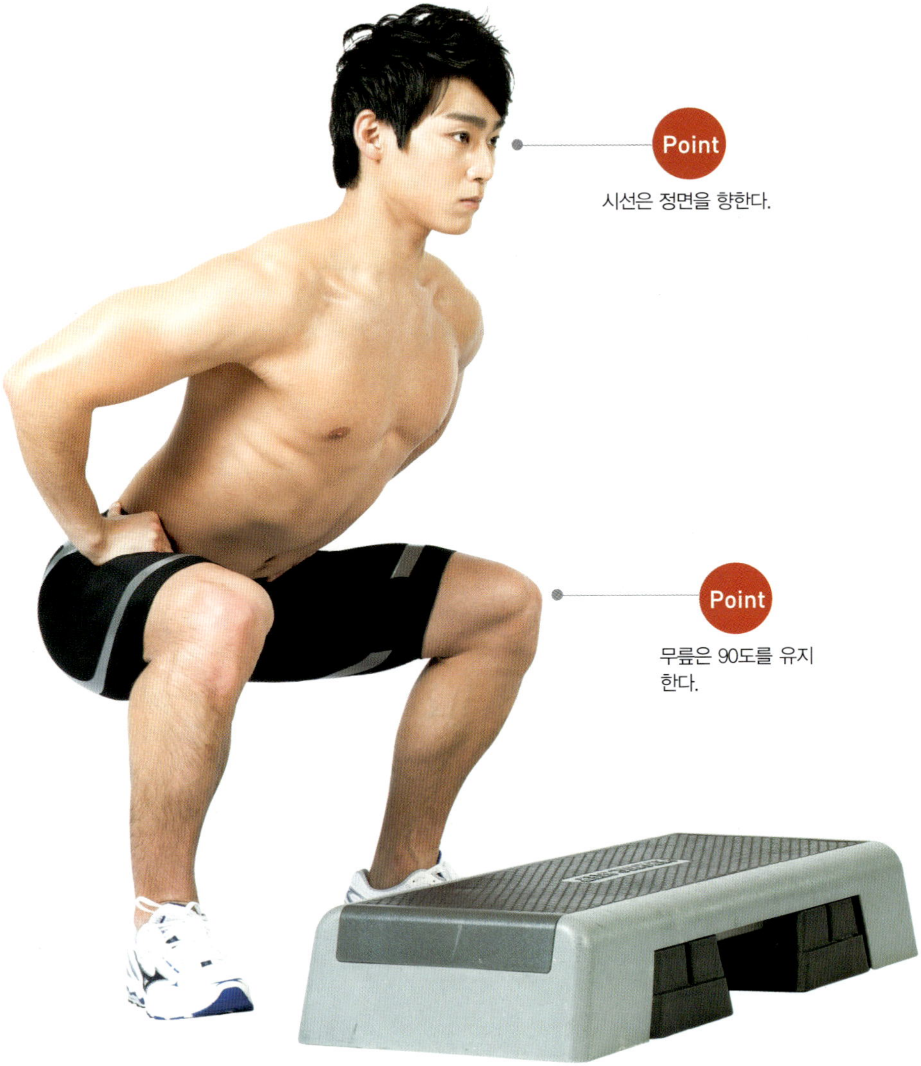

Point 시선은 정면을 향한다.

Point 무릎은 90도를 유지한다.

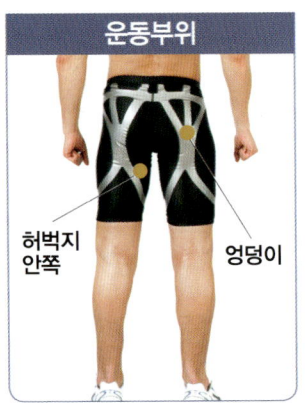

운동부위
허벅지 안쪽
엉덩이

처지고 좁은 어깨가 고민이라면 이 운동을 통해 해결할 수 있다.
어깨와 어깨 아래쪽 이두를 발달시켜 견고하면서도 딱 벌어진 어깨 라인을 완성할 수 있다.

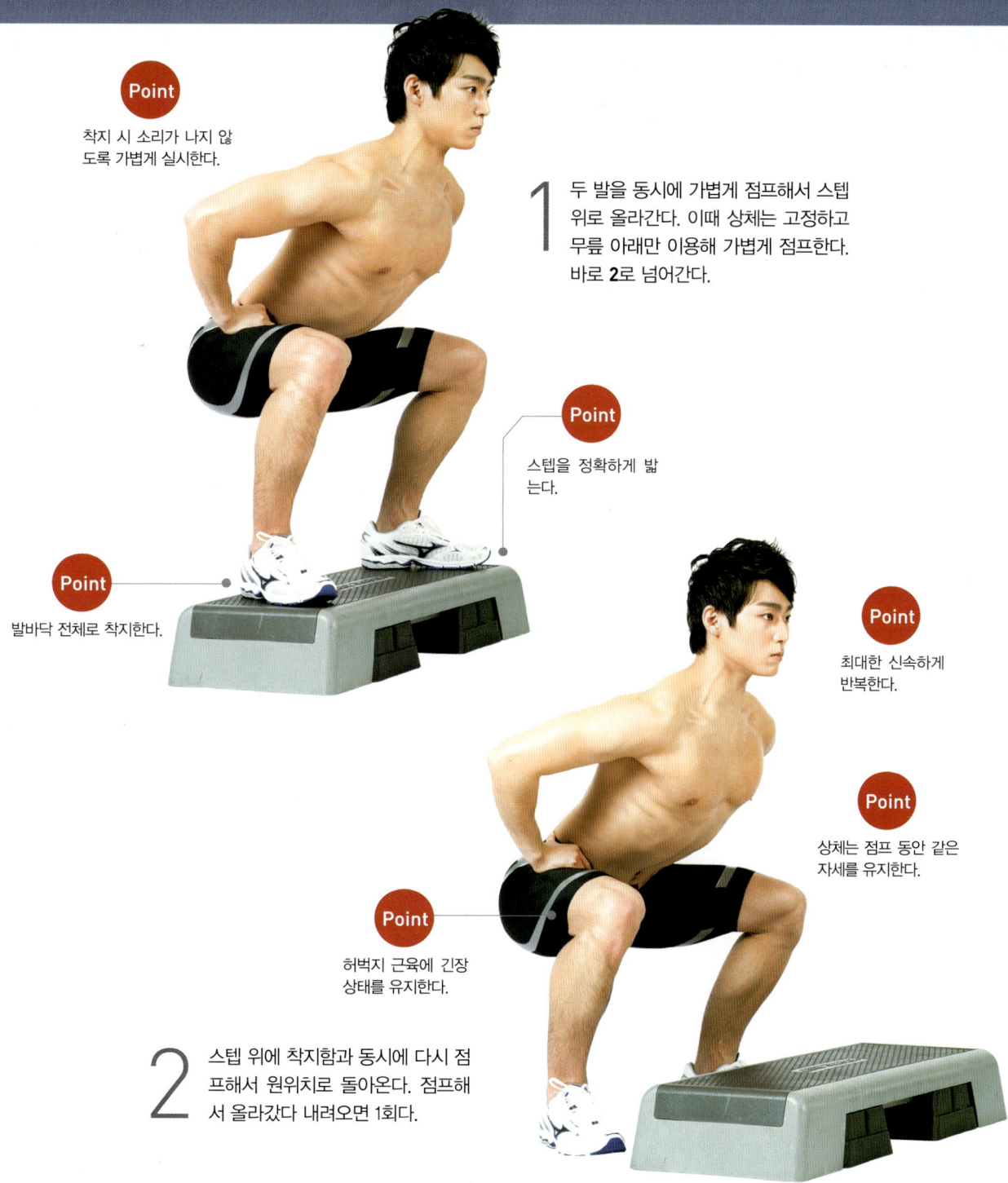

Point 착지 시 소리가 나지 않도록 가볍게 실시한다.

1 두 발을 동시에 가볍게 점프해서 스텝 위로 올라간다. 이때 상체는 고정하고 무릎 아래만 이용해 가볍게 점프한다. 바로 **2**로 넘어간다.

Point 스텝을 정확하게 밟는다.

Point 발바닥 전체로 착지한다.

Point 최대한 신속하게 반복한다.

Point 상체는 점프 동안 같은 자세를 유지한다.

Point 허벅지 근육에 긴장 상태를 유지한다.

2 스텝 위에 착지함과 동시에 다시 점프해서 원위치로 돌아온다. 점프해서 올라갔다 내려오면 1회다.

Routine 5
어깨, 이두

딱 벌어진 어깨 라인을 완성한다

3세트 | 1세트 = 밀리터리 바벨 프레스 20회 » 스텝 와이드 점프 20회 » 해머 컬 20회 » 사이드 뛰기 30초~1분

사이드 뛰기

＋운동효과

스케이트 선수들이 실시하는 대표적인 운동 중 하나로, 그들의 우람한 허벅지는 이 운동의 효과라고 할 수 있다. 허벅지가 가늘어서 고민인 사람이라면 열심히 실시한다. 튼실한 하체로 남성의 힘을 과시할 수 있다.

＋시작자세

두 발을 어깨너비보다 넓게 벌리고 상체를 30도 정도 숙인 상태에서 두 손은 앞으로 나란히 뻗는다. 왼발은 옆으로 펴고 오른발은 무릎을 굽힌다.

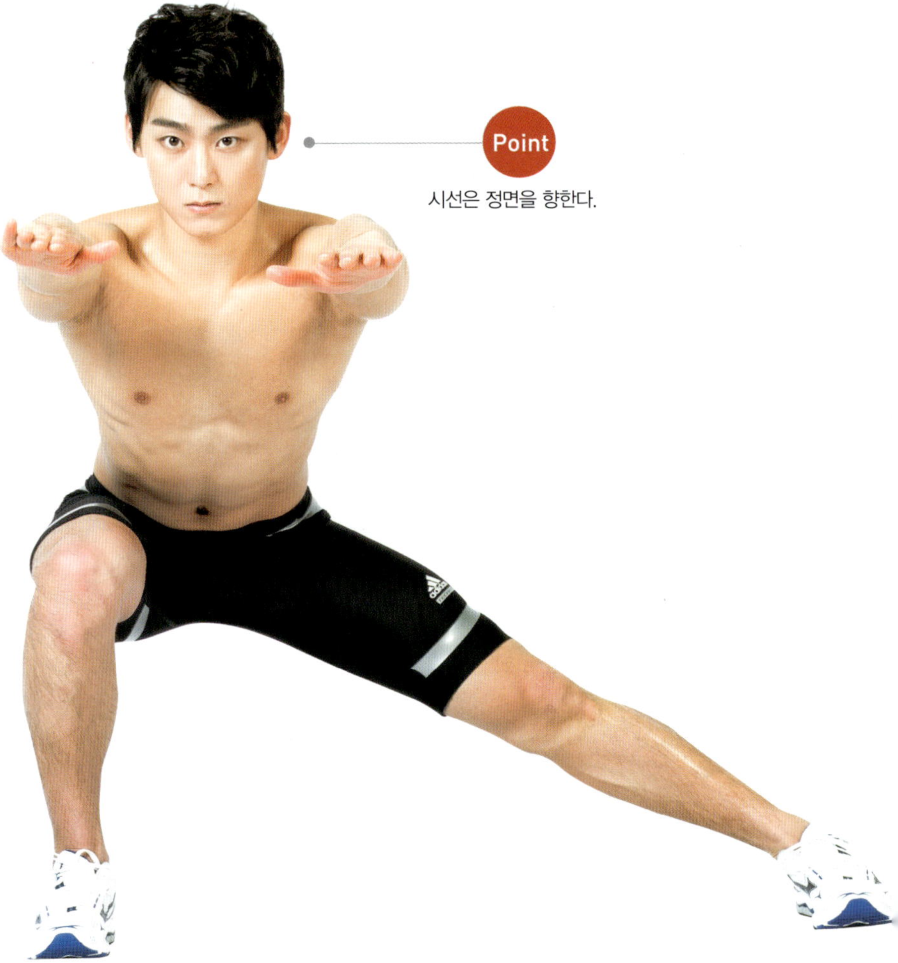

Point
시선은 정면을 향한다.

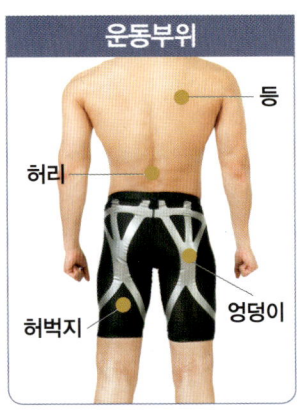

운동부위: 등, 허리, 엉덩이, 허벅지

1 왼발을 원위치로 끌어당기면서 동시에 오른발을 펴준다. 멈추지 않고 두 발을 번갈아 반복한다.

Point
일정한 속도로 왼발과 오른발을 움직인다.

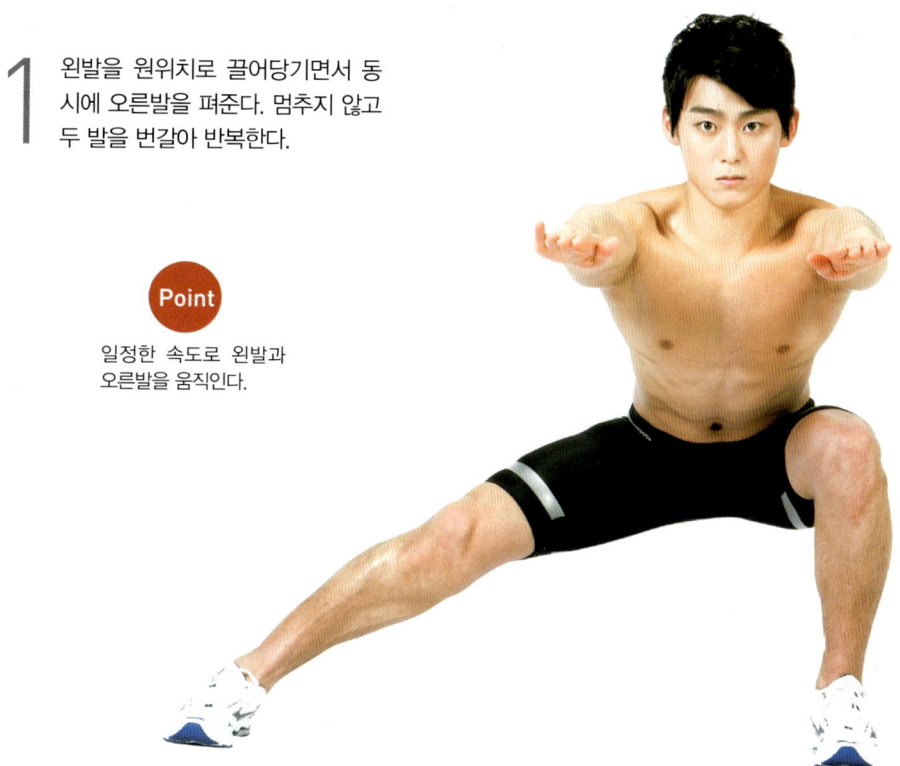

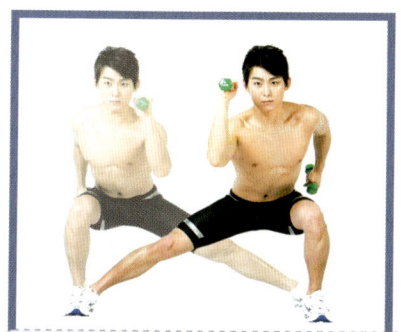

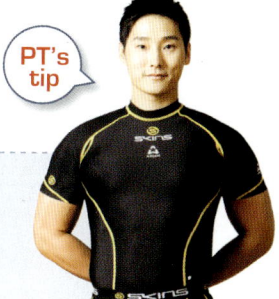

PT's tip
운동 강도를 높이고 싶다면 양손에 덤벨을 들고 사이드 뛰기를 실시한다. 이때 덤벨의 무게는 1kg 이상 최대 3kg을 넘지 않는다. 양팔을 빠르게 흔들수록 체지방도 빠르게 타들어간다.

스타 트레이너의 리얼 스토리 03
볼품 없던 나, 이렇게 근육남이 되었다

조깅과 맨몸 운동으로 3개월에 15kg을 감량하다

트레이너 김지훈
키 174cm
몸무게 91kg ➡ 72kg

중학생 때 복싱을 시작해 라이트급 국가 대표 선수 생활을 했다. 체중에 따라 체급이 나뉘는 복싱의 특성상 선수 시절은 혹독한 다이어트의 연속이었다. 그래서 그랬는지 운동을 그만둔 후, 상상을 초월할 정도의 식탐이 몰려왔다. 배가 부른데도 식욕은 멈추지 않았다. 매일 밤 술을 마셨고 피자를 입에 문 채 잠이 들기도 했다. 소화제를 먹어가며 폭식을 한 결과, 6개월 만에 91kg까지 체중이 늘었고, 호흡 곤란으로 병원에 가는 지경에 이르렀다. '이대로 가면 내 인생도 끝장이구나.'라는 위기감이 들었다. 미래에 무슨 일을 하든, 일단 내 몸부터 만들자고 생각했다.

우선 엄청나게 마셔대던 술과 끊임없이 피워대던 담배를 끊었다. 조금씩 줄여나가는 것은 내 성격에 맞지 않았다. 처음에는 고통스럽지만 그 고통은 당연한 것이다. 단칼에 잘라내는 것, 마음잡기에는 더 효과적이다. 처음에는 무작정 뛰었다. 1시간 20분 정도 조깅할 수 있는 체력을 만드는 것이 목표였다. 걷다가 뛰다가를 반복하며 최대한 강도 높게 운동했다. 조깅을 끝낸 다음에는 팔굽혀펴기와 윗몸 일으키기를 실시했다. 그렇게 매일같이 두 시간씩 운동을 한 결과, 3개월 만에 15kg이 빠졌다. 일단 어느 단계까지 몸을 만들어놓으면 그 이후부터는 근육의 성장과 발달이 빠르게 진행된다. 나 역시 한 달 정도의 웨이트트레이닝을 통해 원하는 몸을 완성할 수 있었다.

Real Advice

성격을 바꾸고 싶다면 몸을 바꿔라!
소극적이고 매사에 자신감 없는 사람이 근육을 키우거나 격투기 운동을 배우면 성격이 진취적으로 변한다는 보고가 있다. 어떤 옷을 입느냐에 따라 사람의 행동과 말투가 달라지듯 어떤 몸을 만드느냐에 따라 행동과 말투가 달라진다. 좀 더 적극적이고 자신감 있는 성격으로 변하고 싶다면 일단 운동을 시작하라. 운동을 통해 얻는 성취감은 생활 전반에 긍정적인 영향을 미친다.

보잘 것 없던 외소남, 보디빌더가 되다

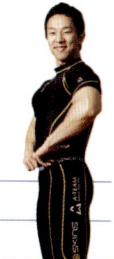

트레이너 알버트진
키 178cm
몸무게 66kg ➡ 87kg

어느 날 TV에서 셔츠를 찢으며 음료수를 마시는 광고를 보았다. 찢어진 셔츠 사이로 보이던 모델의 탄탄한 몸매와 왕(王)자 복근…. 그날로 체육관을 찾았다. 우람한 가슴을 자랑하는 아저씨들 틈에서 내 몸은 너무나 마르고 보잘 것 없었다. 기가 죽어 구석에서 한 달 동안 가슴 운동만 했던 기억이 난다. 처음 운동을 시작했을 때는 세 시간마다 식사를 하며 하루 세 시간씩 웨이트트레이닝을 했다. 먹은 음식이 미처 소화도 되기 전에 배를 부여잡고 또 먹었고, 온몸을 얻어맞은 것 같은 근육통을 견디며 계속 운동을 했다. 그렇게 2년이 지나자 체중은 14kg 가까이 늘었고 가슴 근육은 멋지게 자리를 잡았다.

운동을 할수록 우람한 가슴보다는 어느 한구석 나무랄 데 없는 몸을 만들기가 더 어렵다는 것을 알게 되었다. 단점인 부위는 그만큼 발달도 더디고 근력도 약해져 있기 때문에 운동을 할수록 힘이 더 든다. 그러나 몸만큼 솔직한 것도 세상에 없다. 노력한 만큼 반드시 몸은 변화한다. 웨이트트레이닝을 통해 얻은 것은 멋진 몸과 자신감뿐만이 아니다. 운동을 시작한 이후 남과의 약속이든 나 자신과의 약속이든 철저히 지키려고 노력하게 되었다. 아무리 사소한 약속이라도 지키지 못한다면 그것은 나 자신과의 싸움에서 지는 것이다. 그리고 자신과의 약속을 지키지 못하면 몸을 변화시킬 수 없다.

Real Advice

체중이 늘지 않아 고민이라면…

강도 높은 하체 운동을 해야 한다. 체중을 늘리려면 우선 큰 근육 위주로 강화해야 하는데, 그것이 바로 하체 근육이다. 하체 근력이 강화되면 상체 근력도 좋아지고 자연스럽게 근육양이 늘어나면서 체중이 증가한다. 신진대사 속도가 빨라 많이 먹어도 살이 찌지 않는 경우라면 두 시간마다 충분한 양의 탄수화물을 섭취하는 것이 좋다.

배 나온 뚱보 거구,
강철 근육남으로 거듭나다

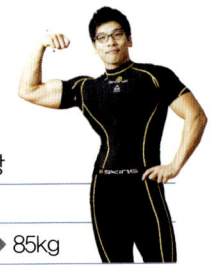

트레이너 김수창
키 184cm
몸무게 104kg ➡ 85kg

복싱선수였던 나는 대학 진학 후 부상으로 은퇴를 결심하고 한동안 방황을 했다. 엄청난 음주와 폭식, 게으른 생활의 연속이었다. 어느 날, 정신을 차려보니 몸은 이미 완전히 망가져 있었다. 80kg이었던 몸무게는 104kg으로 24kg이 늘어나 있었고, 서서 아래를 내려다보면 발끝이 보이지 않을 정도로 복부비만이 심각했다. 운동을 다시 시작하기로 결심하고 집 근처 피트니스센터를 찾았다. 그곳에서 보디빌더를 직접 보고 한눈에 반했다. 인간의 근육을 저렇게 발달시킬 수 있다니…. 처음에는 외국의 유명한 헬스잡지에 소개된 운동법과 식사법을 무조건 따라 했다. 그런데 프로 보디빌더에게나 적합한 지나치게 절제된 생활을 하다보니 대인관계만 나빠졌다. '매체에는 마케팅을 고려한 내용이 많이 소개되므로 지나치게 의존하지 말라.'는 선배의 조언을 들었다. 그래서 프로 보디빌더가 아닌 일반인에게 맞는 식사법과 운동을 공부하면서 몸에 적용한 결과, 그전보다 노력과 비용은 덜 들면서 효과가 큰 나만의 방법을 발견하게 되었다. 각종 매체와 인터넷을 통해 운동법에 관한 수많은 정보를 얻을 수 있지만 중요한 것은, 그 지식이 경험 있는 전문가에 의해 검증받은 방법이어야 한다는 것과 그 방법을 직접 시도해보면서 자신에게 효과가 있는 방법을 찾아야 한다는 것이다. 사람의 몸은 얼굴 생김새만큼이나 제각각이므로 다른 사람이 효과를 본 방법을 그대로 따라 해도 똑같은 결과를 얻을 수 없다.

Real Advice

운동할 한 시간의 여유가 없다면…

운동 시간보다 중요한 것은 집중력과 강도다. 나도 30분 동안 한 가지 동작만 10세트를 강도 높게 실시하는 것으로 운동을 끝낸다. 이때 실시하는 동작은 대근육군 운동인 친업, 스쿼트, 데드리프트, 벤치 프레스 등이다. 파트 3에 소개된 복합 운동을 쉬는 시간 거의 없이 강도 높게 실시해도 30분 만에 충분한 운동 효과를 얻을 수 있다.

꽃보다 연약한 남자,
초콜릿 복근을 얻다

트레이너 에릭
키 179
몸무게 65kg ➡ 80kg

지금은 에이팀의 촬영이 있을 때마다 옷을 벗고 모델을 할 만큼 전체적으로 균형 잡힌 몸매지만 예전에는 그다지 볼품 있는 몸매가 아니었다. 어깨가 좁은 마른 체형에 피부까지 하얘서 전체적으로 연약해 보였다. 어느 날, 동네 헬스클럽에서 보디빌딩하는 남자를 보았다. 람보 같은 그 몸에 반해 바로 웨이트트레이닝을 시작했다. 처음에는 보디빌더가 하는 운동을 옆에서 그대로 따라 했다. 전문가의 중량을 초보 주제에 따라 했으니…. 그때 입은 상해의 흔적은 지금도 몸 여기저기에 남아 있다. 지나친 열정이 남긴 후유증이라고 할까?!

우람하고 남자다운 몸을 갖고 싶다는 열망에서 시작된 운동은 아예 보디빌딩 대회를 준비하는 열정으로 발전되었다. 시합에 나가기 위해 거의 2년 동안 하루에 여덟 끼씩 먹고 2시간씩 운동을 하며 체중을 불리고 근육을 붙여나갔다. 지하철이든 버스든 가리지 않고 식사 시간만 되면 그 자리에서 도시락을 먹었다. 지금 생각하면 주변 사람들에게 참 미안한 얘기다. 운동을 한번 시작했으면 끝까지 죽을 각오로 덤벼서 자기가 원하는 몸을 만들어보는 것! 그것이 운동을 하면서 가질 수 있는 열정이 아닐까 싶다.

Real Advice

운동할 때 남들 시선이 신경 쓰인다면…

초보 시절에는 주변 사람들이 나를 쳐다보는 것 같아 괜한 자존심에 무조건 무겁게 중량을 설정한다. 게다가 운동법을 익히기 위해 동영상을 찾아보면 울끈불끈 근육이 튀어나온 사람들이 무거운 중량을 가뿐하게 다룬다. 운동 속도는 또 얼마나 빠른지…. 그러나 그 사람들은 몇 십 년씩 보디빌딩을 한 전문가다. 남들의 시선을 의식하지 않는 것, 초보가 극복해야 할 첫 번째 심리적 과제다.

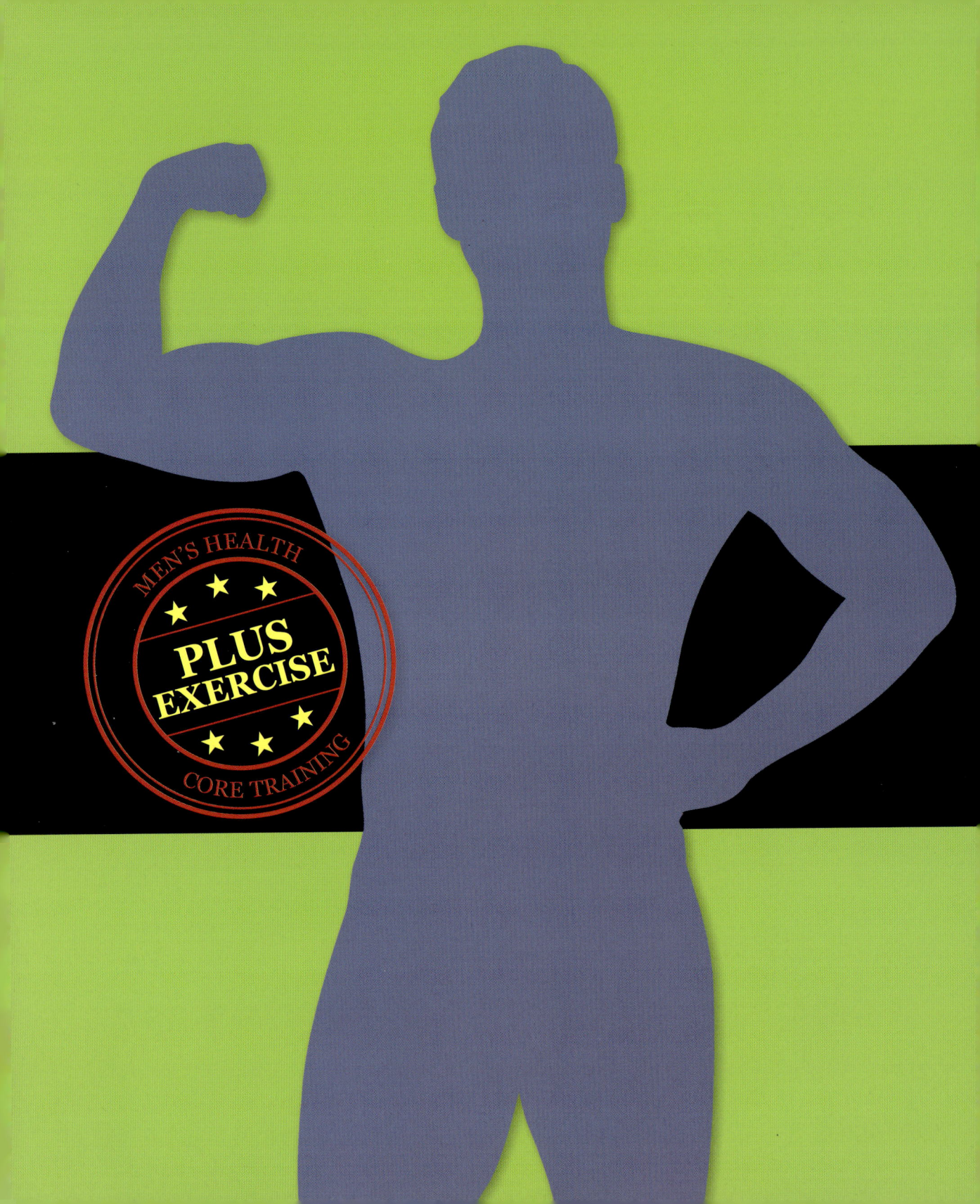

모든 힘이 발휘되는 중심부
코어 트레이닝

코어는 척추를 잡아주고 몸통을 바로 세워주는, 허리와 골반 주변의 근육들을 통칭한다.
코어 트레이닝은 운동 능력 향상과 척추 안정성 강화 효과가 있으므로
웨이트트레이닝과는 별도로 실시해주는 것이 좋다. 향후 무거운 중량 운동을 실시할 때
안정된 자세와 호흡법을 유지하는 데도 많은 도움이 된다.

실행 수칙

1 운동 프로그램과는 별도로 실시한다.
2 매일 10~15회씩 5세트 실시한다.
3 횟수보다 정확한 동작이 중요하다.
4 동작 시 코어 근육의 자극에만 집중한다.
5 정확한 호흡법을 유지한다.

엎드려서 팔 들어 견갑골 모으기

》 10~15회 5세트

+ 시작자세
배를 대고 엎드려 누워 두 발을 골반너비로 벌린다. 두 팔은 몸통 옆에 자연스럽게 내려놓는다.

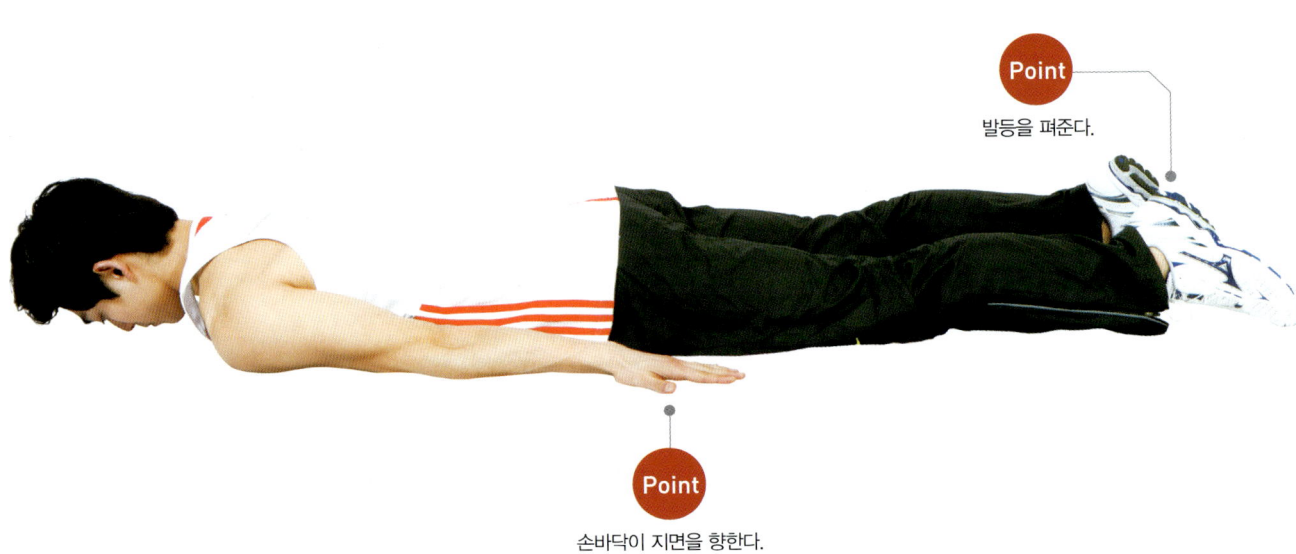

Point 발등을 펴준다.

Point 손바닥이 지면을 향한다.

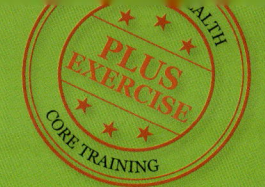

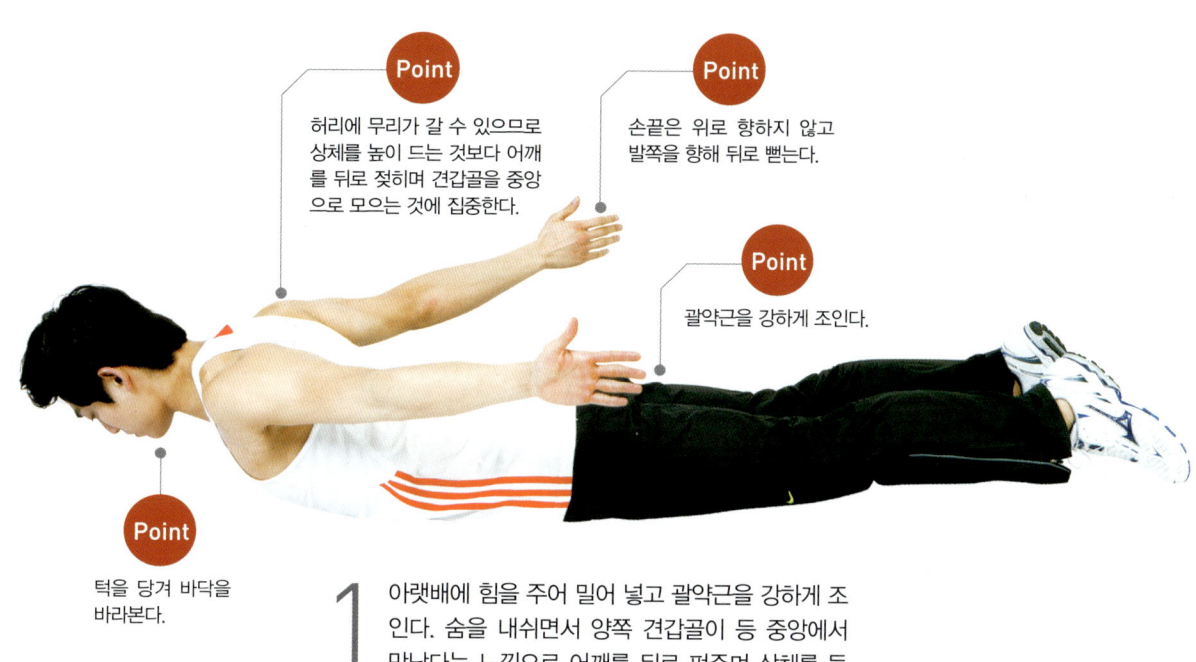

Point
허리에 무리가 갈 수 있으므로 상체를 높이 드는 것보다 어깨를 뒤로 젖히며 견갑골을 중앙으로 모으는 것에 집중한다.

Point
손끝은 위로 향하지 않고 발쪽을 향해 뒤로 뻗는다.

Point
괄약근을 강하게 조인다.

Point
턱을 당겨 바닥을 바라본다.

1 아랫배에 힘을 주어 밀어 넣고 괄약근을 강하게 조인다. 숨을 내쉬면서 양쪽 견갑골이 등 중앙에서 만난다는 느낌으로 어깨를 뒤로 펴주며 상체를 들어올린다. 자연스럽게 호흡하면서 3~5초 동안 자세를 유지한다.

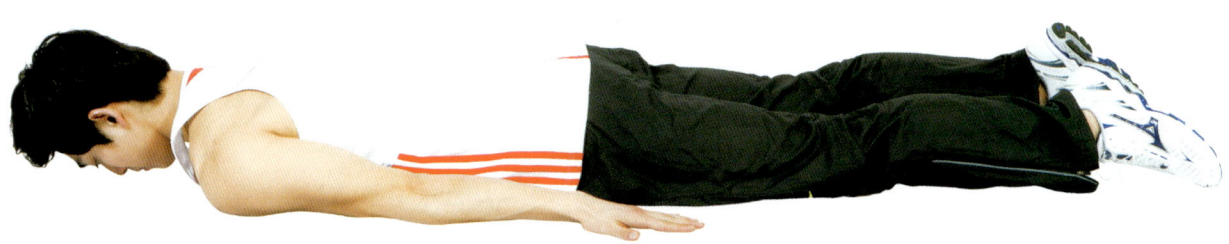

2 숨을 들이마시면서 아랫배와 엉덩이에 힘을 준 상태로 천천히 상체를 내린다. 다시 **1**을 시작한다.

201

팔꿈치 대고 엎드려 복부 말기

>> 10~15회 5세트

+시작자세
양발을 모으고 팔꿈치를 구부려 아래팔을 바닥에 댄다.

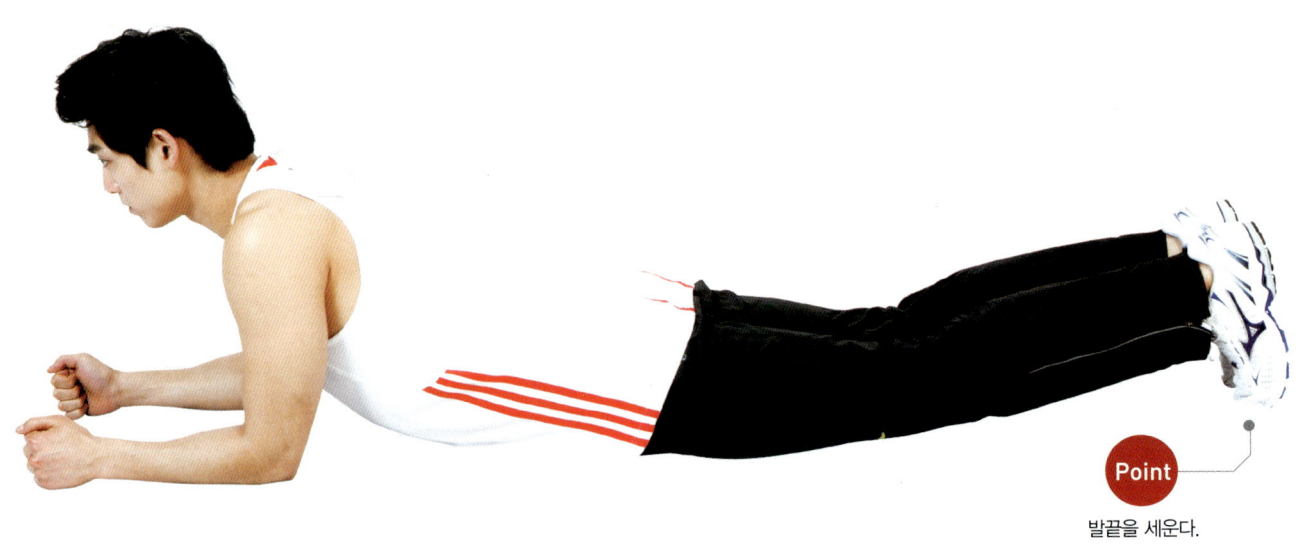

Point
발끝을 세운다.

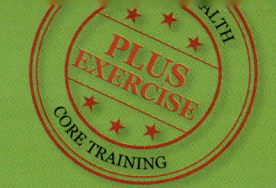

Point
허리를 의식적으로 둥글게 만든다.

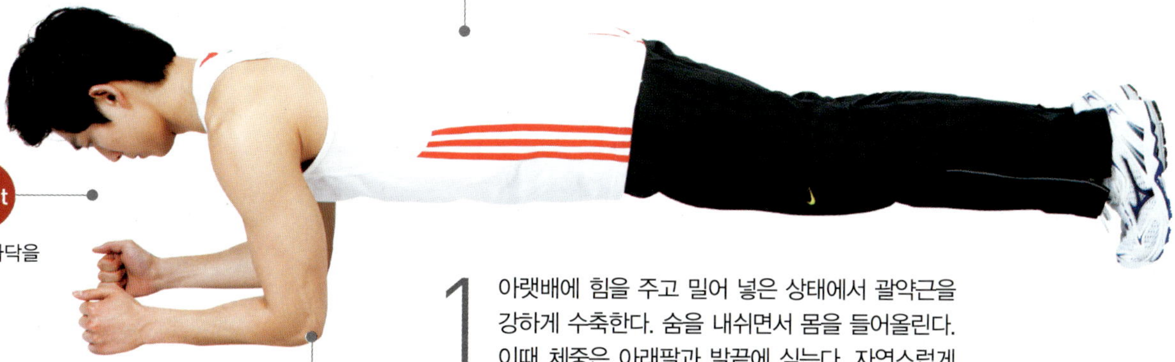

Point
시선은 바닥을 향한다.

Point
팔꿈치를 어깨와 동일 선상에 위치시킨다.

1. 아랫배에 힘을 주고 밀어 넣은 상태에서 괄약근을 강하게 수축한다. 숨을 내쉬면서 몸을 들어올린다. 이때 체중은 아래팔과 발끝에 싣는다. 자연스럽게 호흡하면서 5~10초 동안 이 자세를 유지한다.

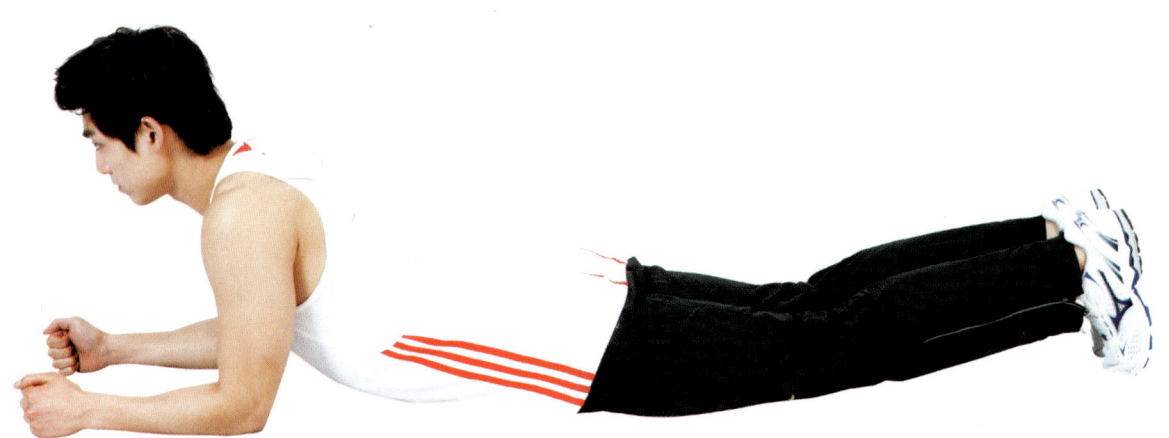

2. 천천히 몸을 내려 시작자세로 돌아간다. 바로 1을 시작한다.

바닥에 양손 짚고 무릎 꿇어 다리 펴기

>> 좌우 각 10~15회 5세트

+ 시작자세
팔을 어깨너비로 벌린 상태에서 손바닥과 무릎을 바닥에 대고 엎드린다.

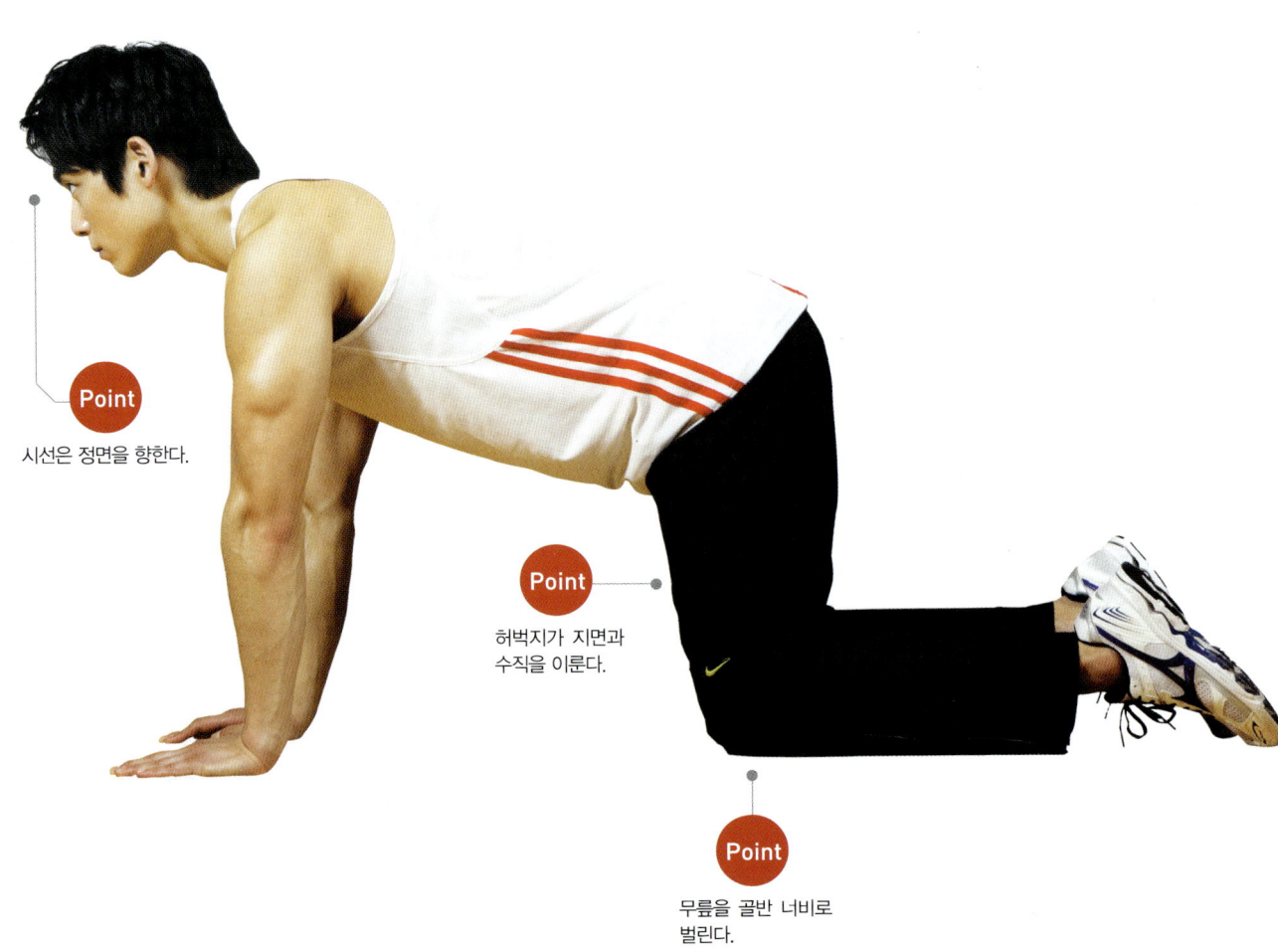

Point
시선은 정면을 향한다.

Point
허벅지가 지면과 수직을 이룬다.

Point
무릎을 골반 너비로 벌린다.

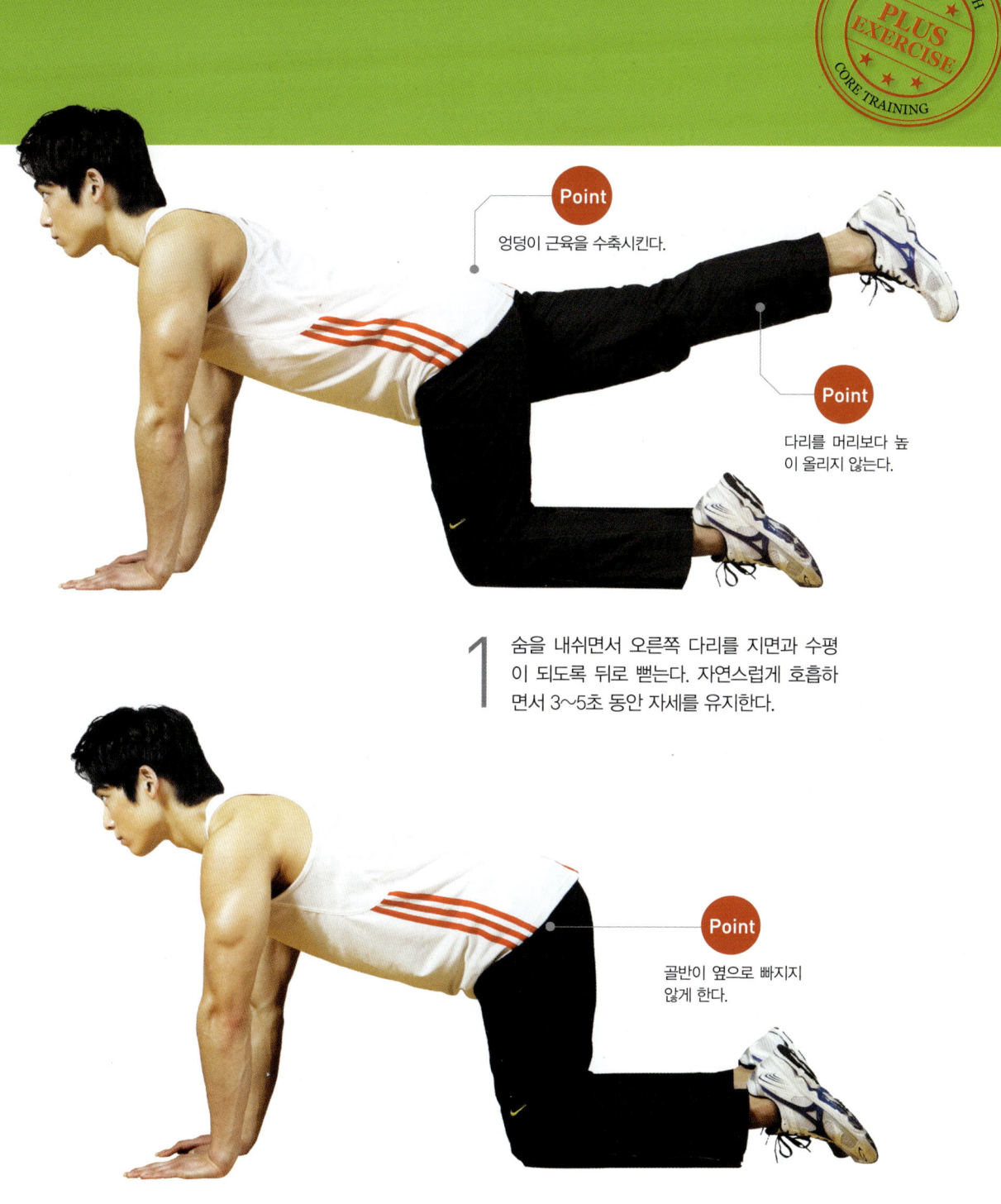

Point 엉덩이 근육을 수축시킨다.

Point 다리를 머리보다 높이 올리지 않는다.

1 숨을 내쉬면서 오른쪽 다리를 지면과 수평이 되도록 뒤로 뻗는다. 자연스럽게 호흡하면서 3~5초 동안 자세를 유지한다.

Point 골반이 옆으로 빠지지 않게 한다.

2 숨을 들이마시면서 천천히 다리를 내려 시작자세로 돌아간다. 동작 횟수를 마친 다음 반대쪽도 같은 방법으로 실시한다.

옆으로 누워 팔 대고 골반 들기

≫ 10~15회 5세트

✚ **시작자세**
다리를 뻗고 옆으로 누워 팔꿈치와 아래팔로 몸을 지탱한다.

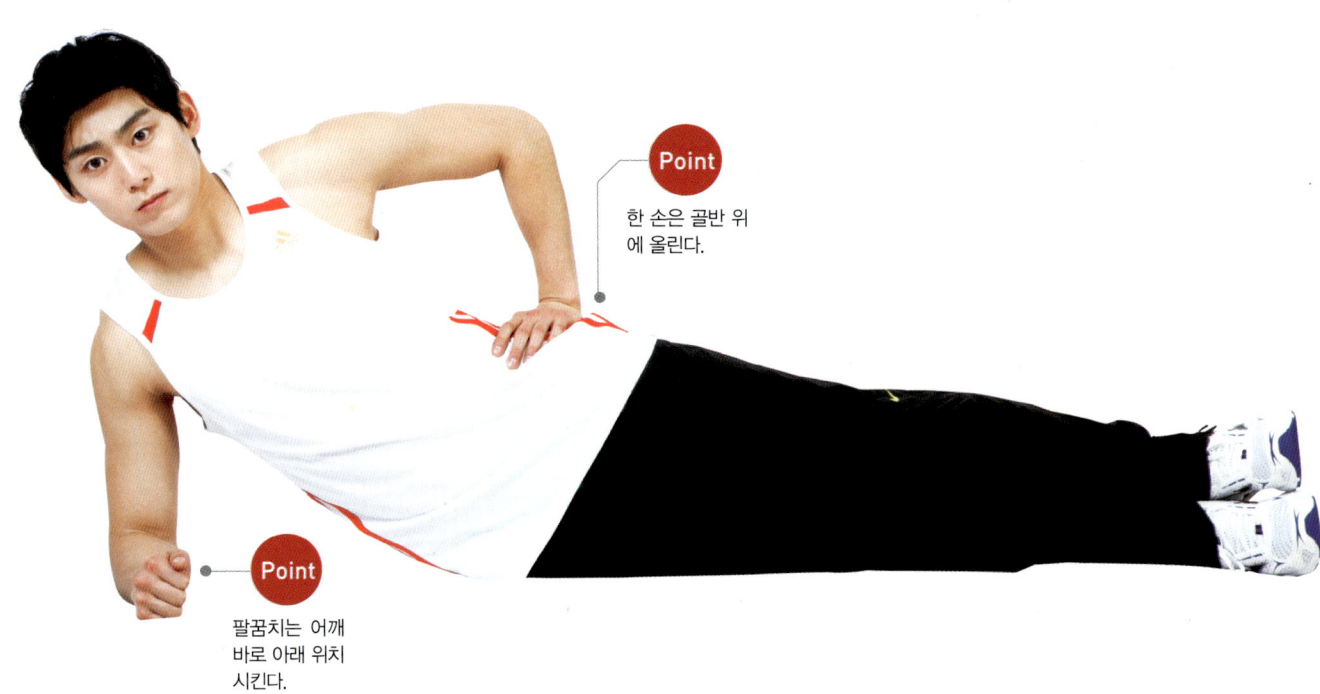

Point
한 손은 골반 위에 올린다.

Point
팔꿈치는 어깨 바로 아래 위치시킨다.

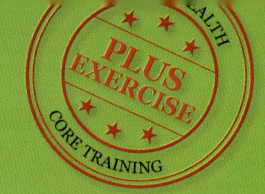

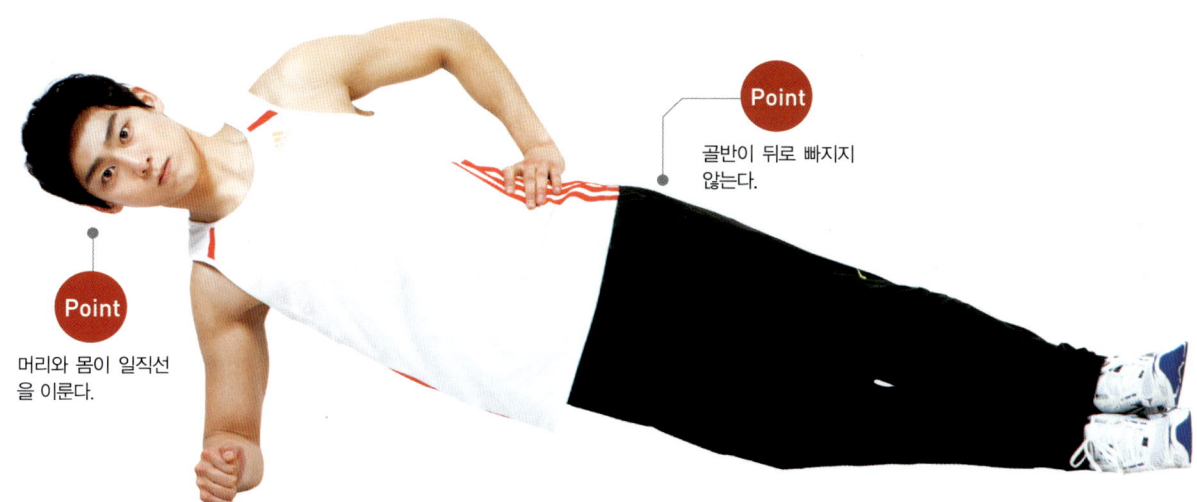

Point 골반이 뒤로 빠지지 않는다.

Point 머리와 몸이 일직선을 이룬다.

1. 몸이 흔들리지 않도록 배에 힘을 주고 숨을 내쉬면서 몸 전체가 일직선이 되도록 골반을 들어올린다. 자연스럽게 호흡하면서 3~5초 동안 자세를 유지한다.

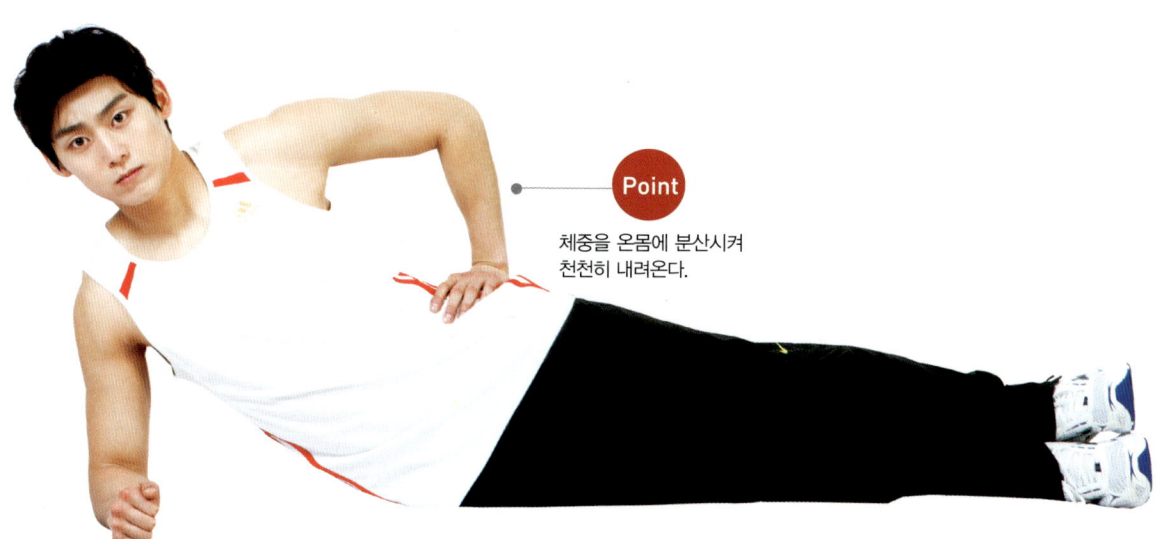

Point 체중을 온몸에 분산시켜 천천히 내려온다.

2. 숨을 들이마시면서 천천히 시작자세로 돌아간다. 다시 1을 시작한다.

한 발 옆으로 벌려 균형 잡기

>> **좌우 각 10~15회 5세트**

+ 시작자세

양발을 어깨너비로 벌리고 발은 11자 형태로 놓는다. 두 손은 허리에 올린다. 한쪽 다리는 무릎을 구부려 들고, 지탱하는 다리의 무릎은 약간 구부린다.

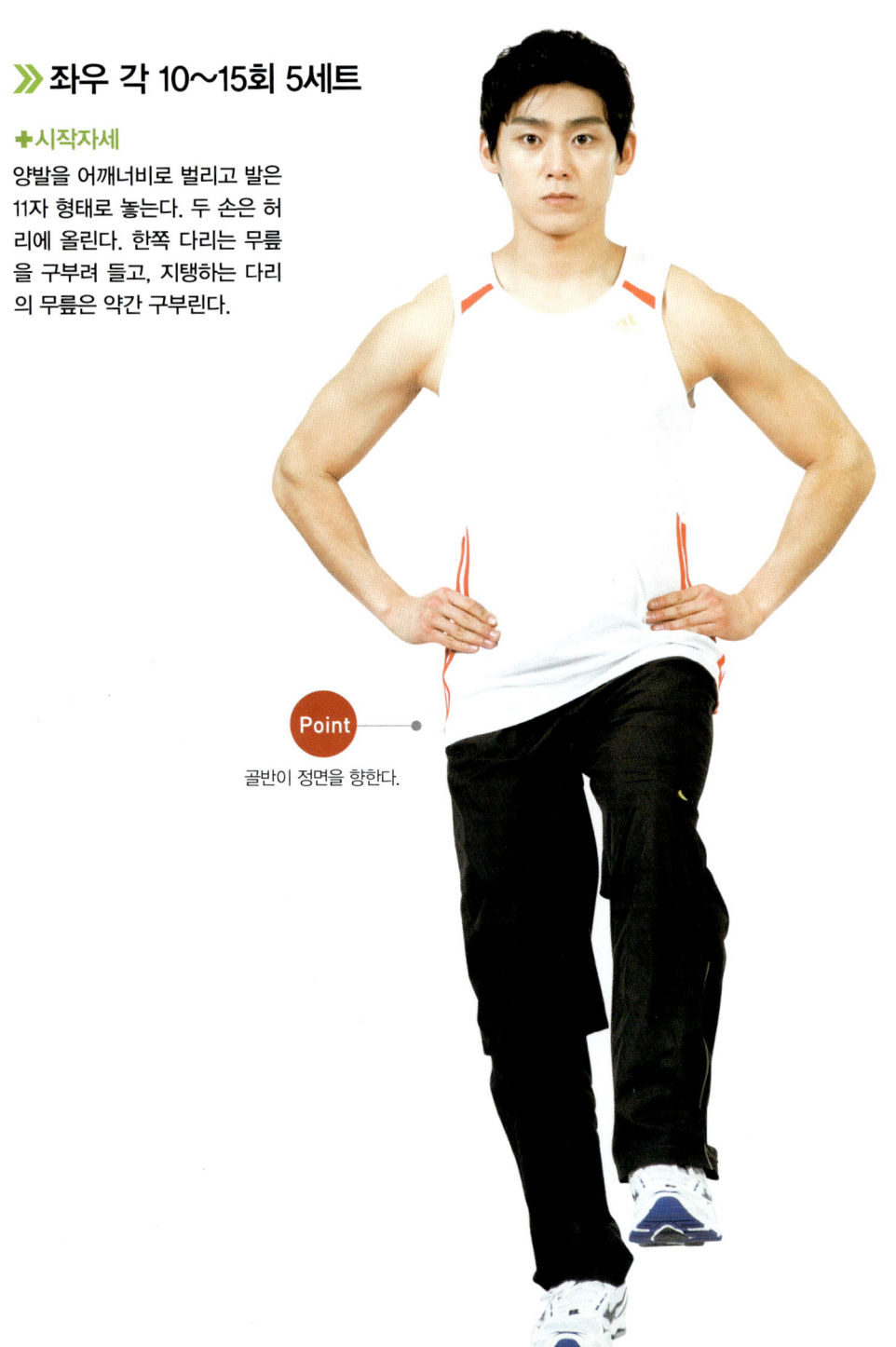

Point
골반이 정면을 향한다.

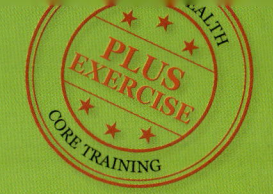

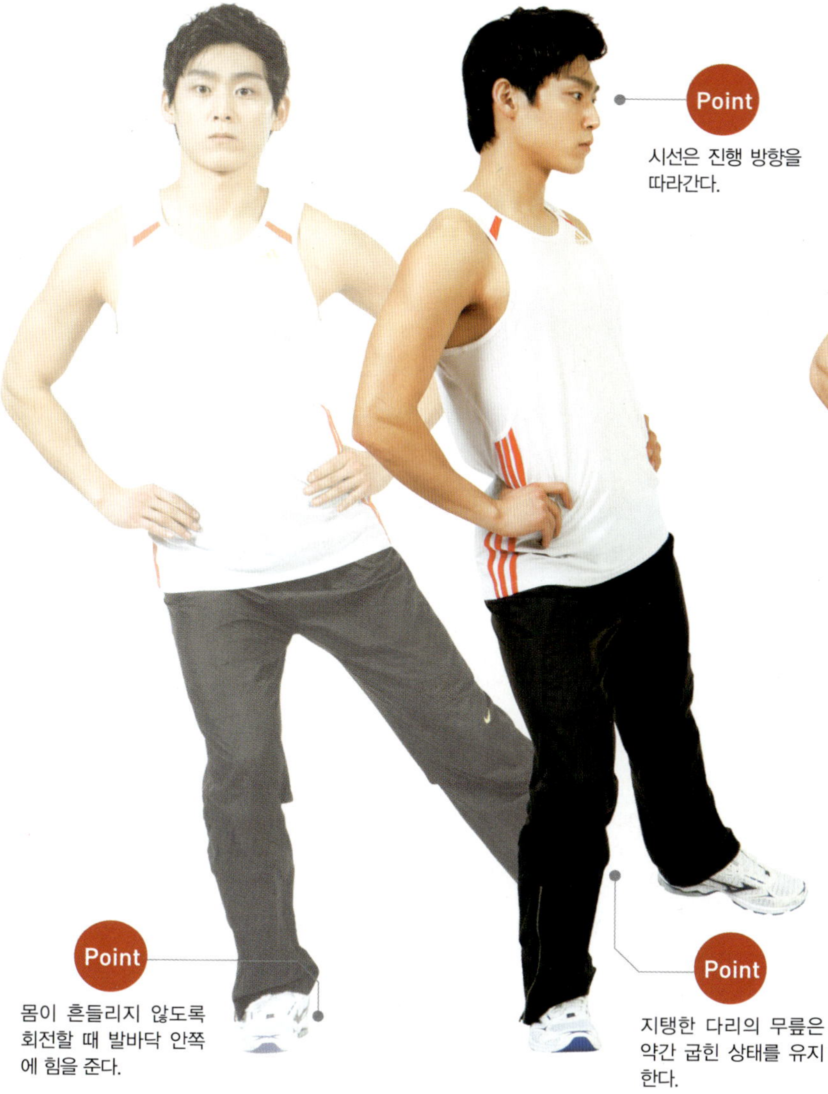

Point
시선은 진행 방향을 따라간다.

Point
등을 꼿꼿하게 세운다.

Point
몸이 흔들리지 않도록 회전할 때 발바닥 안쪽에 힘을 준다.

Point
지탱한 다리의 무릎은 약간 굽힌 상태를 유지한다.

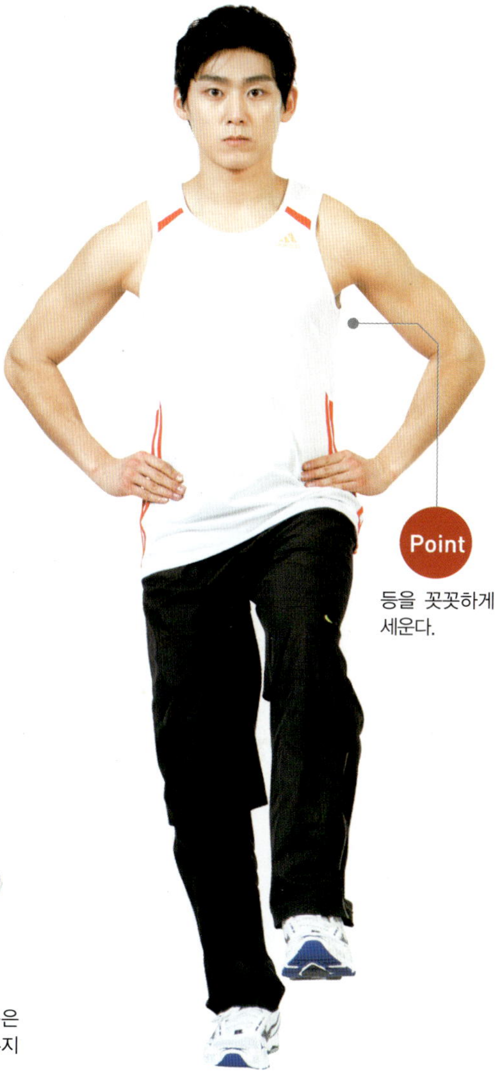

1 숨을 내쉬면서 지탱하는 다리를 축으로 몸을 천천히 회전시킨다. 들어올린 다리의 무릎은 펴준다. 정지하지 않고 바로 **2**로 넘어간다.

2 숨을 들이마시면서 천천히 시작자세로 돌아온다. 반복 횟수를 마친 후 반대쪽도 같은 방법으로 실시하면 1세트다.

한 발 들어 골반 돌리기

>> **좌우 각 10~15회 5세트**

➕ 시작자세
양발을 어깨너비로 벌리고 서서 두 손은 허리에 올린다. 한쪽 무릎을 접어 올린다.

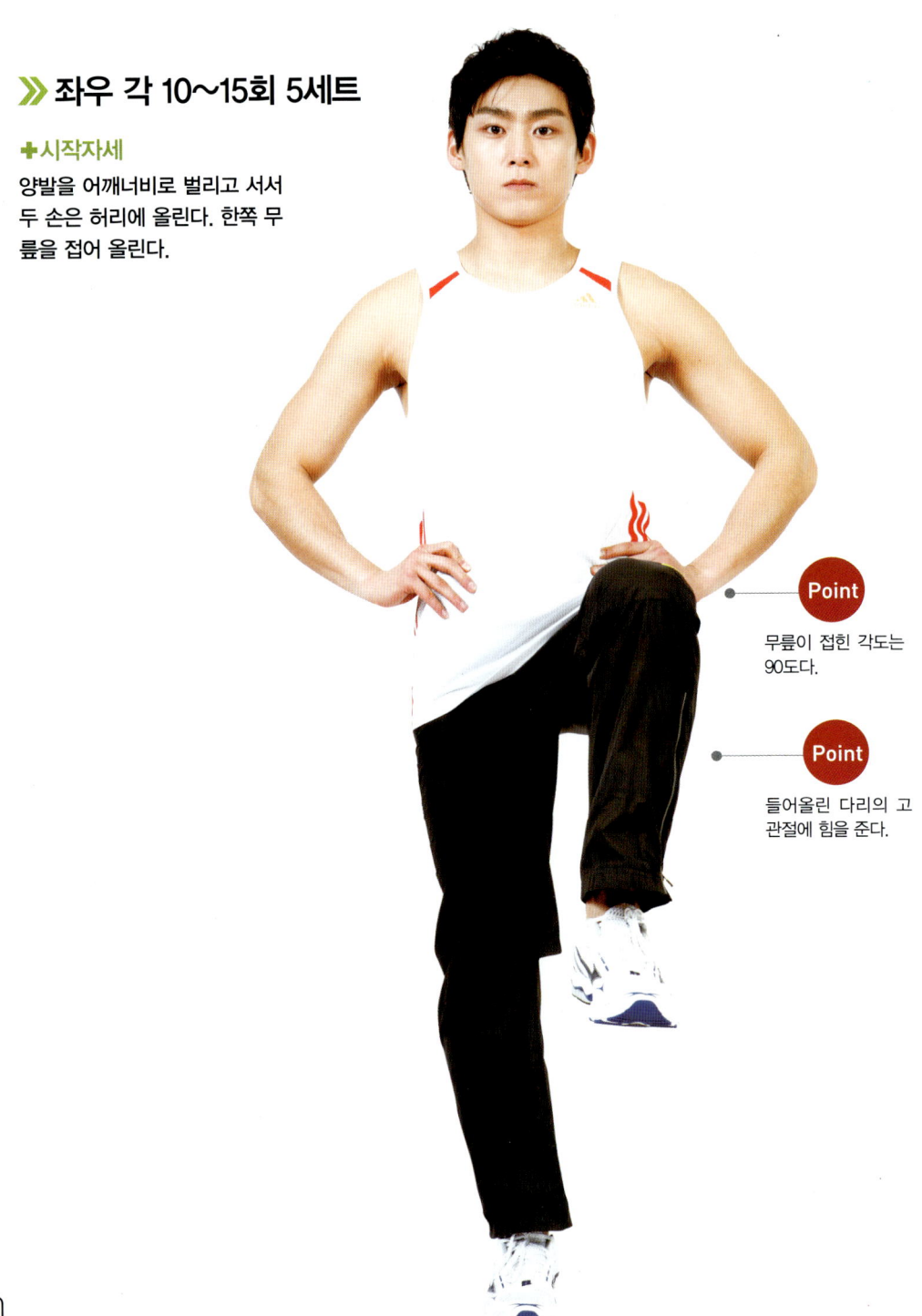

Point
무릎이 접힌 각도는 90도다.

Point
들어올린 다리의 고관절에 힘을 준다.

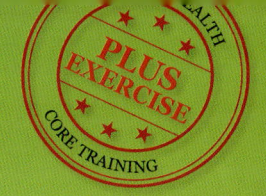

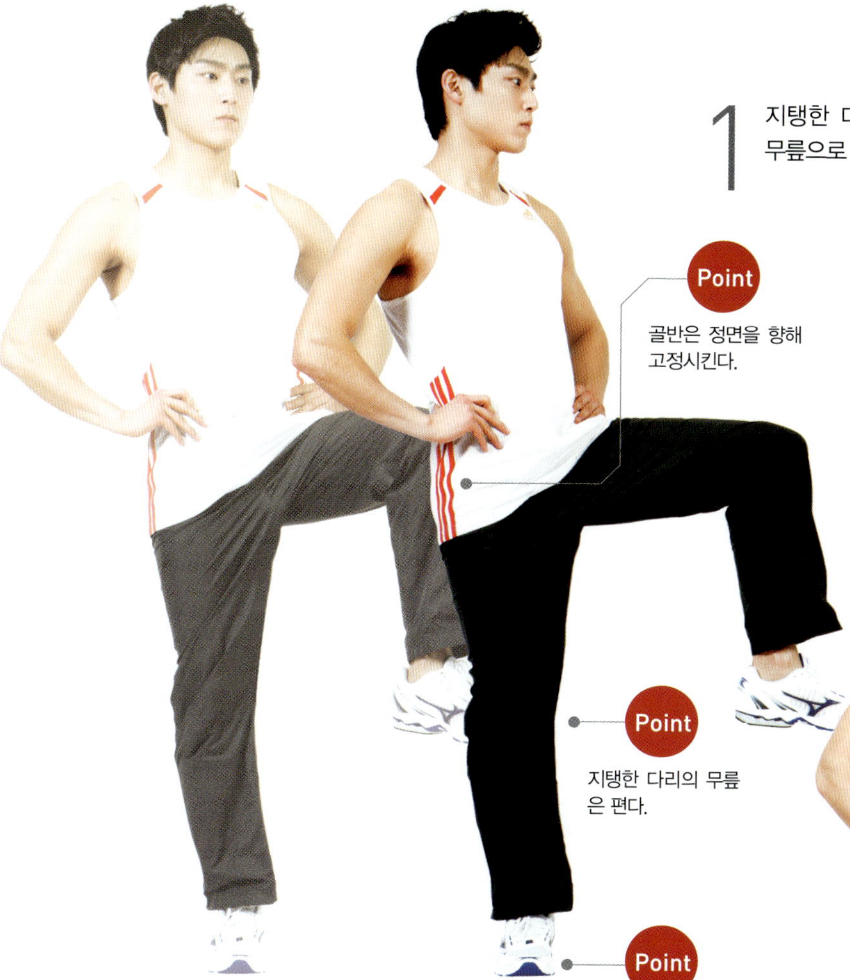

1 지탱한 다리를 축으로 삼아 무릎으로 큰 원을 그린다.

Point
골반은 정면을 향해 고정시킨다.

Point
지탱한 다리의 무릎은 편다.

Point
몸이 흔들리지 않도록 발바닥 안쪽에 힘을 주어 중심을 잡는다.

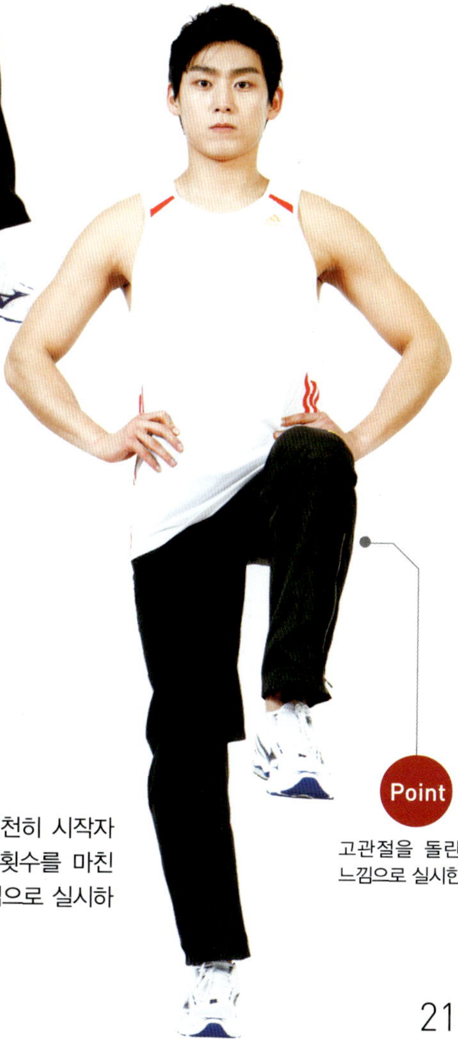

2 숨을 들이마시면서 천천히 시작자세로 돌아온다. 반복 횟수를 마친 후 반대쪽도 같은 방법으로 실시하면 1세트다.

Point
고관절을 돌린다는 느낌으로 실시한다.

한 발로 앉기

▶▶ 좌우 각 10~15회 5세트

➕ 시작자세

양발을 어깨너비로 벌려 11자로 서서 양손을 골반뼈에 얹는다. 아랫배에 힘을 주어 밀어 넣고 괄약근을 조인다. 그 상태에서 한쪽 다리의 무릎을 굽혀 올린다.

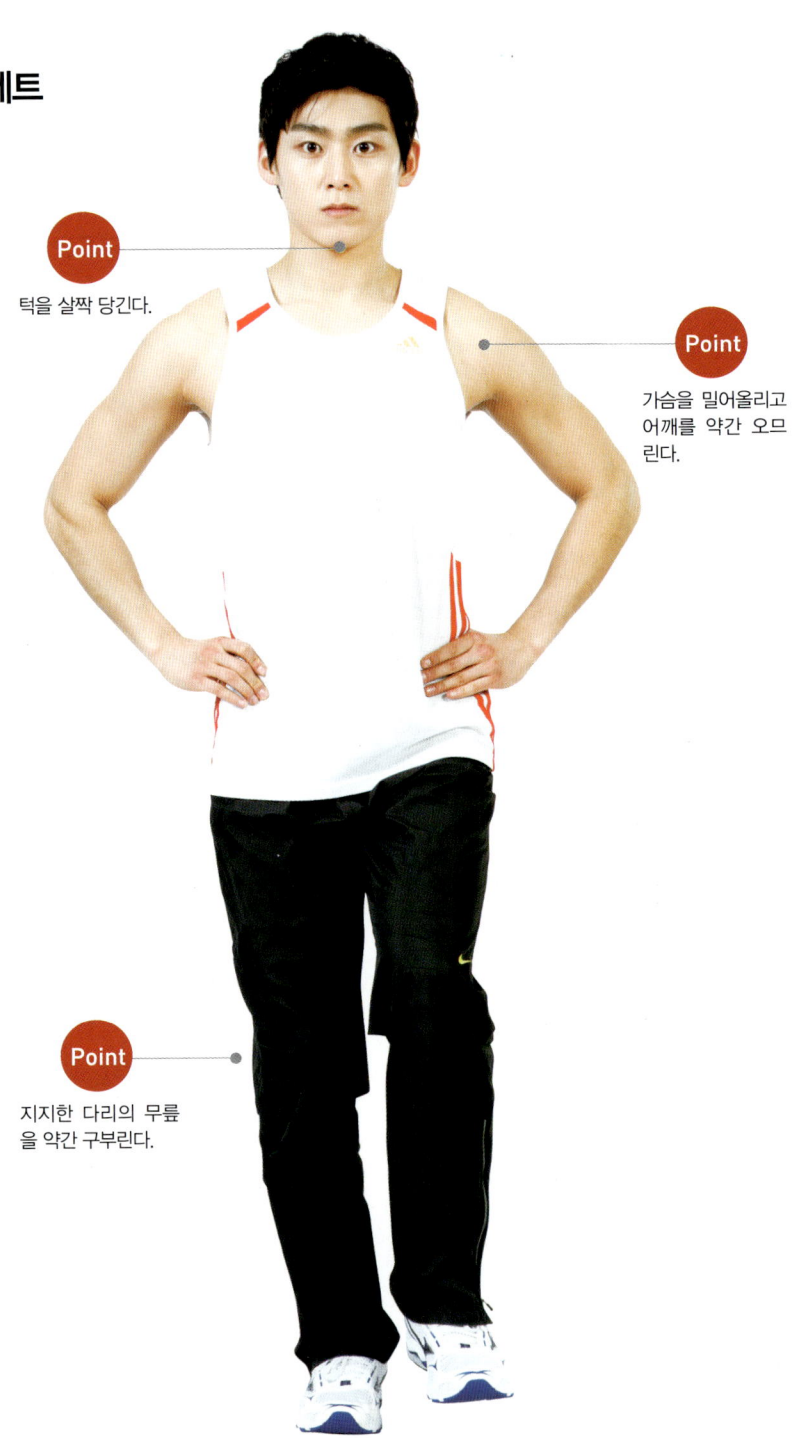

Point 턱을 살짝 당긴다.

Point 가슴을 밀어올리고 어깨를 약간 오므린다.

Point 지지한 다리의 무릎을 약간 구부린다.

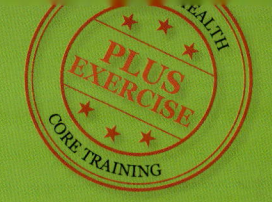

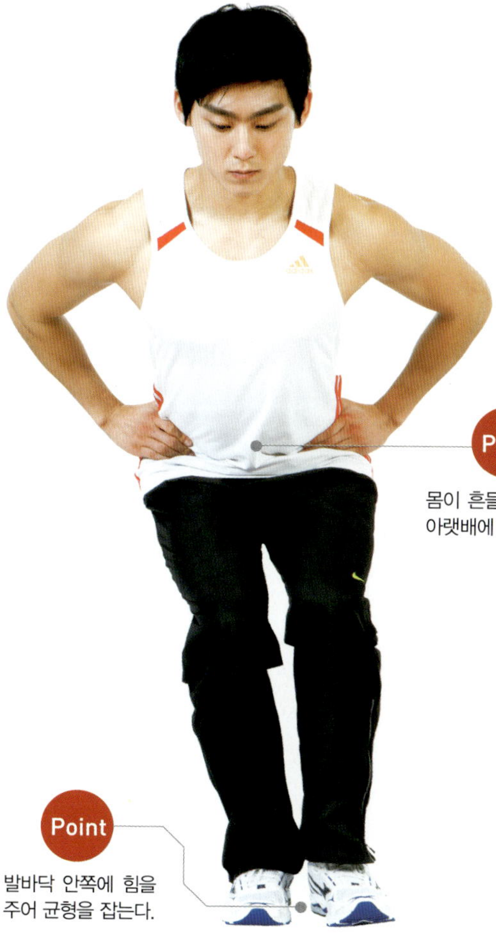

Point
몸이 흔들리지 않도록 아랫배에 힘을 준다.

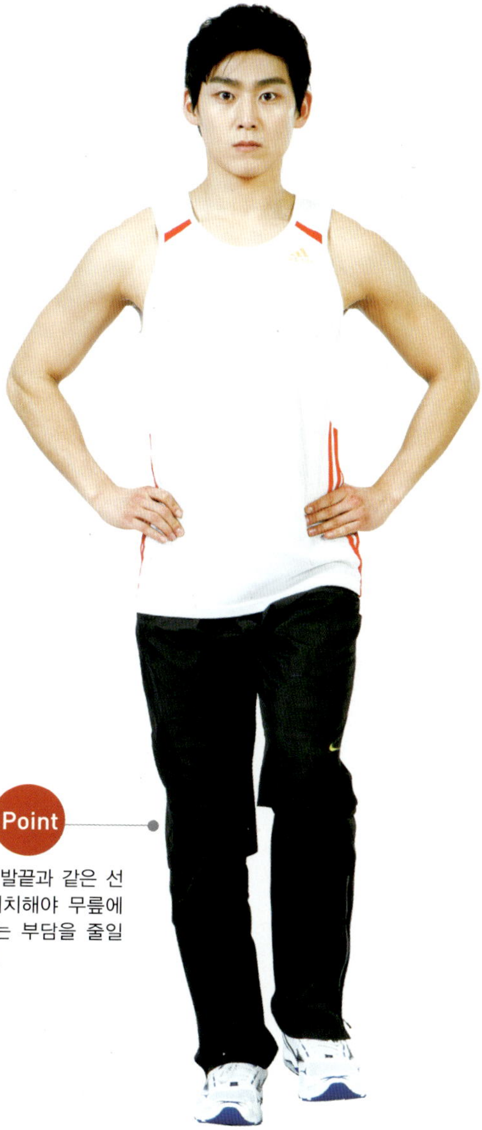

Point
무릎은 발끝과 같은 선 상에 위치해야 무릎에 가해지는 부담을 줄일 수 있다.

Point
발바닥 안쪽에 힘을 주어 균형을 잡는다.

1 한쪽 다리로만 몸을 지탱하고 천천히 쪼그려 앉는다. 이때 지탱하는 다리의 무릎이 발끝을 넘지 않는 범위에서 동작을 실시한다.

2 숨을 내쉬면서 천천히 일어났다 다시 1을 시작한다. 반복 횟수를 마치면 두 발로 선 다음 반대쪽도 같은 방법으로 실시한다.

한 다리로 서서 십자 버티기

>> 좌우 각 10~15회 5세트

➕ **시작자세**
두 발을 골반너비로 벌리고 두 팔을 앞으로 나란히 뻗는다. 한쪽 다리의 무릎을 접어 올린다.

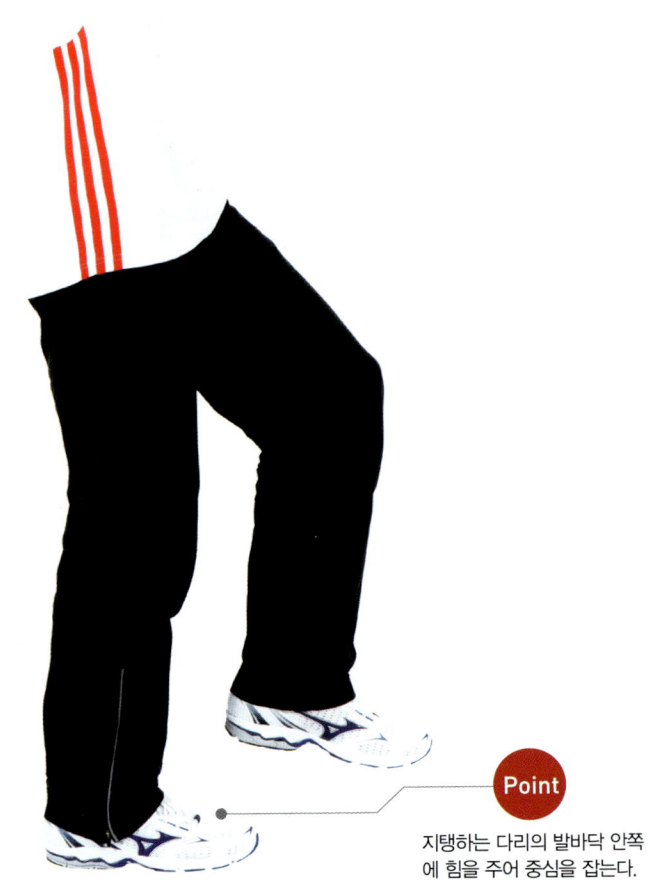

Point
지탱하는 다리의 발바닥 안쪽에 힘을 주어 중심을 잡는다.

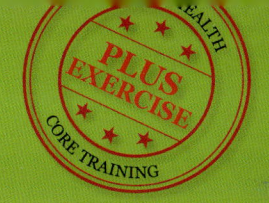

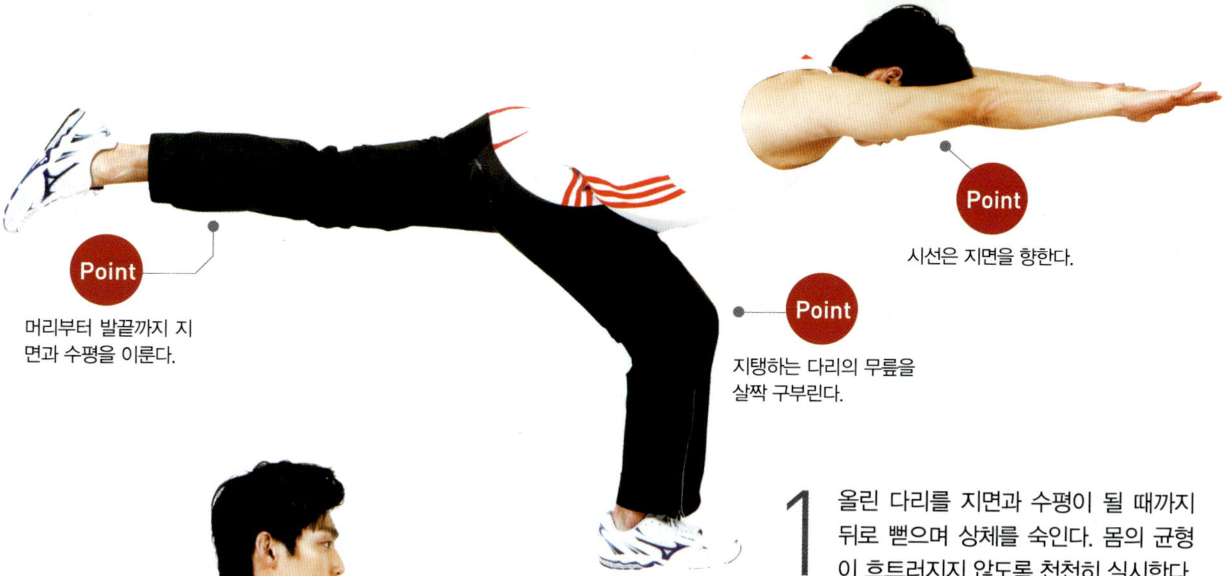

Point
머리부터 발끝까지 지면과 수평을 이룬다.

Point
시선은 지면을 향한다.

Point
지탱하는 다리의 무릎을 살짝 구부린다.

1 올린 다리를 지면과 수평이 될 때까지 뒤로 뻗으며 상체를 숙인다. 몸의 균형이 흐트러지지 않도록 천천히 실시한다.

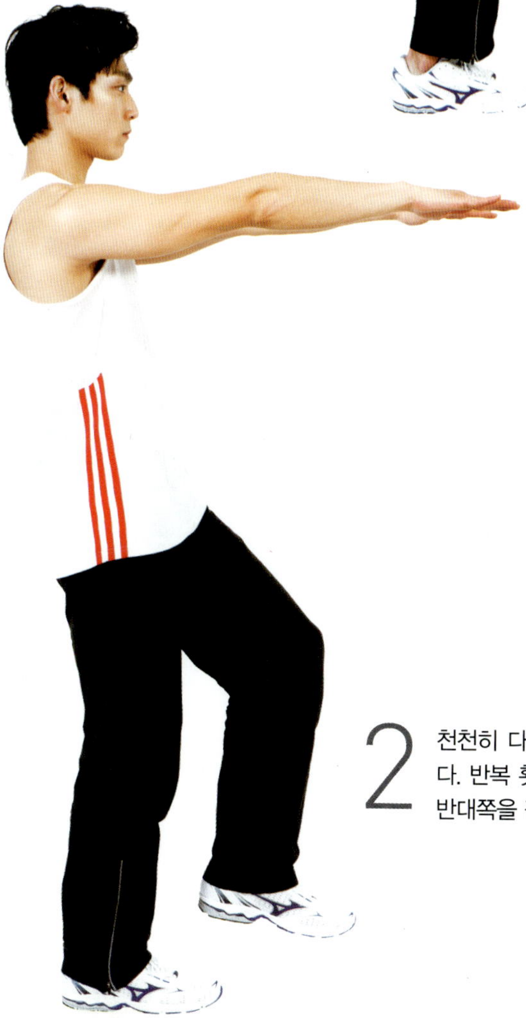

2 천천히 다리를 내려 시작자세로 돌아온다. 반복 횟수를 마치고 두 발로 선 다음 반대쪽을 같은 방법으로 실시한다.

215

누워서 한 발 펴고 복부 말기

》 좌우 각 10~15회 5세트

➕ 시작자세
바닥에 등을 대고 눕는다. 한쪽 다리는 무릎을 구부려 세우고 다른 쪽 다리는 접은 무릎의 높이 만큼 올려 앞으로 쭉 뻗는다. 손은 귀 옆에 붙인다.

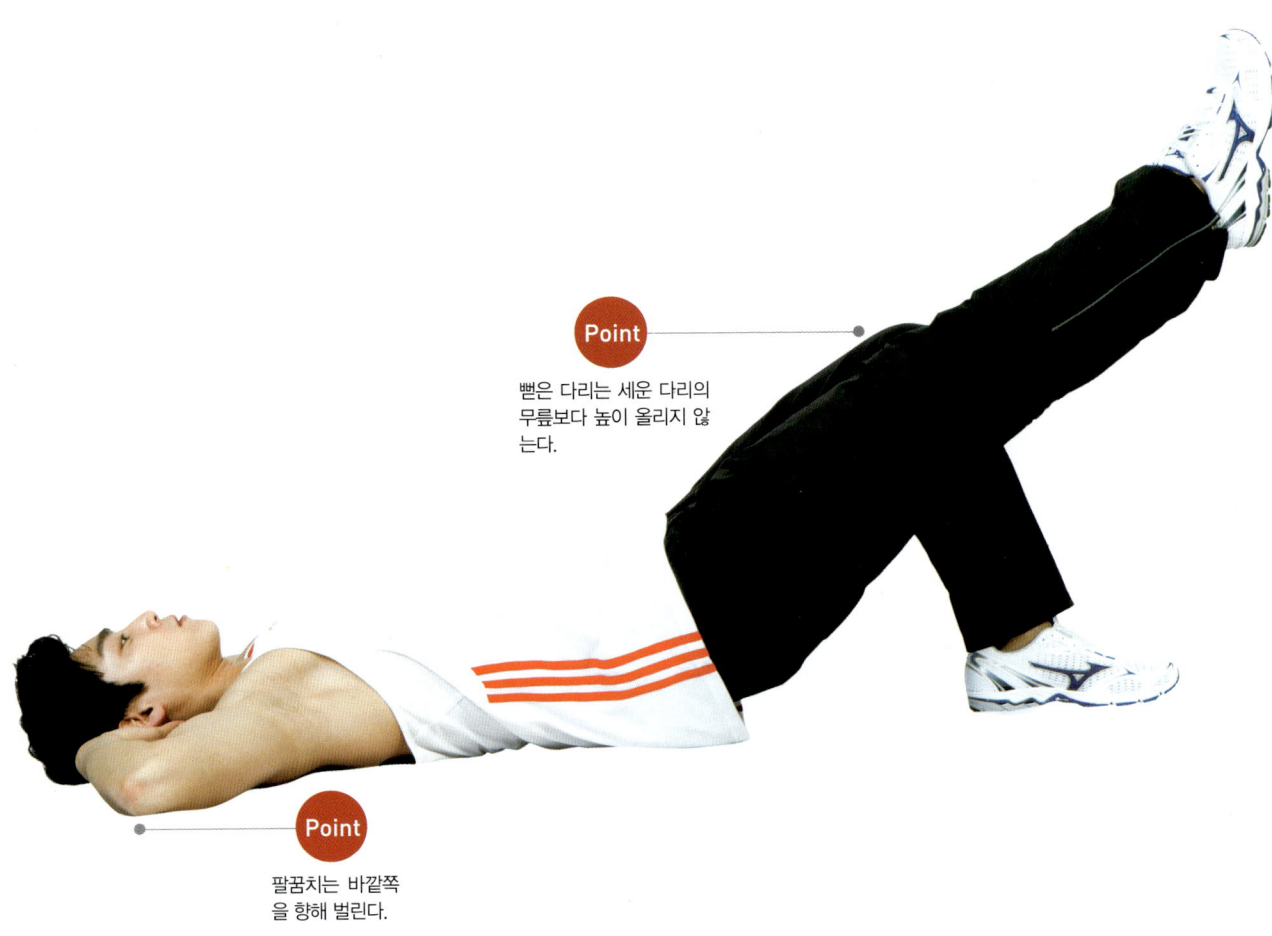

Point
뻗은 다리는 세운 다리의 무릎보다 높이 올리지 않는다.

Point
팔꿈치는 바깥쪽을 향해 벌린다.

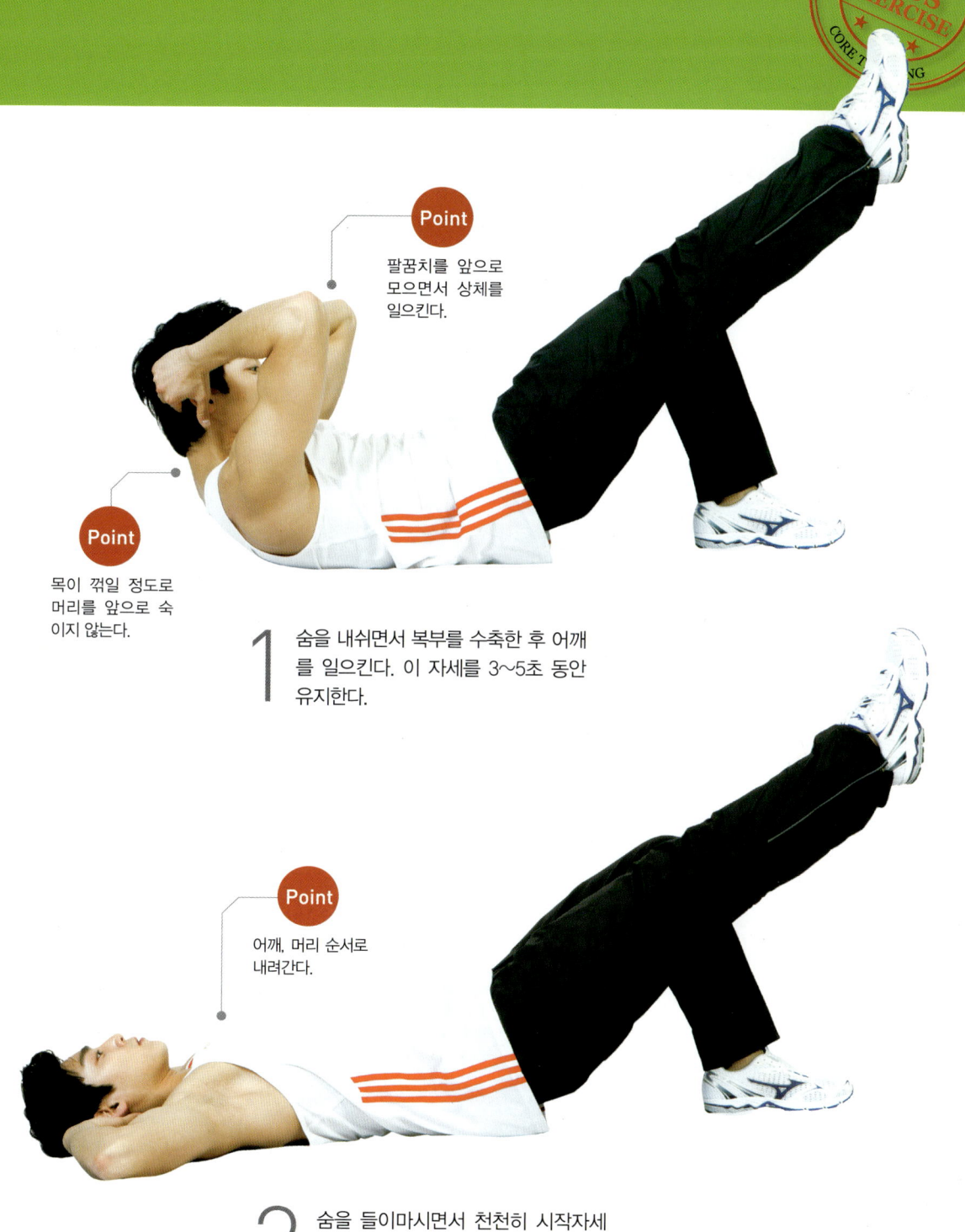

Point
팔꿈치를 앞으로 모으면서 상체를 일으킨다.

Point
목이 꺾일 정도로 머리를 앞으로 숙이지 않는다.

1 숨을 내쉬면서 복부를 수축한 후 어깨를 일으킨다. 이 자세를 3~5초 동안 유지한다.

Point
어깨, 머리 순서로 내려간다.

2 숨을 들이마시면서 천천히 시작자세로 돌아간다. 바로 1을 시작한다.

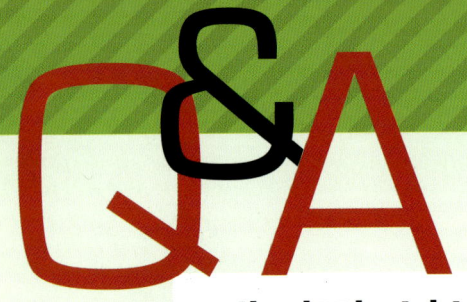

에이팀 선생님, 고민을 해결해주세요!

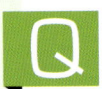 **일주일 후에 수영장에 가는데 빨리 몸을 만들 수 있는 방법이 있을까요?**

아쉽게도 우리 몸은 빠르게 변화하지 않는다. 빠르게 변화하는 데 성공했다고 해도 곧 다시 빠르게 원상 복귀할 뿐 아니라 오히려 더 많은 지방이 축적되어 처음보다 상태가 더 나빠진다. 그래도 일주일 안에 꼭 몸을 만들어야겠다면 간단한 방법이 있다. 최대한 염분 섭취를 줄여 체내 불필요한 수분을 제거한다. 탄수화물 섭취도 줄여야 하는데 밥 대신 고구마나 감자를 먹는 것도 좋다. 마지막으로 신진대사 속도를 높이기 위해 하루에 생수 2리터를 마신다. 이 방법은 꼭 단기간용 '몸 만들기'에만 응용해야 한다. 다이어트를 위해 장기간 실시하면 오히려 몸을 망치는 결과를 가져올 수 있다. 근육이 어느 정도 있는 상태에서 이 방법을 실시하면 근육이 선명해지고, 비만한 상태에서 실시하면 2~3kg 정도 체중이 감소되는 효과를 얻을 수 있다.

 **허리 통증이 있는데 운동을 해도 될까요?**

평상시 허리 통증이 있다면 관절을 움직이지 않고 특정한 각도에서 정지한 상태로 힘만 주었다 풀었다 하는 운동이 도움이 된다. 허리 통증에 도움이 되는 대표적인 운동으로는 벽 앞에 서서 두 손으로 미는 동작이나 바닥에 엎드려 팔다리를 들어올리는 백 익스텐션(p.096)이 있다. 약해진 근육이나 관절 치료에 자주 사용되는 운동이므로 평소 실시하면 허리 통증을 감소시킬 수 있다. 그러나 운동을 한 후 허리 통증이 생겼다면 운동 중 잘못된 자세로 인해 허리 주변 근육이나 인대에 염증이 생겼을 확률이 높다. 때에 따라서는 급성 디스크도 고려해야 한다. 하지만 무엇보다 병원에서 진단을 받고 정확한 상태를 파악하는 것이 우선이다. 이후 허리 근육을 강화할

수 있는 운동을 실시하면 도움이 된다. 추가 상해 예방을 위해 운동 시 속도는 최대한 느리게, 동작은 절제하면서 실시하도록 한다.

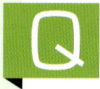 **운동을 많이 해도 근육이 붙지 않아요.**

지나치게 운동을 많이 해도 이런 일이 생길 수 있지만 일반인은 오버트레이닝할 체력 자체가 없기 때문에 이런 경우, 원인은 부족한 영양 섭취다. 영양 섭취가 충분히 이루어지지 않으면 몸의 변화를 이끌어내기 어렵다. 근육량을 늘리려면 규칙적인 에너지 공급이 우선이므로, 떡이나 삶은 달걀흰자, 견과류 등의 간식을 하루 두세 번 먹는다. 제때 식사하기 어려운 상황에 대비해 탄수화물이 첨가된 단백질 보충제를 비상용으로 준비해두는 것도 좋은 방법이다. 콩가루 함량이 높은 미숫가루를 우유에 타서 먹어도 비슷한 효과를 얻을 수 있다.

 연예인들은 보통 하루에 몇 시간씩, 어떤 식으로 운동하는지 궁금합니다.

연예인들은 바쁜 스케줄 탓으로 규칙적으로 운동하기 어렵다. 오히려 작품 시작을 앞두고 강도 있게 운동해서 몸을 만드는 것이 보통이다. 연예인이라고 운동법이 다르지 않다. 주로 가슴, 등, 하체 위주의 3분할 운동을 실시한 후, 강도 높은 유산소 운동을 병행한다. 물론 엄격한 식단 관리는 필수다. 작품 시작 전에 시간이 별로 없을 때는 거의 매일 퍼스널 트레이너와 강도 높은 운동을 실시하고, 평상시에는 격일로 퍼스널 트레이너와 일대일 운동, 나머지 요일에는 혼자서 유산소 운동과 소근육 운동을 실시한다. 작품 촬영에 들어가면 일단 활동량이 많아져서 체중이 늘지 않는 경우가 대부분이다. 그리고 틈틈이 촬영장이나 집에서 운동을 해 항상 몸을 준비해놓는다. 연예인 몸짱도 아무나 할 수 없다. 인내와 고통을 견뎌내는 사람만이 몸짱의 타이틀을 얻을 수 있다.

 **몸짱이 되려면 무조건 닭가슴살만 먹어야 하나요?**

TV나 잡지를 보면 수많은 보디빌더와 연예인 몸짱들이 몸을 만들기 위해 닭가슴살을 먹는다고 말한다. 그래서 닭가슴살을 먹어야만 몸짱이 된다고 착각하기 쉽지만 인체는 단백질로만 이루어져 있지 않다. 원하는 몸을 만들려면 균형 잡히고 규칙적인 식사가 40%, 규칙적인 운동이

40%, 적절한 휴식이 20% 필요하다. 단, 많은 사람들이 닭가슴살을 추천하는 이유는 근육의 재료가 되는 단백질이 다른 어떤 식품보다 많이 포함되어 있기 때문이다. 닭가슴살을 섭취하면 적은 양으로 최대의 단백질을 얻을 수 있다.

 술을 먹으면 근육이 없어지나요?

운동을 하면 분해되는 근육보다 합성되는 근육의 양이 많아지므로 근육량이 늘어난다. 그러나 술을 마시면 근육을 만드는 데 큰 역할을 하는 간이라는 장기가 근육을 만드는 일보다 술에 들어 있는 알코올 성분을 분해하는 데 주력한다. 생명을 유지하려면 근육을 만들어내는 일보다 간의 독성을 해독하는 것이 우선이기 때문이다. 그렇기 때문에 술을 자주 마시면 간이 근육을 만들어내기 위한 작업을 할 수 없고, 결국 만들어지는 근육의 양보다 분해되는 근육의 양이 많아지므로 근손실이 일어난다.

 **운동 후에 무엇을 먹어야 하나요?**

운동 후에 무엇을 먹느냐는 중요하다. 운동 직후 우리 몸은 영양분을 잘 흡수할 수 있는 상태가 된다. 그래서 이때를 사람들은 '기회의 창'이라고 표현한다. 그렇다고 운동이 끝난 직후에 바로 음식을 섭취하는 것은 좋지 않다. 운동이 끝난 후에 심박수와 혈압이 안정되고 몸이 정상적으로 회복되고 나서 섭취해야 한다. 운동이 끝나고 보통 15분 정도 후에 먹는 것이 좋다. 이때 섭취한 탄수화물은 근손실을 막고 단백질은 근육 생성을 촉진한다. 강한 운동을 장시간 실시해 혈당이 많이 떨어진 상태라면 흡수가 빠른 단당류 탄수화물(과일, 꿀, 양갱 등)을 섭취하는 것이 좋다. 또한 단백질 보충제를 통해 단백질 성분을 빠르게 보충해주는 것도 좋은 방법이다.

 **기초 체력이 너무 부족해서 도무지 따라 하지 못하겠어요. 무엇부터 시작해야 할까요?**

체력은 운동을 할수록 강해진다. 그렇기 때문에 더욱 열심히 운동을 해야 한다. 일단 모든 운동의 기본인 유산소 운동부터 시작해서 운동에 필요한 기본적인 심폐능력을 길러야 한다. 빨리 걷기부터 시작해서 걷기와 뛰기를 반복하다가 점차 달리는 시간을 늘려주면 나중에는 쉬지 않고 달릴 수 있게 된다. 근력 운동은 자신의 체중을 이용한 맨몸 운동부터 시작한다. 운동 초보에게

는 머신 운동보다 덤벨이나 바벨을 이용한 프리웨이트 운동을 추천한다. 프리웨이트 운동은 머신 운동보다 관절의 가동 범위가 넓고, 다양한 근신경과 인대를 사용하므로 운동효과가 더 좋다. 프리웨이트 운동에 익숙해지면 나중에 강도를 높여 운동을 실시했을 때 부상을 방지하고 운동 강도에도 쉽게 적응할 수 있다. 하지만 프리웨이트는 상대적으로 부상의 위험이 높기 때문에 초기에는 정확한 자세 습득에 주력한다.

운동하기 가장 좋은 시간대는 언제인가요?

정확한 답은 없다. 운동은 언제 하느냐가 아니라 어떻게 하느냐가 중요하다. 시간이 없어 짧게 운동을 하더라도 몸에 충분한 자극을 줄 수 있는 강도로 한다면 효과는 비슷하다. 만약 체중 감량을 목표로 운동한다면 아침이 좀 더 효과적이지만, 잠이 덜 깬 상태에서 비몽사몽 대충 운동한다면 운동효과는 더 떨어질 수 있다. 운동할 때는 '양보다 질'이라는 점을 명심하고, 의욕이 생기고 여유가 있는 시간대면 언제든지 좋다.

운동할 때 보충제를 먹으면 도움이 되나요?

보충제를 근육을 만들어주는 마법의 가루약쯤으로 착각하는 사람들이 많다. 그러나 보충제는 일반식으로 충분한 영양을 섭취하기 힘들 때 영양을 보충해주는, 말 그대로 보충제일 뿐이다. 근육을 발달시키고 유지하려면 운동뿐 아니라 규칙적인 영양소 공급이 이루어져야 하지만 전문 운동선수가 아닌 이상 바쁜 일상 속에서 규칙적으로 식사와 간식을 챙겨 먹기란 쉽지 않다. 그래서 보충제의 도움을 얻는 것이다. 우유나 달걀 등에서 얻을 수 있는 단백질을 기술적으로 축출해서 먹기 쉽고 휴대하기 편하게 만든 것이 바로 단백질 보충제다. 제대로 된 식사를 하기 어려운 상황이거나 식사 사이, 혹은 운동 전후 보충제를 섭취하면 근육 발달에 도움이 된다. 그러나 그 어떤 보충제도 일반식의 효과를 따라올 수 없다는 사실을 잊지 말자. 일반식을 섭취하지 못할 때 보충해주는 용도로 이용하는 것이 보충제의 올바른 사용법이다.

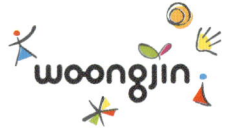

대단한 콩,
콩을 그대로 담았다

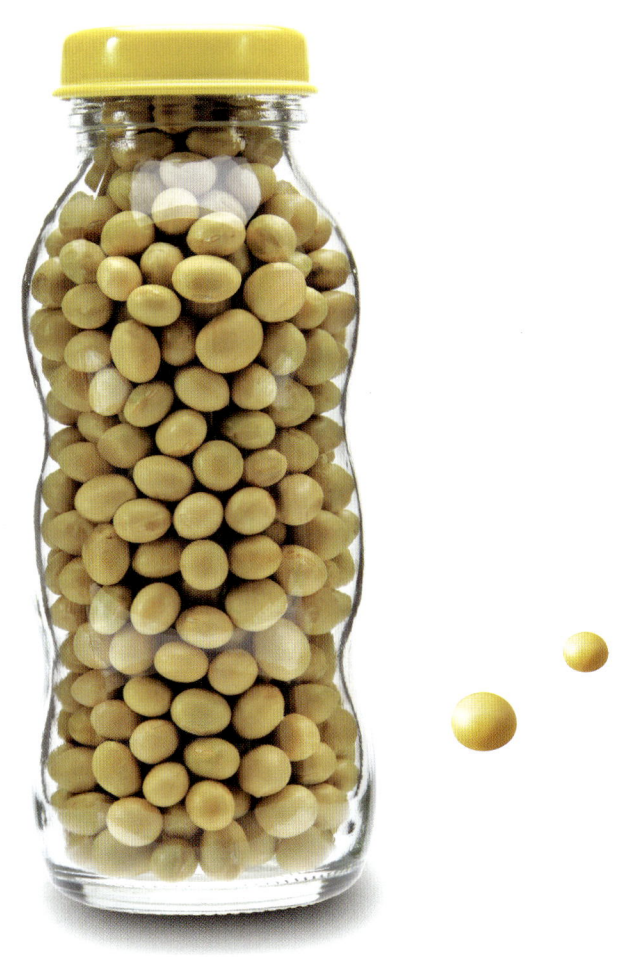

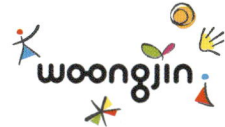

대단한 콩,
첨가물을 넣지 않았다

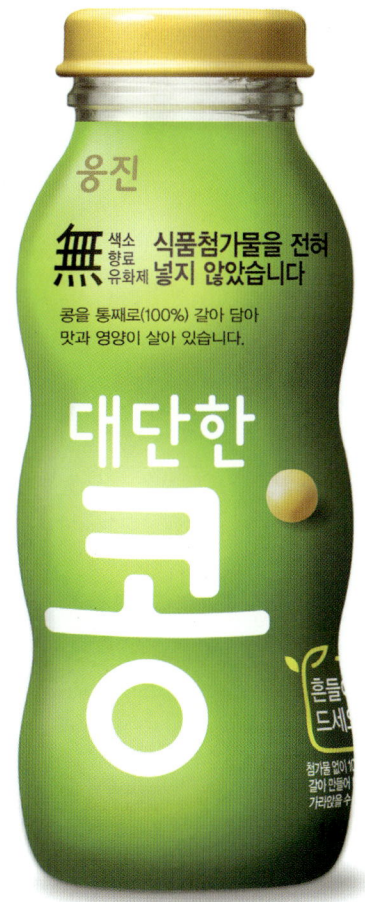

reddot design award
best of the best 2009

웅진식품 〈대단한 콩〉이 국제디자인 공모전
'레드닷 디자인 어워드'에서 커뮤니케이션 디자인 부문의
'베스트오브 더 베스트상'을 수상했습니다.

- 콩 본래의 진하고 담백한 맛과 영양을 그대로 담았습니다.
- 1병(180ml)에 70kcal로 칼로리 걱정 없이 든든하게 영양을 채우세요
- 용량: 180ml병 / 구성성분 두유액 99.85%, 정제소금, 해조분말
- 일체의 식품첨가물 無

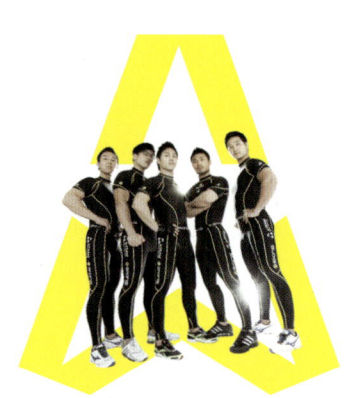